全国中医药高等院校规划教材
中医师承系列教材

伤寒名家理论与实践指要

（供中医学、中西医临床医学、针灸推拿学等专业用）

主　编　李赛美　李金田

U0364251

中国中医药出版社

·北　京·

图书在版编目（CIP）数据

伤寒名家理论与实践指要 / 李赛美 , 李金田主编 . --
北京 : 中国中医药出版社 , 2024. 11. -- (中医师承系
列教材)

ISBN 978-7-5132-8939-9

Ⅰ . R254.1

中国国家版本馆 CIP 数据核字第 202475P36P 号

中国中医药出版社出版

北京经济技术开发区科创十三街 31 号院二区 8 号楼

邮政编码　100176

传真　010-64405721

河北省武强县画业有限责任公司印刷

各地新华书店经销

开本 889×1194　1/16　印张 14　字数 387 千字

2024 年 11 月第 1 版　2024 年 11 月第 1 次印刷

书号　ISBN 978 – 7 – 5132 – 8939 – 9

定价　59.00 元

网址　www.cptcm.com

服 务 热 线　010-64405510

购 书 热 线　010-89535836

维 权 打 假　010-64405753

微信服务号　zgzyycbs

微商城网址　https://kdt.im/LIdUGr

官 方 微 博　http://e.weibo.com/cptcm

天猫旗舰店网址　https://zgzyycbs.tmall.com

如有印装质量问题请与本社出版部联系（010-64405510）

前　言

　　中医药学源远流长，其独特的认知思维方式、经典的医学理论、丰富的诊疗手段等绵延至今，其术传千载而不衰，道历百世而益辉。传承有序、流派纷呈、脉络清晰、学验兼重，是中医药学绵延赓续的显著特色。

　　党和政府历来高度重视中医药工作，1956 年在北京、上海、广州、成都建立了独立设置的中医学院，将中医药教育正式纳入了现代高等教育体系。党的十八大以来，以习近平同志为核心的党中央把中医药工作摆在更加突出的位置，中医药进入全面发展新时代。2019 年10 月 25 日，中华人民共和国成立以来第一次以国务院名义召开中医药会议，以中共中央和国务院名义发布了《关于促进中医药传承创新发展的意见》，为新时代传承创新发展中医药事业指明了方向，开启了新时代中医药振兴发展的新篇章。中医药高等教育在人才培养、科学研究、社会服务、文化传承、国际交流等方面取得了丰硕成果，成为我国高等教育体系中独具特色的重要生力军，为推进卫生与健康事业发展、提升人民健康水平发挥了重要作用。但是，我们也应当认识到，以院校教育为主体的中医药高等教育存在着传统特色优势衰减、专业结构层次有待优化、人才培养方式及评价机制有待健全等不足。

　　为贯彻落实习近平总书记关于中医药工作的重要指示和全国中医药大会精神，遵循中医药人才成长规律，推动院校教育和师承教育融合发展，成都中医药大学和中国中医药出版社组织、联合全国各中医药院校启动"中医师承系列教材"的编写工作，旨在挖掘和传承中医药宝库中的精华精髓，加强中国传统文化熏陶与中医学术流派传承发展，强化中医经典理论应用，加快推进名老中医学术经验活态传承，为培养中医理论基础扎实、临床技能精湛、中医思维牢固的传统特色中医药人才奠定基础。

　　本套教材由全国各学科有代表性和影响力的专家共同编写完成，包括中医文化与人文素养、中医经典传承、中医基础技能、名中医学术思想与特色学派四大类，具有实用性、系统性、权威性和典范性。本套教材不仅可作为高等院校中医传承型人才培养的指导用书，而且对毕业后教育、继续教育也具有重要的参考价值。相信本套教材的推广使用，能够进一步引领中医学术传承研究，促进中医学术繁荣和可持续发展。

余曙光　宋春生

2022 年 8 月

编写说明

  《伤寒论》是中医四大经典之一,是现存首部理法方药完备、形成了六经辨证论治体系的医学专书,是中医理论与临床结合的桥梁,是中医临床基础学科的重要组成部分。古今医家学医过程中无不受《伤寒论》的启发、启蒙,更有大批深研《伤寒论》的医家以其理论为指导使用经方,在各科临证中取得良好疗效,证实了"经方可今用""六经钤百病"。近些年出现的经典热、经方热也佐证了中医经典,尤其是《伤寒论》的临床实用价值。

  习近平总书记说:"要遵循中医药发展规律,传承精华,守正创新。"传承中医药精华,必须重视中医经典的传承。院校教育中的中医经典教学以课堂理论讲授为主,而师承教育是将中医经典回归临床的重要传承方式。本教材名为《伤寒名家理论与实践指要》,是从伤寒学师承的角度出发,介绍伤寒学派的传承与发展,重点介绍伤寒学地域流派形成及传承特点、学术思想,以及历代具有代表性的伤寒医家的师承关系、代表著作、治学方法、学术思想特色和临床经验等,共收集了14个地域伤寒学术流派、55位古今伤寒医家。"学经典、做临床、拜明师、多拜师"是中医成才的必由之路,本教材为有志于伤寒学研究的学子提供了师承学习参考,为拜明师、拜适合自己的老师提供了方向和路径。

  本教材分为4章。第一章绪论,为全书概括性论述,主要说明此书编写的原因及特色。第二章第一节介绍了流派的形成与发展,总结了伤寒学术流派的形成、发展、兴盛过程,并介绍各学术流派的传承脉络及学术特点;第二节学术发展的区域化,主要论述伤寒学术流派目前的区域分化特点,重点介绍不同区域伤寒学术传承脉络及相关学术流派有关的学术思想。第三章伤寒名家学术思想与临证经验,是本书的重点部分,主要按照出生年份着重对10位古代伤寒医家、45位近现代伤寒医家的师承关系、代表著作、治学方法、学术思想及临床经验进行了介绍。第四章其他伤寒名家名录,按地域对较有影响力的其他伤寒医家进行简要介绍。

  本教材编写分工如下:第一章绪论,第二章第一节流派的形成与发展,第二章第二节岭南伤寒学术流派,第三章第二节何志雄、邓铁涛、李士懋、熊曼琪,由李赛美、刘树林、徐笋晶编写;第二章第二节江浙绍派伤寒学术流派,第三章第一节俞根初,第三章第二节陈亦人、黄煌,由周春祥编写;第二章第二节四川巴蜀伤寒学术流派、云南吴氏扶阳学术流派,第三章第二节蒲辅周、江尔逊、郭子光,由鲁法庭编写;第二章第二节新安医派伤寒学术成就,第三章第一节方有执、郑重光、程应旄,由储全根编写;第二章第二节燕京刘氏伤寒学术流派,第三章第二节张大昌,由熊露编写;第二章第二节江西豫章伤寒学术流派,第三章第二节万友生、陈瑞春、姚荷生,由刘英锋、黄波编写;第二章第二节山东齐鲁伤寒学术流派,第三章第一节王叔和、成无己、黄元御,第三章第二节李克绍、王新陆,由曲夷编写;

第二章第二节东北三省伤寒学术流派，第三章第二节李寿山，由王树鹏编写；第三章第二节彭子益、吴佩衡、戴丽三，由王慧峰编写；第三章第二节黎庇留、易巨荪、陈伯坛，由方剑锋编写；第二章第二节内蒙古自治区伤寒学术流派，第三章第二节张斌，由白雅雯编写；第三章第一节陈修园，由边秀娟编写；第二章第二节其他（《伤寒论》在日本和韩国的传承与发展），第三章第二节华廷芳，由乔羽编写；第三章第二节祝味菊、柯雪帆，由吴中平编写；第二章第二节山西三部六病学术流派，第三章第二节李翰卿、刘绍武、李可，由何丽清编写；第三章第一节郭雍，第三章第二节朱壶山、赵清理、唐祖宣，由张楠编写；第三章第一节张介宾，由林士毅编写；第三章第二节胡希恕、刘渡舟、聂惠民、王庆国，由赵琰编写；第二章第二节西北地区陇右于氏伤寒学术流派，第三章第二节于己百，由李金田、赵鲲鹏编写；第三章第二节李培生、梅国强，由侯道瑞编写；第三章第二节刘世桢、欧阳履钦、孙鼎宜、熊继柏，由谢雪姣编写；第二章第二节港澳台伤寒学术发展，第三章第二节黄竹斋、杜雨茂，由谭颖颖编写；第四章由各对应省份编委编写。学术秘书徐笋晶、张毅协助主编进行统稿、校对工作。

在编写过程中，我们参考了《伤寒杂病论》成书以来诸多医家有关伤寒学的著作，以及近现代诸多学者研究伤寒学相关内容的文献，在此向诸位作者表示敬意与感谢。

本教材的编写，得到中国中医药出版社及各参编院校的大力支持，在此致以崇高的谢意。本教材如有不足或疏漏之处，敬请各教学单位、教学老师、伤寒学研究者提出宝贵意见，以便再版时修正完善。

《伤寒名家理论与实践指要》编委会
2024 年 8 月

目 录

第一章
绪 论

习近平总书记指出，中医药是中华民族的瑰宝，一定要保护好、发掘好、发展好、传承好。他强调"要遵循中医药发展规律，传承精华，守正创新"。做好中医药传承，培养大批现代中医药人才，是中医药发展创新的前提。

师承教育是中医药人才培养及传承中医药精华的重要途径，2021年国务院办公厅印发的《关于加快中医药特色发展的若干政策措施》关于如何夯实中医药人才基础中特别强调"坚持发展中医药师承教育"，要求"增加多层次的师承教育项目，扩大师带徒范围和数量，将师承教育贯穿临床实践教学全过程。长期坚持推进名老中医药专家学术经验继承、优秀中医临床人才研修、传承工作室建设等项目"。目前已经开展了七期全国名老中医药专家学术经验继承及五期全国优秀中医临床人才研修项目，多个全国名老中医经验传承工作室陆续建立，为中医药师承教育提供了平台，培养了人才。

"学经典、做临床、拜明师、多拜师"是中医成才的必由之路。中医经典是中医理论与实践之根，是中医药传承创新与发展的源泉。汉代张仲景所著之《伤寒论》是中医四大经典之一，而且是首部中医理论与实践紧密结合的中医经典著作，奠定了中医辨证论治思想的基础，留下了大量疗效显著的方药。正如张仲景在《伤寒论》序中所说："（此书）虽未能尽愈诸病，庶可以见病知源。若能寻余所集，思过半矣。"历代中医名家无不将《伤寒论》作为必读且需深研的著作，更有大量医家穷其一生研究与实践《伤寒论》。在漫长的历史长河中，产生了一大批仲景传人，留下了大量关于《伤寒论》解读与临证的著作，形成了对中医药传承与发展影响比较大的学派——伤寒学派。厘清伤寒学派发展源流，明晰伤寒学各流派学术特色，总结古今伤寒学家、各流派代表人物的治学特点、学术特色及临证经验，后学者就能够真正做到学经典、跟明师，且能够根据自身特点及爱好选择适合自己的老师。

伤寒学派发展至今，因时代背景、地域特点、研究方向及对《伤寒论》相关理论等认识的不同，形成了诸多伤寒流派，出现了很多伤寒名家。在《伤寒论》的学术传承过程中，我们虽然一直强调学历教育与师承教育相结合，但在师承教育方面很少有像学历教育那样规范的课程体系及课程教材。基于此，我们从不同时代背景、不同地域特点及不同医家学术特点等多个角度出发，梳理各流派的学术传承脉络、学术特色，各医家的治学方法、思维方式、学术特点及临证经验等，编写用于《伤寒论》师承教学的教材，为跟师学习提供参考。

本教材主要包含以下三个部分。

第一部分，伤寒名家学术传承。论述伤寒学术流派的形成、发展、兴盛、繁荣及创新过程，介绍各学术流派的特点及主要代表医家的学术特色。另外，按伤寒学术流派的地域特点对不同地域伤寒学术流派进行介绍，使读者能够从时间及地域的角度了解伤寒学术流派的特点，以利于结合自身特点跟师学习。

　　第二部分，伤寒名家学术思想与临证经验。选择部分有影响力的古代伤寒学家、近现代伤寒大家，以及对伤寒学研究及发展有重要贡献、在伤寒学研究方面有代表著作的当代医家。每位医家主要从学术生平、治学方法、学术思想特点及临证经验几个方面进行总结，使读者能够了解每位医家的学术特色，以利于选择师承导师。

　　第三部分，其他伤寒名家名录。以题录的形式，按地域选择在伤寒学研究方面有影响力的其他医家，简要介绍其生平、师承及著作。这部分医家大多仍活跃在教学、临床及科研一线，更有精力指导后学。

　　必须说明的是，限于篇幅，本教材无法将所有古今研究伤寒学有影响力的医家全部列入，也无法将目前所有活跃在一线的伤寒学家逐一录入，尤其是一些民间伤寒派医家因无法考证而无法写入。这应该是本教材的遗憾，但也是作为第一版师承教材的留白部分。希望教材出版以后，有志于伤寒学及伤寒学术流派研究的学者，能够向教材编委会推荐在伤寒学研究中确有专长及特色的医家，我们将在再版时补充和不断完善，为伤寒学的发展作出贡献！

第二章

伤寒名家学术传承

第一节　流派的形成与发展

一、学术发展阶段

中医的学术流派最早的可考文献有三个，即《曲礼》"医不三世，不服其药"的三世医学。三世医学是对远古时代主流医学派别的描述，被称为"此盖中医学最古之派别也"：一为从伏羲制九针的传说，到总结成《黄帝内经》和《针灸甲乙经》一派，《灵枢经》属此派；二为由黄帝、岐伯讨论经脉的传说，到总结成《素女脉诀》一派，《难经》属此派；三为自神农尝百草的传说，到总结成《神农本草经》一派。以此类推，认为华元化为"黄帝针灸"一派，张仲景为"神农本草经"一派，秦越人为"素女脉诀"一派。而《汉书·艺文志》则记载当时的医家分为医经家及经方家两派，张仲景《伤寒杂病论》又属经方家一派。

后世医家根据不同医家临证特点进行流派划分，如任应秋将中医学术流派划分为医经、经方、河间、伤寒、易水、温病、汇通学派，裘沛然则将中医学术流派分为河间、伤寒、易水、攻邪、丹溪、温补、温病学派等。同时，中医流派还可以按地域划分，如钱塘医派、孟河医派、岭南医派、永嘉医派、新安医派、齐鲁医派、湖湘医派、闽台医派、吴中医派、旴江医派等。中医史上名医辈出，学派如林，但由于流派判断标准、划分角度不同，学术流派的具体分类会有所不同。但无论如何划分，伤寒学派都在其中占有重要的位置。

一个学术流派的形成应具备三项条件：第一，一个或几个有影响、有威望的学术带头人，也就是宗师；第二，有一部或几部反映该学派观点的传世之作，并保持该学派的研究方法和学术风格；第三，有一大批跟随宗师（包括家传和私淑）的弟子。简而言之，要有代表人物、代表著作、传承体系。伤寒学术流派符合这三个条件：其代表人物为张仲景；代表著作为《伤寒杂病论》；至于传承体系，历代学习《伤寒杂病论》的医家众多，其中的著名医家也众多，如王叔和、韩祗和、朱肱、庞安时、许叔微、郭雍、成无己、方有执、张志聪、柯琴、陈修园等。

伤寒学派，是指以研究或阐发张仲景《伤寒论》的辨证论治、理法方药为主要课题的众多医家形成的一大医学流派。迄今为止，这个学派代表性的医家有七八位，撰写的伤寒著作有千余种，在中医学术领域占有重要地位。

《伤寒论》总结了我国汉代以前的医学思想和医学成就。论中以病为纲，以症析因，在病证细微的变化之中展现六经辨证论治规律，首创中医理法方药诊治疾病的体系，有很高的理论意义与实践价值。这部书的研究对象与实践基础虽然是外感热病，但其创立的辨证论治原则却具有普遍意义，其制方法度也极为典范，被历代医家奉为"医门之规矩""治病之宗本""方书之祖"。然而，这部成书于东汉末年的著作，时值社会动乱，历遭兵燹，致使原书散失不全，而未得到广泛的流传与应用。后世医家对这部书的搜集、整理、研究与发挥的过程，也就是伤寒学派的形成、发展、兴盛与创新的过程，大约分为五个阶段。

第一，东汉末年以前，为伤寒学说理论的形成及起始阶段，主要标志为张仲景《伤寒杂病论》的成书。《伤寒杂病论》系统总结了东汉以前的医学成就，将医学理论与临床实践经验有机地结合起来，形成了我国第一部理法方药具备的医学典籍。其创立的六经辨证理论体系，融理、法、方、药为一体，进一步确立了脉证并重的诊断方法与辨证论治纲领，为中医临床各科提供了辨证论治的基本法则，为后世临床医学发展奠定了坚实的基础；揭示了外感热病的诊治规律，为后世温病学说的形成与发展创造了条件；制定了治病求本、扶正祛邪、调理阴阳等若干基本治则，首次系统地运用了汗、吐、下、和、温、清、补、消八法，为后世医家提供了范例；创制并保存了许多功效卓著的方剂。这些方剂用药精当、配伍严谨、加减灵活、功效卓著。《伤寒杂病论》被后世誉为"方书之祖"，所列方剂被称为"经方"。书中记载了汤剂、丸剂、散剂、含咽剂、灌肠剂、肛门栓剂等不同剂型，为中医药制剂技术的发展奠定了基础。总之，《伤寒杂病论》的成书标志着伤寒学说理论体系的基本形成，后世伤寒学术流派的形成与发展，无一不从中受到启发，汲取营养。

第二，晋唐时期，为搜集、整理阶段。此期以晋代太医令王叔和为代表，对已经散失的伤寒条文进行广泛的搜集、整理与编次。他在《伤寒论·伤寒例》中称："今搜采仲景旧论，录其证候、诊脉、声色，对病真方有神验者，拟防世急也。"这表明他是从脉、证、方、治入手进行整理、编次的。与他同时代的皇甫谧在《针灸甲乙经·序》中对其做了肯定的评价："近代太医令王叔和撰次仲景遗论甚精，皆可施用。"但王氏撰次的《伤寒论》并未得到广泛流传，以致唐代孙思邈直到晚年著《千金翼方》时，才见到《伤寒论》。在《千金翼方·伤寒上》中，他感叹道："伤寒热病，自古有之，名贤睿哲，多所防御，至于仲景，特有神功，寻思旨趣，莫测其致，所以医人未能钻仰。"于是孙思邈采取"方证同条，比类相附"的研究方法，将《伤寒论》条文分别按方证比附归类，单独构成两卷，列于《千金翼方》之中，竟成为唐代仅有的《伤寒论》研究性著作。孙氏以方名证、归类比较的研究方法，实为后世从方证角度探索《伤寒论》的先导。孙氏所谓治法大意"不过三种：一则桂枝，二则麻黄，三则青龙。此之三方，凡疗伤寒不出之也"。后世方有执、喻嘉言等据此发挥而为"三纲鼎立"之说，可见其影响深远。王氏撰次的《伤寒论》原书版本，目前已不可复见，而宋代成无己的《注解伤寒论》与明代赵开美复刻宋本《伤寒论》则基本保留其原貌，共十卷、二十二篇、三百九十七法、一百一十二方。

第三，宋金元时期，为深入研究与学派形成阶段。此期研究《伤寒论》蔚然成风。韩祗和著《伤寒微旨论》，着重脉证分辨，以脉为先。庞安时著《伤寒总病论》，从病因、发病方面阐发，倡寒毒、异气之说。朱肱著《南阳活人书》，从伤寒三阴三阳病的定位、定性入手研究，提出从经络以辨病位的经络学说，从表里阴阳尤其是阴阳两纲以辨病性，抓住了伤寒辨证的关键。朱肱的著作采用综合分析的方法、问答式体例、通俗易懂的文字，阐述仲景伤寒证治的异同，使人明白易晓，对推广伤寒学说的实际应用贡献很大，以致世人几乎只知有《南阳活人书》，不知有长沙书。许叔微著《伤寒九十论》《伤寒百证歌》《伤寒发微论》，从临床验证入手深入探索，开创了实践研究的先河，并认为伤寒六经分证只不过是反映了证候的阴、阳、表、里、寒、热、虚、实而已。郭雍著《仲景伤寒补亡论》，其搜采世说，补入其中，以丰富伤寒内容，从中可以看到仲景《伤寒论》以外的伤寒学说论述。郭氏著作常于平凡之处见精微，引导诸家越发深入考究伤寒条文。成无己是第一个，也是至今唯一的一位全面注解《伤寒论》22篇的医家。他用以经注论、经论结合的方法，阐明伤寒学理，成为注解、释义方法研究《伤寒论》的先导。所谓以经注论，就是用《黄帝内经》（以下称《内经》）、《难经》学理注解《伤寒论》。成无己是根据《伤寒杂病论·序》"撰用《素问》《九卷》《八十一难》……"之语，力图解读《伤寒论》本来的思想，而不把自己的认识强加给原作者。这是非常朴质的治学态度。后世医家全是对《伤寒论·辨太阳病脉证并治》以下10篇做注释，没有对22篇皆作注者。除此之外，他还对论中50个主要症状，如发热、头痛、恶寒等的发生机理、表现特点与形证异同，做了精辟的阐述与辨别，写成《伤寒明理论》。此书可以说是最早的伤寒"症状鉴别诊断学"，对后世医家以症类证研究《伤寒论》提供了范例。他的《注解伤寒论》《伤寒明理论》《伤寒明理药方论》三部著作有注解、有论证、有论方，鼎足而立，浑然一体，相得益彰。他的成就促进了广大医家对《伤寒论》的理解和应用，大大地推动了伤寒理论与实践的发展，形成了伤寒学派。王叔和、孙思邈、韩祗和、庞安时、朱肱、许叔微、郭雍、成无己共称宋以前治伤寒八大家，他们析疑索隐，各有创见与成就。伤寒学派至此已经形成，而且不同医家在研究《伤寒论》时从方证、病因、症状、六经辨证、原文注释等不同角度对《伤寒论》进行阐发，形成了伤寒学内部不同流派的雏形，对明清时期各伤寒学术流派的形成具有极其深远的影响。这一时期还有元代王好古所著的《阴证略例》，针对临床中阴证易误治的特点，通过研究仲景阴证论例、活人阴脉例、许学士阴证例、韩祗和温中例等，并根据自己的临证体会，提出自己的阴证观点，补前人之未备。《阴证略例》堪称我国第一部专论三阴病的专著。而在临证中重视阴证的鉴别及温法的应用的观点，对明清温病盛行时一些伤寒学者能够于当时用药寒凉的风气中重视温热药的使用有着极大影响，也为后世"火神派"的产生打下了基础。

第四，明清至民国时期，为伤寒学派发展、兴盛阶段，也是学派内部不同流派形成的阶段。这一时期，在伤寒学派内部，围绕《伤寒论》的编次、注释、研究方法、六经本质、传变、转归等问题，展开了热烈的论争，形成了不同的流派，促进了伤寒学说的大力发展。

明清时期，张仲景被尊为医圣，《伤寒论》被尊为医经之一，成为医家必读之书，故整理和注解《伤寒论》者更是名家辈出。如王肯堂《伤寒证治准绳》、方有执《伤寒论条辨》、喻嘉言《尚论篇》、张志聪《伤寒论集注》、张石顽《伤寒缵论》、柯韵伯《伤寒来苏集》、钱潢《伤寒溯源集》、尤在泾《伤寒贯珠集》、徐大椿《伤寒论类方》、陈修园《伤寒论浅注》、唐容川《伤寒论浅注补正》等，都为研究与发展《伤寒论》的学术思想作出了重要贡献。这些注家或循原书之旧而加以阐释（如张志聪、张遂辰、陈修园），或打乱原书之序而重新撰次（如方有执、喻嘉言、周扬俊等），或以法类证（如尤在泾等），或以方类证（如徐大椿等），虽仁智之见各异，然皆能阐发仲景学术而有所成就。特别值得提出的是，清代所纂的《医宗金鉴》集医学各科之大成，而以《订正仲景全书》揭诸篇首，实可昭示《伤寒论》在中医学中的重要作用与地位。这些伤寒名家与相关研究著作的出现，标志着伤寒学内部各流派的形成。

需要指出的是，伤寒学派内部不同流派的形成，实发端于明代方有执提出的"错简重订"之说。他从考证、编次入手，倾毕生之精力研究伤寒，写成《伤寒论条辨》，认为王叔和撰次的《伤寒论》是"颠倒错乱殊甚"，必须"重修考订"。喻嘉言著《尚论篇》首肯方氏考订之功，认为其"改叔和之旧，以风寒之伤营卫者分属，卓识超越前人"。张石顽著《伤寒缵论》深感诸家多歧，读到方、喻之书后，才"忽有燎悟，始觉向之所谓多歧者，渐归一贯"。余如程应旄、章虚谷、周扬俊、黄元御等医家，无不以错简为说，指王叔和之非，讥成无己之误。这一派称为"错简重订派"。

与"错简重订"观点相反，以"尊经崇古"立论者，为"维护旧论派"。维护旧论派认为王叔和的编次仍为长沙之旧，不必改弦更张，而成无己的注释不仅未曲解仲景之说，其引经析义实为诸家所不胜。持此种观点的代表医家，如张遂辰、张志聪、张锡驹、陈修园等。其对六经病机的解释大都持六气气化学说，有"重气轻形"的共同特点。张遂辰著《张卿子伤寒论》，丝毫未改王、成编注，只选择性地增加了一些注释和新解。张志聪著《伤寒论集注》，认为王叔和编次的《伤寒论》条文顺序前后连贯，毫无漏隙，是"理明义尽，至当不移"。张锡驹著《伤寒论直解》，认为王叔和的编次是"血脉贯通"。陈修园著《伤寒论浅注》，在该书的《凡例》中云："叔和编次《伤寒论》，有功千古，增入诸篇，不书其名，王安道惜之。然自'辨太阳病脉证'至'劳复'止，皆仲景原文，其章节起止照应，王肯堂谓如神龙出没，首尾相顾，鳞甲森然。兹刻不敢增减一字，移换一节。"其后如曹颖甫著《伤寒发微》言："仲景后的方书卑不足道。"足见其对仲景书之崇奉。其门人沈氏述其学术思想云："历代之注伤寒者，不下百数十家，大率皆妄易次序，颠倒经义……而吾师此书，以经解经，独得仲景之奥，更足以光大仲师之学。"这些医家均可视为维护旧论派的代表。

更多的医家在研究《伤寒论》时，并不纠结于王叔和编次的《伤寒论》是否为仲景原论，只注重对《伤寒论》辨证论治原则及理法方药体系的研究，主张只要有利于辨证论治的运用，其错简真伪与否就不是主要问题。这一派被后世称为"辨证论治派"。柯琴、徐大椿、钱潢、尤在泾、沈金鳌、包诚、左季云等医家为此派的代表人物。这一派医家在孙思邈"方证同条，比类相附"研究方法的启发下，从不同角度揭示伤寒辨证论治规律，成就卓著。以其研究的角度和特点来看，主要有以方类证、以法类证、以症类证、因机类证及六经分证等研究方法，而每种研究方法均有代表医家及相关著作，逐渐发展为辨证论治流派内的分支流派，可称为以方类证论治派、以法类证论治派、以症类证论治派、因机类证论治派、六经分证论治派。

在这一时期，因温病盛行，从吴又可《温疫论》始，逐渐形成了温病学派。针对温病学说的崛起，伤寒学派内就伤寒与温病融合的方法开始分为两派：通俗伤寒派与经典伤寒派。通俗伤寒派以广义伤寒为研究对象，主张伤寒是外感热病的总称，强调以六经作为辨治外感病的框架，对待温病学说主张兼容并蓄。其代表医家及著作有俞根初《通俗伤寒论》、吴坤安《伤寒指掌》等。通俗伤寒派为寒温融合进行了早期尝试。与通俗伤寒派不同，经典伤寒派恪守六经辨证，坚决否定温热派理论，主张用《伤寒论》六经辨证指导温病辨治，认为六经提纲不独为伤寒设，废六经则百病辨证失传。其主要代表医家及著作有陆九芝《世补斋医书》等。此两派虽然研究方法有所不同，但均以六经辨证为基础，从病因角度将寒温统于六经之中，力图将伤寒与后世温病相融合，可称为"寒温统一派"。

因当时温病盛行，时医用药多偏寒凉而远温热，甚至遇到阴证者也不敢使用姜、桂、附等药，致使一些病症久治不愈，迁延致重。当时以郑钦安为代表的伤寒学家，针对时弊，临床时强调阴阳的辨别，他说："医学一途，不难于用药，而难于识症。亦不难于识症，而难于识阴阳。"临证时他强调阳气对疾病的影响，尝谓："人之所以立命者，在活一口气。气者阳也，阳行一寸，阴即行一寸，阳停一刻，阴即停一刻，可知阳者阴之主也。阳气流通，阴气无滞。"并强调不论外感疾病、内伤杂病都用六经辨证，认为"万病不离伤寒"，《伤寒论》不特为外感立法，也为内伤杂病立法。其著有《医法圆通》《医理真传》《伤寒恒论》，标志着"火神派"的形成。

鸦片战争后，西学东渐，一些思想比较开明的医家开始努力探索融合中医与西医的途径和方法，意图中西医汇通。根据医家对待是以"中"为主还是以"西"为主的认识不同，伤寒学说与西医学的结合分为三个派别，其研究方法虽然有所不同，但是提倡中西汇通的前提是一致的，被后世医家称为"中西汇通派"。

总体来说，明清至民国时期，伤寒学说不断发展，并融合不同时代背景下的文化特色及疾病特点，新知迭出，形成了不少伤寒学术流派。如针对《伤寒论》原文解读时的错简重订派、维护旧论派，针对临床应用的寒温统一派、中西汇通派、辨证论治派等。

第五，新中国成立以后，为伤寒学说的繁荣与创新阶段。这一阶段的主要标志是建立了中医药院校，《伤寒论》从以往单纯的师带徒学习形式，进入了院校教育与师承教育相结合的形式。由国家组织的为院校教育统一规划的《伤寒论》教材的编写是这一时期《伤寒论》相关著作的代表。当代医家对《伤寒论》的研究范围非常广泛，已涉及伤寒的体质、病因、病理、版本、伤寒注家、发展历史、六经辨证体系等诸多方面，其中六经证治体系，是伤寒学的核心内容，也是当代医家致力研究的重点。各医家在院校教育基础上结合了师承教育，并在大量的临床实践中，不断证实着"经方治今病""六经钤百病"。这一阶段的特点为研究伤寒学说的学者人数最多，出版的著作最多，伤寒学涉及的疾病领域最广，形成了伤寒学说研究百花齐放的状态。就伤寒学术流派来说，相关著述极大地丰富了早前所形成的伤寒各学术流派的内容，但并没有出现新的伤寒流派形式。

当代伤寒学派不乏名家。西安黄竹斋著《伤寒论集注》，其在《自序》中云："还医林之规矩，刊诸注之谬误，集群哲之雅言……撷百种方书之精华，集一贯古今之真诠。"其著作的编次注释，具有"尊经崇古"的特点，为近世维护旧论派的代表。日本的山田正珍著《伤寒论集成》，责王叔和编次之非，赞方有执重订之是，为近世错简重订派的代表。20世纪60年代成都中医学院（现成都中医药大学）主编的教材《伤寒论讲义》的编次体现了维护旧论派的观点；20世纪70年代末期，湖北中医学院（现湖北中医药大学）主编的试用教材《伤寒论选读》采取按理类证、以理名证的方法进行编次，如在太阳病中有表虚证、表实证、邪热壅肺证、心阴心阳两虚证等，突出以病理、病位和病性为特点。《伤寒论》规划教材在"五版"后均以脏腑经络解读六经实质，结合了运气学说、八纲理论等，以六经病本证（又细分经证／表证、腑证／里证）、变证论述伤寒论六经辨治规律。此种归类方法均源于辨证论治派中六经分证论治流派的思维方式。可见，古代伤寒流派的影响至今未曾中断。不仅如此，其影响还远及异域他邦。例如日本正在崛起的汉方医学，其中占主流的"古方派"强调"方证对应"的学术思想，国内伤寒学家胡希恕及其弟子也是强调"六经源于八纲""方证对应是辨证的尖端"，实际上是辨证论治流派中以方类证思想的延续。

伤寒学说在这一时期进入研究多元化的大发展及繁荣阶段。伤寒学的理论研究、临床研究、实验研究等广泛开展，各种伤寒专著、专题论文如雨后春笋般地出现，对伤寒理法方药、辨证论治进行了空前规模的、全面深入的探讨，极大地发展了伤寒学说的理论与实践，增强了对《伤寒论》科学性的认识。普遍认识到六经辨证体系蕴含着丰富的辩证法思想，已推进到可以进行逻辑判断的高度，是系统方法的萌芽和自发应用，具有控制论黑箱方法的特点，包含现代预测学一些基本原则的具体实施。

在围绕六经本质问题的探讨中，继前人经络学、地面说、脏腑说、八纲说、治法说、气化说、形层说、五段说、阴阳多少说、证候群说之后，结合现代科学及西医学的一些认识，又有诸多新的学说出现，如南京中医学院（现南京中医药大学）《伤寒论译释》阶段说、姜春华的综合体说、刘绍武的六病说、郭子光的病理层次说、刘渡舟的六界说、柯雪帆的阴阳胜复说、岳美中的时空说、郑元让的体质说、朱式夷的病理神经动态说、王慎轩的高级神经活动说、肖德馨的位向性量说等30余种。在临床上，伤寒方证的应用极大地超过了仲景规定的范围，出现了更多应用于各科杂病的倾向，而且卓有成效，进一步证明了"六经钤百病"。许多实验研究证明，张仲景组方非常严谨，其配伍、用量、服法的科学性几乎无懈可击，但对其疗效原理的认识至今还是很初步的。近几年已发展到引入"电脑"对《伤寒论》进行研究整理。总之，通过现代多学科的渗透，多层次、多途径的研究与探讨，更加显示出伤寒学说坚实的可靠性、广泛的适应性和旺盛的生命力。

综上可见，伤寒学说历经 1800 余年的传承发展与创新，已形成诸多学术流派。从对《伤寒论》原文注疏的角度主要分为两大派别，即错简重订派及维护旧论派；从如何以《伤寒论》理论指导使用经方临证的角度主要分为五大派别，即辨证施治派、寒温统一派、中西汇通派、火神派、方证对应派等。

另外因不同地域气候、人文、体质特点等不同，临证时用药特点亦有差别，逐渐形成了伤寒学说发展的区域化。如任应秋认为《伤寒论》学术流派以地域划分，南方盛行陈念祖的《伤寒论浅注》《伤寒医诀串解》。陈念祖的伤寒学源于钱塘二张，而于维护旧论的主张最力，倡言分经审证之说。北方则盛行《医宗金鉴》的《订正仲景全书伤寒论注》，这是当时清太医院右院判吴谦、刘裕铎所编，其主导思想渊源于方有执的《伤寒论条辨》，因而维护旧论之说颇盛于南，错简重订之论则行于北。再就地隅而细析之，浙江多守柯韵伯之学，故《伤寒论注》《伤寒论翼》《伤寒附翼》诸书脍炙人口。江苏多守尤在泾、张石顽、徐大椿之学，于是《伤寒贯珠集》《伤寒缵论》《伤寒绪论》《伤寒类方》等亦颇风行。江西多守喻嘉言之学，《尚论篇》不胫而走。安徽则尚方有执之学，《伤寒论条辨》并非局限于歙县。四川、福建多守陈念祖之学，视《伤寒论浅注》为医家的"朱注"；后来郑钦安的《伤寒恒论》，亦颇受到蜀西南医家的珍视。山东有守成无己之学者，则读《注解伤寒论》，有守黄元御之学者，则习《伤寒悬解》。由此可见伤寒学说发展的区域化早已在潜移默化中形成。时至今日，伤寒学说的影响已远及中国港澳台及海内外，如日本汉方家研究伤寒学说，逐渐形成古方派、后世派、考证派三大医学流派，他们以《伤寒论》的研究为中心，纷纷著书立说。这种学术争鸣运动加速了中医的"汉方化"进程，奠定了日本汉方医学殿堂的基石。其中最有代表性的莫如山田正珍的《伤寒论集成》、丹波元坚的《伤寒论述义》《伤寒广要》和浅田惟常的《伤寒论识》。

二、学术研究特色

（一）基于原文解读

明清时期，随着张仲景医圣地位的确立，以及《伤寒论》的广泛流传，注家风起，诸子争鸣，注释、阐论、发挥、验证者层出不穷，仁智互见，伤寒学术流派亦随之产生。伤寒百家争鸣，源于方有执倡《伤寒论》的错简观。自方有执之后至清代，围绕《伤寒论》的版本编次、精神实质等问题，诸家各张其说，激烈争鸣。其争论根本在于流传下来的《伤寒论》版本是否为张仲景原著原貌。

1. 错简重订派

以方有执、喻嘉言为代表的错简重订派，认为张仲景《伤寒论》年代久远，历代多有讹传谬改，同时认为王叔和编集的《伤寒论》颠倒错乱严重，大倡重整考订之风，希望能恢复张仲景所著的本来面目。

错简重订为方有执首先提出。方氏认为，张仲景《伤寒论》年湮代远，又经西晋王叔和编纂，"颠倒错乱殊甚"。金代成无己作注时，又有误改，致使《伤寒论》眉目不清，意义不明，故有必要重新考订与编次。他对《伤寒论》六经诸篇一一调整，重新编次篇目，对《伤寒论》诸卷条文，结合自己的长期研究和自身的临床经验做了重新排列，经其反复推敲，采取削、删、移、改、拆、合等诸多方法，进行了全面的编次。削去"伤寒例"，将"辨脉法""平脉法"合二为一，并移置篇末。方有执治伤寒总的思想是，伤寒以六经为纲，六经以太阳为纲，太阳以"风中卫、寒伤营、风寒俱中伤卫营"为纲。由此对六经证治诸篇大加改订，把太阳病三篇分别更名为"卫中风""营伤寒""营卫俱中伤风寒"，整移其余各篇条文；另在六经之外，增《辨温病风温杂病脉证并治篇》。方氏以为如此便基本恢复了王叔和所诠次之《伤寒论》原貌。

方氏提出错简重订后，清初医家喻嘉言大为赞赏，成为大力倡和者，为继其之后最具影响的错简重订派的主要代表人物。《尚论篇》是喻嘉言研究《伤寒论》的代表著作，同时也是错简重订派的重要代表作。该著作集中体现了喻嘉言的学术思想。喻嘉言赞同方有执的观点，认为王叔和编次的《伤寒论》并非仲景原貌，林亿、成无己注释的《伤寒论》"过于尊信叔和，往往先传后经，将叔和尾翼仲景之辞，且混编为仲景之书"，故赞赏方有执削去王叔和《伤寒例》是尊仲景原意。但他又认为方有执太偏激，所以在重订《伤寒论》的时候并没有削去《伤寒例》，而是采取了保留但是驳斥的态度。喻嘉言对方有执"三纲鼎立"的思想倍加推崇，并且进一步推动了"三纲鼎立"这一思想的研究。在《尚论篇·卷一·论太阳经伤寒证治大意》中，喻嘉言认为："风则伤卫，寒则伤营，风寒兼受，则营卫两伤，三者之病，各分疆界。仲景立桂枝汤、麻黄汤、大青龙汤，鼎足大纲，三法分治三证。"完善了三纲鼎立之说。但喻嘉言重订《伤寒论》与方有执有所区别，最大的区别是喻嘉言更重"法"。他重订《伤寒论》共有三百九十七法，相当于条文下提要的性质、他的编纂法与方有执比较更进了一步，对后世影响也更大。

此外，主张错简重订的还有张石顽、吴仪洛、吴谦、程应旄、章楠、周扬俊、黄元御等医家。错简重订派诸家以错简为由，行重订之实。虽然这一派提出的错简重订观点未必被后世医家所接受，但他们对于风寒中伤、营卫虚实诸种病变，以及张仲景的立法定方思想均有了重新的思考，为伤寒研究注入新风。而且错简重订派对《伤寒论》进行革新编次归类的方法，从伤寒学史来看尚属创举，开启了《伤寒论》的学术争鸣，由此引发了"尊经派"与"错简派"之争，促进了《伤寒论》研究的深入与发展。

2. 维护旧论派

维护旧论派是与错简重订派相对应的一个学派。以张遂辰、张志聪、张锡驹、陈念祖、陆九芝为代表的诸医家归属于维护旧论派。他们认为王叔和不但没有乱于张仲景，而是把仲景学说较完整地传承下来，认为成无己没有曲解仲景之说，还引经析义，为其他注家所不及。因此，世传本《伤寒论》的内容不能随便改动，尤其是《伤寒论》中十篇即六经证治部分并无错简，无须重订，只可依照原文研究阐发，才能明其大意。因主张仿照治经学的章句法进行注释，故这一学派称为维护旧论派。

张遂辰，字卿子，被认为是明清时期维护旧论的首倡者，又被浙江中医界尊为"钱塘医派"的开创者，奠定了钱塘医派"尊经崇古"的治学特点。他面对错简重订之说，明确提出："诸家论述各有发明，而聊摄成氏引经析义，尤称详洽，虽牵牾附会间或时有，然诸家莫能胜之。初学者不能舍此索途也。悉依旧本，不敢去取。"《张卿子伤寒论》一书编写形式是以成无己《注解伤寒论》为原本，仅将卷次由 10 卷改为 7 卷。他继承成氏注解之精粹，又增补后世诸家注释，注重维护《伤寒论》文本的规范性。但他在医学方面最大的贡献是培养了一批学验俱丰的弟子，其中最为著名的是享誉医界的"二张"——张志聪和张锡驹。他们承袭并发展了张遂辰的学术思想，相继为恢复医经的原貌不懈努力，从而形成了闻名海内的"钱塘三张"，共同构建了"钱塘医派""尊经维旧"的治学特色。

张志聪,字隐庵,著有《伤寒论集注》,在书中指出:"成氏以后,注释本论,悉皆散叙平铺,失其纲领旨趣,至今不得其门,视为断简残篇,辄取条例节割。"他反对错简重订,为了"拈其总纲,明其大旨",采用汇节分章的方法,将《伤寒论》398 条归为 100 章,审定《伤寒论》原文,以复仲景旧貌,为维护旧论提供了强有力的证据。张志聪维护旧论,坚持仲景本旨,但不会受仲景后注家影响,比较注重以气化学说及阴阳学说对《伤寒论》六经的解读。

"三张"之后,陈修园是维护旧论派具有代表性的人物,他对方有执、喻嘉言等力持错简的观点持反对的态度。他说:"而方中行……皆有学问、有识见之人,而敢擅改圣经,皆由前人谓《伤寒论》非仲景原文,先入为主,遂于深奥不能解之处,不自咎其学问之浅,竟归咎于叔和编次之非,遂割章分句,挪前换后,以成一篇畅达文字。……余愿学者从仲景原文细心体认,方知诸家之互相诋驳者,终无一当也。"陈修园对维护旧论的"钱塘二张"推崇备至,他说:"张隐庵、张令韶二家,俱从原文注解,虽间有矫枉过正处,而阐发五运六气,阴阳交会之理,恰与仲景自序撰用《素问·九卷》《阴阳大论》之旨吻合,余最佩服。"所以,陈修园著《伤寒论浅注》,即"照二家分其章节,原文中衬以小注,俱以二家为主"。陈修园阐发标本中气从化理论解读六经气化理论,以开阖枢学说揭示伤寒六经传变规律,提出"治法万变一以贯之"的见解,对后世伤寒学研究者影响深远。

(二)基于临床诊疗

错简重订派与维护旧论派的划分是基于对《伤寒论》原文原貌认识的不同,其深层原因是学者在理解伤寒学时为佐证自身学术观点而采取的治学方法,并非是思维开放与守旧的差异。错简重订派虽言重订,但只是对王叔和所集之《伤寒论》在原文排列次序的重置及个别篇章的删减,仍是力图从仲景原文佐证自身学术观点的正确性;而维护旧论派虽言旧论,尤其强调王叔和本中间洁本部分原文次序的正确性,但在对《伤寒论》学术思想的研究并不因循守旧,反有诸多创见。由此可见,重订与尊经两派只是从治学方法上有所区别,但最终都是为各自解读《伤寒论》理论指导经方在临床中的使用而服务的。除这两派之外,更多研究伤寒学的学者并不过分强调王叔和所集版本是否为仲景原貌,认为仲景《伤寒论》是中医学理法方药体系完整的经典著作,更应重视临床应用,后世学者不必陷入孰为仲景原论、孰为王叔和所增的争论之中,只要有利于经方在临床中的运用,便值得加以研究和发扬。而对《伤寒论》六经本质、经方体系、病因病性的不同理解,以及从中医诊治疾病理法方药体系的不同角度解读,形成了基于临床诊疗划分原则的不同流派。

从基于临床诊疗的角度进行流派划分,近现代研究伤寒学术流派的学者大多认为可分为五个流派,即辨证论治派、火神派、寒温统一派、方证对应派及中西汇通派。但如果仔细剖析,辨证论治应是仲景临证思想的核心,而火神派与寒温统一派均是从病因病性角度发挥仲景辨证论治的思想,方证对应则是以方类证解读仲景理法方药体系及辨证论治思想的发展,中西汇通派则是解读方法上的创新,均不能脱却《伤寒论》辨证论治的原则及理法方药的体系,所以,将辨证论治派与其他几派并列似乎并不恰当。

1. 辨证论治派

张仲景所处的时代背景为东汉末年,此时中医药各种理论已经打下了良好的基础,《内经》《难经》等著作充分阐述了有关人体生理病理、疾病的诊治等理论,《神农本草经》等著作则将中药学理论充分完善,《五十二病方》《汤液经法》等著作则集中了当时方剂学的内容。但这些著作或是从中医理论思维，或是从中药的作用，或是从方剂的作用进行论述，没有形成完整的中医药诊治体系。张仲景则是第一个集大成者，将汉之前的中医学理论以疾病为核心，建立了六经辨证及脏腑经络辨证体系，形成了理法方药一体的中医药诊治疾病体系。

《伤寒论》所提出的"观其脉证，知犯何逆，随证治之"是中医辨证论治的最早论述，而且《伤寒杂病论》整部著作都是在此思想指导下遣方用药，《伤寒论》更是将疾病的变化规律以太阳、阳明、少阳、太阴、少阴、厥阴六分，中医的理法方药蕴于其中，形成中医药独特的诊治体系。所以，从临床诊疗的角度来看，辨证论治应是所有流派的共同特点。由于对原著的理解领悟及临床实践认识不同，历代医家的研究角度和重点各异，其研究成果从不同侧面反映了《伤寒论》原著辨证论治体系的实质，更从多个方面深化和完善了这一诊疗模式。而从不同角度解读《伤寒论》的辨证论治及理法方药体系逐渐形成了基于临床诊疗的各个流派。其中大体可分为五个派别：以法类证论治派、以方类证论治派、以症类证论治派、因机类证论治派、六经分证论治派。

（1）以法类证论治派　即研究《伤寒论》是以治法为提纲，分经论治。以治法分类的方法研究《伤寒论》辨证论治体系之肇始者，当属魏晋时期太医令王叔和。《伤寒杂病论》成书后，不久即因乱世而佚，得王叔和收集整理而传世。王氏在整理《伤寒论》过程中，根据自己对原著的理解，增"辨可汗不可汗""辨可下不可下"等七篇，开创了以治法分类的方法研究《伤寒论》辨证论治体系之先河。其后，从其说者代不乏其人，而以清代钱天来、尤在泾最具代表性。

钱氏曰："大约六经证治中，无非是法，无一字一句非法也。其有方者未尝无法，而法中亦未尝无方。故以方推之，则方中自有法；以法论之，则法内自有方。"其继承明代方有执及清初喻嘉言的学术思想，认为立法施治是六经辨证之根本。

尤在泾虽宗以法类证、以证论治研究思路，然较之前人，仍能别出心裁，另辟蹊径。他跳出具体治法之窠臼，从临证逻辑思维角度分析归纳《伤寒论》辨证论治体系，将各经病变诊治内容分门别类，归于正治法、权变法、斡旋法、救逆法和类病法五类，条理分明，纲目有序，简洁明快，切于实用。

以法类证论治派研究《伤寒论》时以治法为纲，分经类证，以法相贯，进而构建以法类证的辨证论治体系。其成就最突出者，当属尤在泾，其将此类研究提升至哲学思辨层次，指导意义更具普遍性。

（2）以方类证论治派　自王叔和整理研究《伤寒论》之后，其书再次散佚，辗转传抄于民间，及至唐初孙思邈著《千金翼方》，始窥全貌，并首次采用方证同条研究方法。这种"以方统证，比类相附"的诊治体系，简明易从，临床实用价值甚大，因而后世医家从之者众。

清代著名伤寒学家柯韵伯在《伤寒来苏集》中提出六经经界说的同时，明确主张"有是证即用是方，不必凿分风寒营卫，亦不拘其外感内伤"。是故，柯氏以六经经界为纲，汇集诸证，以方名证，方随证附，部别类归，条理清晰，实为方证分类研究之杰出医家。如在《太阳病篇》中汇列了桂枝汤证、麻黄汤证、葛根汤证、大青龙汤证、五苓散证、十枣汤证、陷胸汤证、泻心汤证、抵当汤证、火逆诸证、痉湿暑证，共11大证类，将有关条文不拘何经统统汇集于方证之下加以分析，方证的排列也体现出层次深浅，其他各经皆然。按方类证的优点是，能够完整地体现各个方证的脉证，明确分辨出主证和次证及其类证，便于掌握应用。柯氏于伤寒之建树颇多，他提出"伤寒与杂病合论""六经为百病立法"的著名论断，认识十分深刻。柯氏将《伤寒论》第7条列为开宗明义第一条，作为全书分辨阴阳诸证的总纲，具有深刻的实践意义。他提出六经"提纲证"的概念，指出："仲景六经各有提纲一条，犹大将立旗鼓使人知有所向，故必择本经至当之脉症标之，读书者须紧记提纲以审病之所在。"认为各经"之为病"一条就是该经之提纲证，注意到辨别六经病证的临证指标，无论其完备与否，都是很有实际意义的。他认为伤寒六经绝非局限于经络，是整个人体六块"地面"，而经络好比"地面"中的"道路"，虽然可通达各处，但是范围小，"地面"则是一大片，此即柯氏"六经地面"之说。其实质是力图把六经方证落实到具体的六块"地面"，即六个大病位上。这六块"地面"的确定，主要依据各经方证的"脉症"涉及的脏腑、经络等形质结构的范围。他指出《伤寒论》原文只三阳病有合病、并病的提法，并不全面，举例论证了三阴病同样有合病、并病的存在。若非精究伤寒，学验皆优者，实难有此认识。

同时期的徐灵胎著《伤寒论类方》，观其书名，即知其义，亦为方证相附之类。然其分类不拘六经，完全以方统证，与柯氏研究同中有异，各有所长。此种分类体系，对现代仍有很大影响，甚至有医家认为，以方统证，不必分经，亦不必审因辨机，临床依据相应脉症而选用相应方剂，简单实用，可名之为汤方辨证。

（3）以症类证论治派　该派以脉症、证候分类及鉴别为基本研究方法，重新构建《伤寒论》辨证论治体系。其先驱者应是宋代庞安时。其所著《伤寒总病论》在六经分证基础上，对有关病证予以分类，再立章节，标明其证候治法及相应方药，开后世《伤寒论》研究以症归类之先河。许叔微《伤寒百证歌》以症类证，承继于后。金代成无己著《伤寒明理论》，以证名篇，诠释伤寒，分形析证，辨别异同，对恶寒、发热等常见五十症加以类从归纳，简明扼要，通俗易懂。

这种分类研究方法着重于临床脉症辨析，进而与治法方药相联系，构建一种完整的临床诊治体系，因其具有显著的实用价值，而受到后世医家的重视。明代张介宾著《伤寒典》，以症归类，重编伤寒，强调证辨阴阳，治分寒温，伤寒传经，不拘日数，并以此论为据，诠解六经。清代沈金鳌的《伤寒论纲目》按证归类，博采群书，以目释纲，强调六经传变，注重辨证，立法用方，灵活变通。其特点是以伤寒百余个主要症状，如恶寒、发热、烦躁、咳嗽、小便不利等为归类标准，将具有这些症状的条文方证汇列于下，加以比较分析，充分阐明了伤寒主要症状的发生机理、表现特点及治法异同，是继成无己《伤寒明理论》之后的又一部伤寒"症状鉴别诊断学"。另如清代陈尧道之《伤寒辨证》按证归类，证不分经，既有"证候群"之综合认识，亦有个别症状之详细分析。任应秋之《伤寒论证治类诠》强调以症状辨识证候，据证候而施治。吴元黔等著《伤寒论症状鉴别纲要》，列伤寒症状八十余种，分析鉴别，辨其疑似，辅以验案融贯佐证。李家庚主编的《张仲景症状学》以症名篇，症状之下设定义、分类、补充等项，据仲景原著，采诸家之说，分述其临床特征、鉴别方法、病因病机和处理方法等内容，系统全面，具有很高的临床实用价值。

（4）因机类证论治派　该派以发病的原因或病机为纲对《伤寒论》辨证论治方法及理法方药体系进行分类及鉴别。孙思邈曰："寻方之大意，不过三种，一则桂枝，二则麻黄，三则青龙，此之三方，凡疗伤寒，不出之也。"其言之意，大要为伤寒初起，多有三种类型，即表虚、表实和表寒里热三证，宜分别采用桂枝汤、麻黄汤、青龙汤治疗。其理论根源于《辨脉法》"风则伤卫，寒则伤荣，荣卫俱病，骨节烦疼，当发其汗"之语，认为伤寒初起以风伤卫、寒伤营、风寒两伤营卫为其基本病因病机，并将其作为《太阳病篇》之总纲，统领诸证，进而推演其他各经病证。这种分类研究方法被后世称为"三纲鼎立"学说，尤以明末清初医家方有执、喻嘉言为其力倡者。因其纲目条理化、说理性较强，且重视病因病机分析，在特定时期对伤寒学研究具有促进作用，亦得到部分医家认同，如程郊倩、沈明宗等，皆从其说而演绎之。另如钱潢的《伤寒溯源集》，以六经方证的发病原因作为归类标准，如太阳病有中风、伤寒、风寒两感、中风火劫、中风误吐、伤寒蓄血等，将有关条文汇列于下，充分体现方证发生的缘由及一因多证、多证同因的规律。

（5）六经分证论治派　该派对《伤寒论》的研究方法，是以六经为核心，与八纲辨证、脏腑经络辨证密切相关，创造性地发展《素问·热论》六经分证理论的一种辨证论治体系。这一体系之理论核心，在于六经概念之实质。

六经一词，源自《素问·阴阳应象大论》及《素问》《灵枢》其他诸篇，其意多指经络。借此解释《伤寒论》三阴三阳者，始倡于宋代朱肱。他在《南阳活人书》中说："治伤寒先须识经络，不识经络，触途冥行，不知邪气之所在，往往病在太阳，反攻厥阴，证是厥阴，乃和少阳，寒邪未除，真气受毙。"后成无己赋予其脏腑经络之内涵。此后，历代医家仁智互见，多有发挥，故而有关六经实质之论争，百花齐放，诸子争鸣，极大地丰富和发展了伤寒学理论。

在这场持续数百年的争论中，六经分类方法自然融入《伤寒论》辨证论治体系研究之中。除了朱肱的经络说、成无己的脏腑经络说，还出现了李时珍的脏腑说、方有执的六部说、柯琴的地面说、吴谦的八纲说、钱潢的治法说、俞根初的形层说、张志聪的气化说等。明代万密斋之六经脏腑经络气化综合说，深度概括了《内经》三阴三阳概念之基本内涵，与中医整体观念之基本精神相契合，尤为现代医家重视。全国高等中医药院校规划教材《伤寒论选读》(《伤寒论讲义》《伤寒学》)继承并发挥了这一学说。著名伤寒学家李培生在其主编的第五版规划教材《伤寒论讲义》中指出，张仲景根据《素问·热论》六经分证的基本理论，创造性地将外感疾病错综复杂的证候及其演变加以总结，提出较为完整的六经辨证体系，将《内经》以来的脏腑、经络和病因等学说，以及诊断、治疗等方面的知识有机地联系在一起，运用汗、吐、下、和、温、清、消、补八法，指导相应方药的具体选用。而第六版规划教材《伤寒论选读》则明确认为，伤寒六经辨证以六经病为纲，以汤方证为目，是一个包括邪正、阴阳、气血、脏腑、经络、气化、发展阶段等理论在内的综合性临床辨证论治体系。因此，六经辨证论治是指在认识疾病的过程中以六经辨证贯穿着八纲而联系于脏腑、经络，尤其是以脏腑、经络生理病理变化作为物质基础，对人体的病因、病性、病位、正邪盛衰等各种情况进行分析和综合，来确定其为六经的某病、某证、某方。因此，当今的伤寒界基本上采用的就是这种六经辨证论治。六经辨证论治派名家众多，伤寒大家李培生、刘渡舟、李克绍、陈亦人、于己百、陈瑞春、熊曼琪、李心机等，都是这一学派的杰出代表。

2. 火神派

火神派又称扶阳学派，是将《伤寒论》扶阳气的理论及治法发挥、发展并系统化的一个伤寒学术流派。火神派以清代郑钦安为开山宗师，在理论上推崇阳气，临床上强调温扶阳气，以擅用附子、姜（生姜、干姜、炮姜）、桂（肉桂、桂枝）等辛热药物著称。火神派传承百余年，其远者有卢铸之、吴佩衡、祝味菊、范中林，当代名医还有唐步祺、卢崇汉等，均被称为"某火神"或"某附子"，于今在医林中依然独树一帜，有着重要的影响。

火神派起源于四川，但究其学术思想的根源则源远流长。它萌芽于东汉张仲景的《伤寒杂病论》，经过宋、元、明代诸多医家的发挥，至清代由四川著名医家郑钦安最终发展形成一套成熟的理论和实践体系。

南宋窦材所著的《扁鹊心书》在理论思想上特别强调阳气在人体中的重要作用，认为治病当以"保扶阳气为本"，临床上强调扶阳气、反对寒凉，并在治疗方法上提出大病宜灸的观点，言保命之法：灼艾第一，丹药第二，附子第三。这可以说是火神派的雏形。窦材的扶阳思想受《素问·上古天真论》等的影响较大。元代王好古《阴证略例》是我国第一部专论三阴的著作，在临证中重视阴证的鉴别及温法的应用，自制黄芪汤、调中汤、神术汤等均是这一学术思想的反映。

临证中善用附、姜、桂、硫等温肾散寒之品，为后世火神派的形成打下了基础。

阴证学说是火神派的理论基础，清代医家陈修园重视阴证，对龙雷之火的认识尤其独特。郑钦安受其学术思想的影响极大。陈修园认为王冰的"壮水之主，以制阳光"于理得通，而多不效。并从炉中之火的观察中得到启发：以灰养火，得火之用，而无火之害，断断如也。也就是说，只有龙雷之火不妄动，才没有火之害也。

火神派以运用姜附而著称，陈修园强调暖土壮火利水，其目的在暖脾胃。火神派是在陈修园温补的基础上更加强调了肾阳的重要性，突出发展了阴火理论，为纠正明清时期苦寒直折的用药惯例作出了重大的贡献。

郑钦安著《医法圆通》《医理真传》《伤寒恒论》，对后世火神派影响深远。郑氏治伤寒，在条文顺序编次上，宗错简重订派主张，受方有执、喻嘉言思想的影响较大。但在对六经辨证认识上，受陈修园影响颇深，从气化角度阐释六经，认为六经辨证复杂的证候群均是由于标本中气从化之变化的结果，体现于三阴三阳病证实为阴阳合一之道，阴阳辨证之法，治疗就在于扶阳气与存津液之两端。郑氏发扬了《伤寒论》扶阳气治疗三阴证学术思想，对六经病证的理解和伤寒条文的注释，多由气化、阴阳辨证、扶阳气的角度出发。可以说，重阳思想为郑钦安学术思想的核心。他认为人身以阴阳为纲，并由此作为指导辨证与伤寒气化理论临床实践之桥梁。而阴阳当中又以阳气为主导，阳主阴从为思想，在此思想的渗透下，其对伤寒条文病证阐释多体现出详辨阴阳、顾护阳气、阳主阴从的辨证观与治疗观。

自郑钦安发挥仲景扶阳气理论之后，或亲传或私淑，从者甚众，逐渐形成如今对中医临床影响较大的伤寒学术流派火神派。其亲传弟子卢铸之、卢永定深得真传，临证经验丰富，以善用辛温重剂治病而独树一帜，有"卢火神"之誉。卢铸之之孙卢崇汉，现为成都中医药大学教授，早年在南京行医时亦有"小火神"之美誉。

吴佩衡受郑钦安扶阳思想的影响，认为阳气是人身立命之本，对于保护阳气的意义有深刻认识，重视扶阳，不必待到阴盛阳衰时。在人体生理、病理及治疗用药方面十分重视阳气的作用。临证时善用附子，将附子作为回阳救逆第一品药，强调广用、重用、专用。所谓广用，即凡见阴证都可以用附子进行治疗；所谓重用，即附子剂量常用至百克以上，即使是婴幼儿童也敢于用大量；所谓专用，则认为扶阳驱寒，宜温而不宜补，温则气血流通，补则寒湿易滞。因此，他用扶阳诸方所治阴证案例，绝少夹用滋补药品。所撰《伤寒论讲义》，体现了其对《伤寒论》的研究成果。

民国时期的祝味菊著《伤寒质难》，立六经五段论，临证中注重温扶阳气，对阳气的功能做出了明确的解释："所谓阳者，动力是也。阳动虽无形质可凭，然脏器之能活动，物质能变化，此皆阳之力也。气有往复，用有巧速，表里内外，升降清浊，是为阳用。"所以，临证首重阳气，强调"既病重阳，未病重阴""阴之所用，根源于阳""阳常不足，阴常有余"。他提出了疾病治疗过程中的三个重要观点：①阳气不衰，生化不绝；②阳不患多，其要在秘；③阴阳滋补，当分轻重缓急。

火神派发展至今，对很多医家有深刻影响，传人众多，如唐步祺、范中林、补小岚、刘民全、龚志贤、戴云波、张剑秋、朱卓夫、张紫衣、李继昌等，均崇火神之说，为火神派的传承发展作出了贡献。

3. 寒温统一派

"寒"是指伤寒，"温"是指温病。寒温统一派是指赞同用某种辨证施治的方法（如六经辨证、卫气营血辨证、八纲辨证）来结束寒温分离，实现伤寒与温病的合二为一，同时建立一个统

一、完整、开放的外感病学辨证体系的一个流派。

纵观中医发展的历史，从《伤寒杂病论》成书以后，关于"伤寒"与"温病"的争论一直存在，从来没有停止。只是至明清以后，温病学派兴起，寒温之争才甚嚣尘上。伤寒学派认为"六经可以钤百病"，温热病当然不例外。温病学派对《伤寒论》六经辨证是否可以治疗温热病提出了质疑。如王履在《医经溯洄集》中指出："温病不得混称伤寒。"《温病条辨》朱彬序说："后汉张仲景著《伤寒论》，发明轩岐之奥旨，如日星河岳之丽天地，任百世之钻仰，而义蕴仍未尽也。然其书专为伤寒而设，未尝遍及于六淫也。奈后之医者，以治伤寒之法，应无穷之变，势必至如凿枘之不相入。"

寒温之争推动了寒温理论的快速发展，但同时也存在对外感热病不同辨证方法的使用问题。中医诊病重在"明辨病机、厘定治法、据法选方、因证而加减用药"，每一步有失得当，疗效即难保证。单从中医辨证方法来看，就有"六经辨证、八纲辨证、气血津液辨证、脏腑辨证、卫气营血辨证、三焦辨证"等诸多方法，因辨证方法不同，得出的病机也不一样，因而相应的治法也不同，选方及用药也有差别，疗效当然会不同。这既是中医临床医生的困惑，也是中医不能被人理解的原因之一。是否可以将不同的辨证方法融为一体，执简驭繁？尤其同是以治疗外感热病为主的六经辨证与卫气营血辨证是否可以融会贯通，一直是不少医家致力解决的问题。这些思考催生了寒温统一学派的产生。

自清代中期以后，一些医家开始探讨寒温融合统一的问题，于20世纪五六十年代达到高峰。大多数医家形成一个共同的认识，寒温统一的关键就是讨论六经辨证、卫气营血辨证、三焦辨证等辨证方法关系的问题。

对寒温统一学派形成及发展影响最大的当属俞根初的《通俗伤寒论》。俞根初为清代著名伤寒学家、"绍派伤寒"的创始人。俞氏辨治外感时病，遵张仲景之旨，兼参温病学说，结合六淫致病理论，以六经统摄三焦、气血辨证，从表里寒热论治外感病，既不同于伤寒学派，又异于温病学派，融伤寒温病之长，自成一家之言，对后世外感病辨治有较大影响。他提出"伤寒，外感百病之总名也""以六经钤百病，为确定之总诀，以三焦赅疫证，为变通之捷诀"，可以说是寒温融合学派的先驱者。后何秀山、高学山、任佩波、章虚谷、何廉臣、邵兰荪、胡宝书、曹炳章、徐荣斋等均以俞氏思想为基础，极大地完善了寒温统一理论，被称为"绍派伤寒"。其论六经以形层分，认为"太阳经主皮毛，阳明经主肌肉，少阳经主腠理，太阴经主肢末，少阴经主血脉，厥阴经主筋膜。太阳内部主胸中，少阳内部主膈中，阳明内部主脘中，太阴内部主大腹，少阴内部主小腹，厥阴内部主少腹"。何秀山将其注为"六经为感证传变之路径，三焦为感证传变之归宿也"。再结合表里寒热、气血虚实论治疾病。

吴贞的《伤寒指掌》、何廉臣的《增订通俗伤寒论》、雷丰的《时病论》、张锡纯的《医学衷中参西录》等均从不同角度简述寒温贯通统一之思想。另外，清末民初出现了一批不以"寒"或"温"命名的外感热病著作，如董废翁《西塘感症》、周岩《六气感证要义》、刘恒瑞《六淫直径》、何廉臣《感症宝筏》、严鸿志《感证辑要》、刘谦吉《伤感合编》、茅钟盈《感证集腋》等。上述医家，不仅在著作的内容中力图寒温融合，而且在书名和语言表述中，避开"伤寒"或"温病"的称谓，以免引起病因上"伤于寒"或"伤于温"的歧义，这种现象也是寒温融合的一个重要方面。

近代医家丁甘仁、蒲辅周等也认为六经、三焦、卫气营血辨证当融会贯通，但都没有形成完整的理论体系将六经辨证与卫气营血辨证、三焦辨证统一起来。万友生提出以八纲统六经及卫气营血，著有《伤寒知要》《寒温统一论》《热病学》三书来阐述其寒温统一观点，对现代寒温统一思想影响颇大。梅国强也认为《伤寒论》与《温病学》既有各自的特点，亦有许多共同之处，应取所长，相须为用，兼收并蓄，倡导将两者有机结合起来，融会贯通，从而丰富和扩展中医辨证之机要，掌握病理之变化、治疗之原则，灵活运用、相互为用。再如董建华、黄保中、朱光辉等均以八纲为基础，结合其他辨证方法，对伤寒与温病进行统一辨治。张再良在其著作《经方世界》中提出"六经传变的阶段和层次"，将六经、卫气营血及三焦相互对应，是对几种辨证体系融会贯通方法的有益探索。李赛美、刘树林在《基于六经与卫气营血辨证体系贯通的经典方证整理与运用研究》中，将六经辨证与卫气营血辨证融合为六经四维辨证体系，并将伤寒论 112 方与温病学 118 方统于新的辨证体系中，为寒温融合提供了新的思路。

总之，寒温统一的观点已成为多数中医学者的共同观点，但是如何统一，则是见仁见智。截至目前，还没有哪一种方案成为共识。

4. 方证对应派

方证对应又称方证相应，即"有是证用是方"，临床证候只要与仲景的描述相契合（有时"但见一证便是"），便可放胆使用而不必强求舌、脉、症的面面具备。表面上看，是每个经方有其固定的症候组合，只要临床出现特征性症状、体征及舌脉即确定为某经方。这种辨证方法省略了辨证与立法的过程，似乎脱却了理法方药体系。但细析之可知，在理法方药体系中，辨证是对患者临床表现的分析过程，而每一个经方都有其固定治法，所以，固定的症候组合暗含着相应的"证"，固定的经方则暗含了相应的治法。从"固定的症候组合"到"相应的经方"，这种方证对应，符合辨证施治及理法方药体系的思维，是辨证论治方法的精练。

经方是经过久远的时间，以及劳动人民大量的实践，逐渐总结而成。在张仲景《伤寒杂病论》成书前的著作中已经具有方证相应或药证相应的雏形，《五十二病方》《神农本草经》《汤液经法》等均是以某药或某方治某种病证的形式行文，但一些方证记载与临床不符且未形成系统的理法方药辨治体系。张仲景去伪存真，将其之前出现的经方以各病为纲，每病下以脉证方治论述各方的使用。所以说，《伤寒杂病论》的贡献之一就是将前人临床运用较为成熟合理的、结构固定的方剂与特定病证表现之间的特殊对应关系以方证形式固定规范下来并流传至今，即张仲景所述的"病皆与方相应者，乃服之"。所以，张仲景《伤寒杂病论》在方证对应上垂方法、立津梁，据方证论治精神意在给后人以临床诊疗的规矩、示范和准绳，可以说是对前人零散的临证经验的总结，是方证对应的凝炼和升华。

自张仲景《伤寒杂病论》成书，经王叔和收集并整理《伤寒论》后，后世医家从不同角度解构《伤寒论》方证相应的辨证施治体系。唐代孙思邈采用"方证同条，比类相附"体例将《伤寒论》条文按照"汤法"归类病证的辨治思路重新编排，开启了"以方类证"研究《伤寒论》的先河。宋代朱肱在《南阳活人书》中说："所谓药证者，药方前有证也，如某方治某病是也。伤寒有证异而病同一经，药同而或治两证，类而分之，参而伍之，审知某证者，某经之病，某汤者，某证之药，然后用之万全矣。又况百问中，一证下有数种药方主之者，须是将病对药，将药合病，乃可服之。"其所谓"药证"即是"方证"之意。

明代许宏在《金镜内台方议》中将《伤寒论》113 方按照汤、散、丸分为 3 类，汤中又按类方原则，先述主方方证，后述其类方方证，如麻黄汤后叙述麻黄连翘赤小豆汤、麻黄附子细辛汤、麻黄附子甘草汤、麻黄升麻汤等方，开《伤寒论》类方研究之先，是方证对应派的代表性人物。

清代徐灵胎认为：（《伤寒论》）"不类经而类方，盖方之治病有定，而病之变迁无定，知其一定之治，随其病之千变万化，而应用不爽，此从流溯源之法，病无遁形矣。"他倡导的"不类经而类方"，从方证角度研究中医学具有很重要的价值。他认为："仲景之方，犹百钧之弩也，如其中的，一举贯革，如不中的，弓劲矢疾，去的弥远。"明确主张有是证即用是方，不必凿分风寒营卫，亦不拘其外感内伤。以六经经界为纲，汇集诸证，以方名证，方随证附，部别类归，条理明晰，实为方证分类研究之杰出医家。与之同期的日本医家吉益东洞推崇张仲景学说，力倡实证，亲试"知见之道"，注重实效，竭力反对空谈虚论、思辨臆测、穿凿附会、虚言玄揣、冥冥决事，认为阴阳、五行、药性等不可见之物是"疾医之道熄而邪术起""无益于治不可从也"。临证时主张方证相对，方随证转，随证异方，主要运用张仲景方药，认为《伤寒论》唯方与证耳"。其所载方证明确客观具体，治病时参考方证条文，"见证而处方，不为病名所绊"，是方证相应的卓越践行者。

现代经方大家胡希恕先生主张以八纲解六经，认为张仲景于表里两病位中增入了半表半里病位，将八纲发展为九纲，表、里、半表半里三者均属病位的反映，阴、阳、寒、热、虚、实均属病性的反映，寒热虚实均从属阴阳，因此，无论表、里或半表半里的病位均有阴阳两类不同病性的反映，三而二之为六，即所谓六经。六经八纲只是辨证基础、治疗准则，运用于临床实际远远不够，还需要进一步学习经方的适应证，即方证。方证是六经八纲辨证的继续，亦即辨证的尖端。中医治病有无疗效，其关键就在于方证是否辨得准确。胡希恕先生在《辨证施治概论》一文中将其对六经辨证施治体系的认识及张仲景方证辨证的特点进行了详细论述，对方证对应派的发展作出了巨大的贡献。胡希恕先生做事低调，少有著述，其经方成就由其弟子整理出版了《经方传真》《伤寒论传真》等。近些年，其弟子及再传弟子等将其学术观点进一步发挥，如冯世纶、张长恩主编的《解读张仲景医学——经方六经类方证》以八纲释六经，以类方解伤寒，是方证对应派的代表性著作。

方证对应派因其更重于经方的临床使用，将理法方药体系从形式上简化为方证两端，相对容易理解及应用于临床，目前对临床医家有较大的影响力。但面对临床纷繁复杂的疾病及表现，单纯从张仲景《伤寒杂病论》原文进行方证对应，并不能满足临床的需求，通过何种理论体系将经方的方证对应系统化，使方证对应更加灵活且精准地应用于临床，是目前方证对应派需要深入研究的课题。

5. 中西汇通派

中西汇通派是在西学东渐后，一些医家力图将伤寒学说与西医学相融合而产生的学术流派。其主要分为三个支派：一派认为中医总体要比西医高明，中西医原理是相通的，中西汇通主要是用西医印证中医，从而证明中医并非不科学。其代表人物为恽铁樵（《伤寒论研究》《伤寒论辑义按》）、张锡纯（《伤寒论讲义》《医学衷中参西录》）等。一派认为中西医各有长短，应相互学习、取长补短，这样才能使传统医学不断发展，达到一个新的高度。这一派的代表人物为余无言（《伤寒论新义》）、陆渊雷（《伤寒论今释》）、罗止园（《新伤寒证治庸言》）等。一派认为中医必须改革，提倡用西方科学知识发展中医。这一派的代表人物为祝味菊（《伤寒质难》）、阎德润（《伤寒论评释》）等。

中西汇通派发展至今日，即新中国成立后强调的中西医结合，可称为现代中西汇通派。中西医结合将传统的中医中药知识和方法与西医西药知识和方法结合起来，在提高临床疗效的基础上，阐明机理，进而获得新的医学认识。中西医结合是新中国成立后政府长期实行的方针。中西医结合是中西医的交叉领域，也是中国医疗卫生事业的一项工作方针。中西医结合起源于临床实践，逐渐形成了具有明确发展目标和独特方法论的学术体系。这对伤寒学的发展也具有重要的影响，如对六经实质研究中的内分泌应激学说、抗损伤反应学说、病理时相说、高级神经活动学说等，就是中西医结合研究的结果。而结合西医动物实验，对经方治疗疾病的作用机制做了大量的研究，为用物理、化学、生理、病理等科学理论解读经方作用机制打下基础。但需要指出的是，中西医如何结合一直是中西汇通争论的焦点，所以，现代中医汇通派依然存在以西解中、中西融合及以西促中的不同结合形式。

从伤寒学说相关流派的形成及发展过程可以看到，对《伤寒论》及其相关领域的研究，有着悠久的历史渊源，连续的学术发展史，众多的学术流派，大批的研究人员，大量的研究文献，研究对象明确，研究范围清楚，是中医诸多学科的基础，在中医学术领域有着其他学科不能替代的极其重要的价值和学术地位。《伤寒论》研究这一学术领域，已由一部著作逐渐发展为一个具有丰富研究内容的独立学科。所以，在普通高等教育"十五"国家级规划教材／新世纪全国高等中医药院校规划教材中，以熊曼琪为首的编写团队，提出"伤寒学"这一概念，是极为恰当的。而在伤寒学整个学科体系中关于伤寒相关学术流派研究是至关重要的内容。伤寒学术流派发端于晋唐，形成于宋金元，兴盛于明清，而现代正是一个大的发展、繁荣与创新时期。历代医家通过整理、编次、校刊、注释的形式，将自己的临证经验与认识融汇于《伤寒论》之中，而使伤寒学的内容不断丰富，应用范围不断扩大，学术水平不断提高。现代多学科渗透的研究和广泛的临床观察，积累的大量经验和认识，无疑会促使伤寒学进一步发展、创新。伤寒学内部不同派别的论争，以及注家们对《伤寒论》条文的不同校刊、注释，大都是不同实践产生的不同认识，各种不同的学说也是从不同角度的理解，一般不存在谁是谁非的问题。相反，他们的论争在客观上却成为伤寒学不断发展的推动力。

第二节　学术发展的区域化

一、燕京刘氏伤寒学术流派

燕京刘氏伤寒学术流派是以研究张仲景《伤寒杂病论》的辨证论治、理法方药为主题，尤其以继承发扬"伤寒泰斗"刘渡舟的学术思想与临床经验为特点，临床善用经方、时方治疗内科、妇科、儿科疾病而著称的学术流派，是在长期历史发展过程中形成的具有鲜明学术思想、显著临床疗效，有清晰的学术传承脉络和一定历史影响与公认度的学术派别。燕京刘氏伤寒学术流派传承谱系清晰，学术特色明显，发展迅速，规模庞大，科研、学术、临床齐头并进，成为影响海内外各中医学派发展的典范。

（一）学术传承与发展

燕京刘氏伤寒学术流派的学术渊源可追溯到民国时期东北名医王志远、谢泗泉。二位先生都是伤寒大家刘渡舟的启蒙老师。其中，王志远先生是民国时期辽宁省营口市一位颇具声望的中医，曾开设"德育堂"，招收学徒，培养中医人才。谢泗泉先生高风亮节，知识渊博，除精通医学外，又善于书画诗文，是当时辽宁省乃至东北三省的名医，在辽宁省大连市开设"寿民药房"，声震远近。

伤寒大家刘渡舟是"燕京刘氏伤寒流派传承工作室"的核心人物，也是刘氏伤寒学术传承的代表性人物。刘渡舟是北京中医药大学终身教授、伤寒论专业首批博士研究生导师，当代著名的中医学家、中医教育家。刘渡舟行医、执教半个多世纪，力倡仲景之学，上溯岐黄之道，下逮诸家之说，博采众长，学验宏富，形成了鲜明的学术思想和医疗风格，被誉为"伤寒泰斗""经方大家"，日本汉方学界更称其为"中国治伤寒第一人"。其学术成就为中医同仁所公认，在中医学界享有盛誉。六经实质论、方证相对论、辨证知机论、古今接轨论、气机论、火热论、水证论等全面展现了刘渡舟对《伤寒论》研究的精深造诣，以及对仲景学术的发展和延伸。刘渡舟诊治疾病，胆大心细，高屋建瓴，圆机活法，知守善变，推重经方，不薄时方，倡言"古今接轨"，主张方证相对，有是证用是方，在治疗许多疑难重症时，每能出奇制胜，化险为夷。刘渡舟毕生致力于《伤寒论》的研究，强调六经的实质是脏腑、经络、气化的统一体，重视六经病提纲证的作用；提出《伤寒论》398 条条文之间的组织排列是一个有机的整体；临床辨证善抓主证，不仅擅长用经方治病，亦提倡应灵活加减，并创制了系列柴胡类"古今接轨方"、苓桂剂系列加减方等，疗效卓著。

刘渡舟长期以来致力于教书育人，培养后学，执教 40 余年，为国家培养了一批又一批中医人才，其中硕士、博士研究生 30 余人，多数已成为中医界的骨干力量，是本学派的第三代代表。如王庆国、高飞、傅延龄、李宇航、陈明、贾春华等，作为刘渡舟的博士生、弟子，在长期跟随刘渡舟从事《伤寒论》的临床、教学和科研过程中，继承刘渡舟的学术思想，并先后对半夏泻心汤、四逆散、芍药甘草汤、柴胡桂枝干姜汤等经方的作用机理进行了较深入的研究，尤其是对经方的现代研究和应用，提出了"病证结合，方证相应"的指导思想，并遵循"部分替代，局部优化，质量可控，疗效提高"的原则，开展了中药新药创制研究。目前，"燕京刘氏伤寒流派传承工作室"已经建立了一支研究继承刘渡舟学术思想及临床经验的学术队伍，形成了学缘结构合理、老中青相结合的传承团队（图 2–1）。

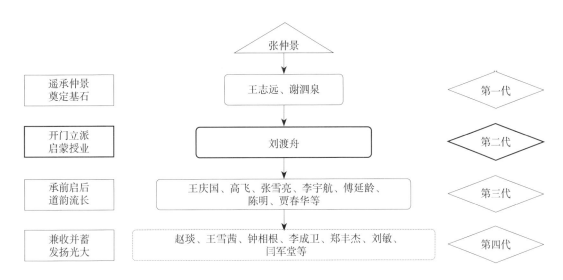

图 2–1 燕京刘氏伤寒学术流派传承脉络图

（二）发展特色

1. 主流传承谱系清晰

"源""流""派"是构成中医学术流派的基础框架，又是流派传承和发展的重要环节。燕京刘氏伤寒学术流派即以民国名医王志远、谢泗泉为源，遥承张仲景，奠定基石；以刘渡舟为首，开门立派，启蒙授业；以王庆国、高飞、张雪亮、李宇航、傅延龄、陈明、贾春华等为代表，承前启后，"道"蕴流长；以赵琰、王雪茜、钟相根、李成卫、郑丰杰、刘敏、闫军堂等为代表，兼收并蓄，发扬光大。

2. 学术特色明显

燕京刘氏伤寒学术流派提出"方证相对论""古今接轨论""火证论""水证论""湿证论"等学术观点，合于古法又适于今用。刘渡舟创制的柴胡解毒汤、柴胡鳖甲汤、柴胡活络汤、三草降压汤等新方，以及刘渡舟弟子提出的"方 – 证要素对应""方剂的两次管辖与约束""方剂的量效关系"等学术思想，法于张仲景，又别于张仲景，具有鲜明的学术特色，在全国各伤寒学术流派中独树一帜，无可替代。

3. 规模庞大，发展迅速

自 20 世纪 40 年代刘渡舟创建本流派至今，短短 80 多年，燕京刘氏伤寒学术流派的第二代、第三代及第四代弟子已 400 余人。其队伍扩大之迅速，足以证明流派学术思想的实用性及发展模式的适宜性。"茫茫九派流中国，沉沉一线串南北。"毛主席以此言山河之姣好，亦可借此语冀燕京刘氏伤寒学术流派传承发展之繁荣。

4. 教学、科研、临床齐头并进

教学上，本流派传人王庆国、李宇航、贾春华等担任国家级重点学科中医临床基础及国家中医药管理局重点学科《伤寒论》《金匮要略》学术带头人，先后主编"十一五""十二五""十三五"等《伤寒论》《金匮要略》中医药院校规划教材 8 部，并担任国家级精品课程《伤寒论》的主讲教师，借助北京中医药大学 BB 网络教学平台，将《伤寒论》课程初步建设成为国内同行业一流、具有教学特色并具备示范作用和辐射能量的精品课程。科研上，王庆国、李宇航、赵琰等人主持 973、863、国家自然科学基金、科技部重大新药创制等多项课题，致力于从全新的角度解析经方作用的物质基础。临床上，各弟子继承发扬刘渡舟学术经验而又各有侧重，知守善变，不落巢窠，多方采撷，各取其长，取得了显著疗效，深受广大患者的认可与好评。

5. 影响范围广泛

1990 年，刘渡舟主持召开了首届亚洲仲景学说学术大会，还多次应邀东渡日本讲学，并赴新加坡、澳大利亚，以及中国香港、中国台湾等地访问交流。其弟子亦应邀赴全国各地讲学。其学术思想影响海内外的各学术流派。燕京刘氏伤寒流派创始人刘渡舟、第二代弟子王庆国、李宇航、陈明先后担任中华中医药学会仲景学说分会的主任委员。2014 年，世界中医药学会联合会成立经方专业委员会，王庆国担任首届理事会会长，致力于向全世界范围传播和扩大经方的学术影响。燕京刘氏伤寒流派又是北京中医药大学两个获批建设的国家中医药管理局流派传承工作室之一，且在全国筛选中综合排名名列前茅。2016 年 12 月，燕京刘氏伤寒流派以满分的成绩通过了国家中医药管理局组织的专家验收。

二、东北三省伤寒学术流派

（一）学术传承与发展

近现代在辽河流域较有影响的伤寒学名家代表人物有吴越仿、胡万魁、胡化东、胡祉久、邱元智、胡炳文、关庆增等。吴越仿为胡万魁早年习医之老师。胡万魁（1864—1944），字星垣，辽宁省辽阳市人，早年拜名医吴越仿为师，善师古而不泥，尤其精读《伤寒论》，并对此书进行系统考究，当时在辽阳市有"伤寒坏病，非胡医不可"的说法，传为佳话。胡万魁行医近 50 年，济困扶危，医德昭著，对其子及徒弟要求颇严，训导有方，其子胡化东、胡祉久均为辽阳名医。其孙胡炳文为辽宁中医药大学教授，对《伤寒论》研究颇深。邱元智拜胡化东为师，边临证，边读书，总结了西医随师学习中医的经验。胡炳文与关庆增曾任职于辽宁中医药大学伤寒论教研室。关庆增对《伤寒论》研究较为深入，著有《伤寒论古今研究》《伤寒论方证证治准绳》等著作。在大连市较有影响力的有李寿山，其出生于中医世家，自幼随父李生春学医，1957 年毕业于辽宁省中医进修学校（现辽宁中医药大学）师资班，是第一、第二批全国老中医药专家学术经验继承工作指导老师，著有《李寿山医集》《中医临证指南》等专著。他精通《内经》《难经》，服膺于张仲景学说，擅长治疗内科疑难杂病。他传学于于家军、李志民、白长川等，其中影响力较大的为白长川。白长川为国家级名老中医，其继承和发展了李寿山的学术经验，弟子亦遍布全国各地。

作为龙江医派的领袖高仲山先生，曾遍访结识中医名宿，在 1937 年成立了中医学术团体"哈尔滨汉医学研究会"，并被推选为会长。1941 年，他又成立滨江省汉医研究会，并在各县、旗设立滨江省汉医研究会分会。同年，他又创办"哈尔滨汉医学讲习会"，培养了五百余名水平较高的中医，马骥、张琪为首批学员。同时，他还先后创办了《哈尔滨汉医学月刊》《滨江省汉医学月刊》。1959 年，黑龙江中医学院（现黑龙江中医药大学）创建，由高仲山负责具体事务，担任副院长，标志着黑龙江中医药高等教育的正式开始。高仲山多次到全省各地访贤，汇集凝聚全省中医界之精英，逐渐形成新时代的黑龙江名中医群体。高仲山、马骥（幼承家学，青年时期即随祖父——民国初年京师名中医马承先学医）、韩百灵、张琪（在祖父文兰公的教导下学习中医典籍，女儿张佩青为其学术传承人）四大名医及龙江医派众多著名医家，各成体系，各有学术经验特点，并有论著传世，形成气质独特的龙江医派。

近现代在吉林省较有影响的伤寒学代表人物有王海滨、张继有、马云楼、云鹏、高世昌、王增济、郭广义、李佳等。王海滨（1907—1984）于 1927 年拜叔父王耀东为师，1955 年调至吉林省中医进修学校（现长春中医药大学）任教，曾任长春中医药大学伤寒教研室第一任主任。高世昌（1914—1985）为吉林省著名中医，1955 年考入吉林省中医进修学校深造，毕业后即留校任教，从事《伤寒论》的教学工作 30 余年，曾任长春中医药大学伤寒教研室主任。王海滨传学于王增济，后者对"热入血室"等伤寒论疑难问题进行了探索研究（图 2-2）。

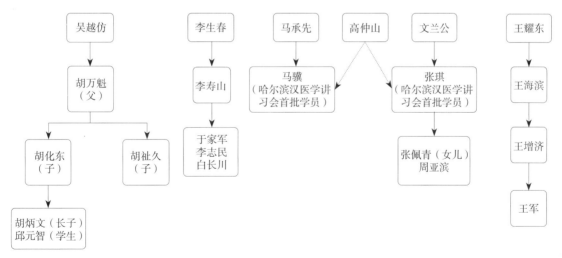

图 2-2 东北三省学术流派传承脉络图

（二）学术特点

1. 辽河学术流派

（1）活用经方起沉疴 胡万魁学有根底，临证胸有成竹，善治重症而起沉疴，负有盛名。胡万魁耄耋之年，虽诊务繁冗，仍着力著述，挥笔写书，编著《古方今病》一书。该书凝集了胡万魁一生的心血，这株医林芳草将以其特有的风格载入医学宝库。

（2）审证求因，审因论治　胡万魁在治病过程中尤注重审证求因，审因论治。如桂枝汤案例，用桂枝汤治疗风寒伤形之头晕、感受风寒之小便几几（阴茎麻木），体现了胡万魁辨证求因、用药精湛、疗效卓著的诊疗特点。

（3）重视脉诊，但见一证便是　胡万魁业医近50年，临床诊治病家，对小柴胡汤证颇为多见，认为当患者如见脉弦，审其病证，若见有少阳一证者便是，不必悉具，即以小柴胡汤加减治之，常常取得较显效果。倘病情有所变化，出现兼变之证，可观其脉证，详加明辨，随证治之。

（4）重视病机，巧用经方　胡万魁应用小青龙汤治疗的病种很广，如呕吐、水肿、抽搐、癫痫、气短、咳喘、乳肿等。但万变不离其宗，其病机定属风寒内逼，水气不行，用小青龙汤之辛散，当即可愈。吐清水之因水气者，吐唾之因脾虚不制水者，喘吼不卧之因水气者，乳肿之因寒气者，以及短气咳嗽、咽喉紧之肺停寒水者，用此方无不效愈。因此，小青龙汤散寒水之功效最捷。

（5）补虚扶正治疮疡　胡万魁对外科疾病，如疮疡、瘾疹等尤为擅长。他认为病之所发，必先有伤于气，病后凡疮面有水无脓者，均属"伤气受风"之证，用托里十补散加减治之，取效甚捷。

（6）活用经方治重症，创新中医"脾"之定位　邱元智在临证中敢于创新，大胆应用三黄石膏汤化裁治愈多例中毒性脑病、无名高热、严重全身感染、术后腹腔多发性脓肿、肝硬化、过敏性疾患及神经科疾病等。运用百合知母汤加味，治疗神经和精神疾病收到奇效。用济生肾气汤加减，治疗肾小球肾炎、肾盂肾炎及抢救肾功能衰竭患者，可收明显疗效。在理论研究方面，探索中医"脾"的解剖部位，认为还应与"胰"相应，使中医学在国际上享有更高的评价。

（7）创新理论，指导临床　如对心脑血管疾病，善用活血化瘀法为主治疗，重视"阳虚为本，痰瘀为标，燮理脏腑，补通兼施"的辨治方法。治疗肺系病，自拟四纲十二证的辨治原则。对肾系病，提出慢性肾炎有非湿即瘀的病理特点，创用清化益肾法治疗。对消化系病，创萎缩性胃炎从"痞"论治，消化性溃疡从"痈"论治，溃疡性结肠炎从"痢"论治。

2. 龙江学术流派

（1）重视经典，寒温统一　高仲山崇尚仲景学说，并将名家之长熔于一炉，常能独出新意。他主张远读《内经》《难经》，精研《伤寒论》《金匮要略》，近习《温病条辨》，认为《内经》为四大经典之首，《伤寒杂病论》承前启后。他虽以经典为宗，但多能机圆法活，变通自运，临床善用伤寒之法，不略温病之方。华廷芳为黑龙江中医药大学首任伤寒论教研室主任，认为温病、伤寒同是外感，温病学说可以补伤寒之不足，在临床应用中，当温者则用伤寒方，当清者则用温病方，时而两方合用，取得了很好疗效。

（2）衷中参西，融汇新知　高仲山明晰中医学术特点，深思中医学术发展之路，坚守中医立场，积极吸收现代科研成果及西医学知识，用科学方法整理研究中医，并根据临床实际情况，主张中西汇通。高仲山在学术上衷中参西，善于融汇新知，倡中华大医学观。他率先制定医药行业标准，撰《汉药丸散膏酒标准配本》。

（3）养生保健，辨证食疗　高仲山重视养生保健，强调未病先防，善于辨证食疗。他十分重视医学科普工作，通过多种方式对大众进行健康知识宣讲，为提高大众的健康意识、防病自救能力作出了贡献。

（4）金铂消石散治石淋　马骥创立了金铂消石散治石淋。其症轻微者，尿中常见沙石，细小而易出，或偶感微痛或排尿不畅，其严重者则屡发或突发腰部剧烈绞痛，下掣少腹，痛不可耐，小便癃闭或尿中带血。

（5）经方与时方结合治肝病　马骥自拟"疏肝和胃饮""清肝解毒饮"与"益脾消癥饮"三个验方辨证治疗慢性肝炎，用麻黄连翘赤小豆汤、小柴胡汤、栀子柏皮汤、栀子大黄汤、茵陈蒿汤、大黄硝石汤及茵陈五苓散七首经方化裁治疗急性无黄疸型肝炎和肝硬变。其辨证施治、遣方用药灵活确当，疗效显著。

（6）糖尿病辨治六法　马骥认为糖尿病按传统的上、中、下三消分证，尚不能完全符合临床实际，而应首先明辨主证，据病情之变化，视其阴阳盛衰而调之。临证时，他每将糖尿病概括为六种不同证候，分别立法拟方，增损化裁，多获良效。

（7）聚焦肾病，创制良方　张琪善内科，对中医肾病、肝病、心病、脾胃病、心系病、神志病、风湿病、温热病、消渴病等均有较深的造诣，善治各种顽固性疾病及疑难重症。张琪善用大方复治法治疗慢性肾小球肾炎、慢性肾功能衰竭，用药 20 多味，取得很好的疗效。

3. 吉林学术流派

（1）阐发《内经》与《伤寒论》六经之不同　王海滨为伤寒名家，认为《内经》与《伤寒论》中之六经不可混同。《内经》论及脏腑、气化、证候，《伤寒论》则论具体证候及治法、方药，更符合实际。其对治法有深入研究，将补法分为补五脏法和补六腑法，将汗法归结为四种，分别为辛温发汗、辛凉发汗、益气发汗、生津发汗。

（2）中西医结合，善用虫药　张继有是我国较早的中西医结合倡导者之一，临证主张辨病与辨证相结合，用药主张性理合参。他认为证是古人历经观察分析而对症状进行的有机组合，是对患者当时情况的全面分析，不能辨明何证也就没有正确的立法处方，因此，辨证是必须的。张继有善用虫药，治疗传染病、肺系疾病、肾病、肿瘤等有奇效。

（3）推崇《医宗金鉴》，善用经方　马云楼虽然从事外科临床工作，但推崇《医宗金鉴》，善用经方而不泥，用药灵活，对外科、皮肤科、骨科杂病，尤其对慢性疑难病症的治疗有独到之处。其临床经验整理为《马云楼临床经验集》出版。云鹏擅长内科、妇科、儿科的诊治，临证多能药到病除，屡起沉疴。其擅用张仲景之方，主张中西医相互学习，认为论病有总要，可提纲挈领，治病有总方，能加减变化无穷。

（4）重视气化学说　高世昌临床颇重气化学说，认为论气化不能离开有形的物质基础。高世昌善用经方，主张既要严守法度，又要灵活化载。他治学严谨，主张医学从经典著作入手，汲取各家所长，一生对《伤寒论》致力尤勤，著有《伤寒论讲义》《金匮要略讲义》。

三、山东齐鲁伤寒学术流派

（一）学术传承与发展

山东齐鲁大地紧邻医圣故里河南，具有与河南相似的地域文化特点。从第一位整理张仲景遗作使之得以保存、流传的晋代医家王叔和，到第一位逐条注释《伤寒论》，完成《注解伤寒论》《伤寒明理论》的金元名家成无己，到清代弃儒从医的医学大家黄元御，齐鲁大地在伤寒学研究中代有才人，以其特有的淳朴耿直之性、严谨钻研的治学态度，为伤寒学的形成与发展贡献力量，并逐渐形成具有孔孟之乡地域特点的齐鲁伤寒学术流派。齐鲁伤寒学术流派基于齐鲁文化滋养，传承王叔和、成无己、黄元御等齐鲁名家对伤寒学研究的学术渊源，辨析历代医家对伤寒学研究的学术观点，以典为经，以用为纬，从研学《伤寒论》和中医临床思辨出发，以《伤寒解惑论》为开山之作，形成了理论体系完整、学术观点独到伤寒学术流派。

李克绍生于 1910 年，山东烟台人。李克绍少修经史，因感伤农村缺医少药，刻苦自修，于 1935 年通过烟台市中医考试，遂弃儒从医，先于原籍自设药房开业，后在烟台、大连、威海等地挂牌行医，颇具盛名。1958 年，李克绍受山东省政府之邀，调任山东中医学院（现山东中医药大学）伤寒教研室教师，1978 年被聘为全国首批伤寒专业研究生导师。李克绍先后发表近百万字的学术论著，其中于 1978 年出版的《伤寒解惑论》为其学术代表作。该书确立了李克绍先生在全国伤寒学术界的地位，也奠定了齐鲁伤寒流派的基本学术观点和研究特色。李克绍重视从治学方法的角度入手，分析疑点争论问题，倡导"传承学术，但不迷信权威"，主张"胸中无半点尘才可临床"，即不能照搬原文，需谨守病机，灵活辨治。李克绍最反对学术上人云亦云，不求甚解，认为这是自欺欺人的不良学风。李克绍读书看前人注解，但决不盲从，反对"注不破经，疏不破注"，随文敷饰之旧弊，这种敢于突破、不破不立的治学态度，也成为齐鲁伤寒学术流派学术精神的灵魂。

早在 20 世纪 70 年代，为了加强对李克绍伤寒学术思想的继承，培育后备人才，山东中医药大学伤寒教研室教师张桂珍、李嘉璞被确定为其弟子。两位弟子通过跟诊、听课等形式，开始有重点地对先生的学术思想进行整理，将其主要学术观点细化，并直接主持、参与了自编本科教材《伤寒论讲义》第二版的编写工作。1992 年 11 月，弟子姜建国、李嘉璞完成了课题"李克绍学术思想整理研究"，同年获得山东省教育成果三等奖。2000 年，姜建国编著出版《李克绍学术经验辑要》，并主持李克绍先生创编的教材《伤寒论讲义》第三版的编写工作，在上海科学技术出版社正式出版。姜建国撰写了《伤寒思辨》《伤寒析疑》《伤寒论释难》《伤寒一得》《姜建国伤寒论讲稿》专著 5 部，还先后主编了由中国中医药出版社出版的"新世纪全国高等中医药院校七年制规划教材"《伤寒论》、上海科学技术出版社出版的"全国普通高等教育中医药类精编教材"《伤寒论讲义》，扩大了齐鲁伤寒学术思想的影响力。此外，在基层中医医院工作的弟子也将李克绍先生的学术思想及临床经验运用到临床。其中聊城市中医医院的谷越涛先生是优秀代表，李克绍在《伤寒解惑论》中收录了谷越涛先生的经方验案 4 则。多年后，谷越涛先生成为山东省名中医药专家，经其培养的基层医院中医师有 6 位被评选为山东省名中医药专家。谷越涛先生还考察确认了成无己故里位于聊城市茌平县成家庄，在当地筹建了成无己纪念馆，通过成立学会、举办学术研讨会，为成无己学术思想研究作出贡献。

李克绍指导的首届研究生李心机毕业后，留校从事教学及文献研究工作，倡导"让《伤寒论》自己诠解自己，让张仲景自己为自己做注释"的学术主张，引入人类文化学方法对《伤寒论》进行深入考辨与阐释，运用人类文化学考察资料，在比较与文化、学术背景的还原分析中寻求《伤寒论》的本义。从伤寒专业毕业的丁元庆、于俊生、司国民主任医师，分别在省市级中医院、省级综合医院中医科工作，先后获得全国中医临床优秀人才称号，以及全国老中医药专家学术经验继承工作指导老师，对《伤寒论》理法方药的研究应用成果丰硕，在各科疑难病诊疗中逐步自成一派。

据不完全统计，李克绍亲授弟子、研究生 30 余人，再传弟子 500 余人，遍布省内外，影响远及韩国、日本等。近年来出版的《李克绍学术思想辑要》《中医临床大家——李克绍》《李克绍医学文集》《李克绍读伤寒》《李克绍医学丛书》等多部著作，进一步增强了先生之学在业内的影响力（图 2-3）。

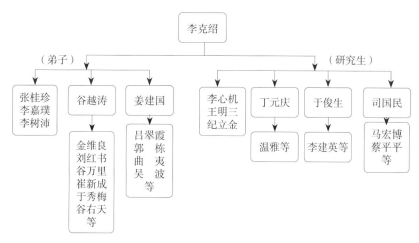

图 2-3 齐鲁伤寒学术流派传承脉络图

（二）学术特点

1. 治学特点

齐鲁伤寒学术流派的学术特点是以李克绍先生《伤寒解惑论》提出的治学九法为基础，"解读经典重方法，辨证施治重思维"。

（1）《伤寒论》的精华在思维 传承齐鲁伤寒学术流派的辨证思维特色，以六经辨证思维与方法指导经方应用，形成了自己的伤寒思辨体系，提出六经辨证蕴含着复杂而灵活的辨证论治思想，方法学研究和辨证思维研究是探索六经辨证真谛的根本方法。姜建国抓住"《伤寒论》之精华在其思维"这一主线，一直以"《伤寒论》辨证论治思维"作为研究方向，开展治学思维、学术思想及创新观点研究，认为必须深入挖掘六经辨证的实质，阐明其内涵，突出其特色，才有可能在临床中显示其指导作用。

（2）寻绎宋本，会通全书，结合临床读伤寒 李心机根据李克绍提出的伤寒学习九法，进一步明确研读《伤寒论》的具体方法。其致力于《伤寒论》原典的解读，认为《伤寒论》原文更全面，更系统，更符合张仲景的思路，提出《伤寒论》善本当属赵刻宋本。关于原文解析，李心机提出："让《伤寒论》自己诠解自己，让张仲景自己为自己做注释"的学术主张。这既是研究《伤寒论》的方法论基础，又是学习和研读《伤寒论》重要的不可替代的具体方法。另外，李心机认为研究《伤寒论》要紧密结合临床，那种脱离临床、闭门造车、学究式的研究方法必然是错误的。李心机以自己丰富的临床经验和扎实的理论基础，始终坚持诠释合乎文理、医理、事理的思路，著有《伤寒论疑难解读》《伤寒论通释》《伤寒论图表解》《沂源山区从医记》《赵刻宋本伤寒论疏证》《伤寒解惑论述义》等著作。

2. 临床诊疗方案

谷越涛传承李克绍用方用药经验，进一步提炼出"五最"组方原则，即用最少的药味、最小的剂量、最便宜的药物，达到最快、最高的疗效，逐步形成完善的流派特色诊疗方案。

（1）清营解表治外感 总结"营热体质外感"的常见表现，并进一步提出以"清营解表"治疗营热外感的理论与方法，创制清营解表合剂，以凉润之白薇、生地黄、麦冬清营，与轻清疏散之金银花、连翘、荆芥、防风等药物配合，完成"病质同调"的治疗理念。

（2）动态辨证思维与癌症截断疗法 齐鲁伤寒学术流派基于《伤寒论》动态辨证思维方法的研究，注重慢性发作性疾病过程中的动态辨证法。如姜建国提出在慢性肝病初期阶段尚未出现血分为病的脉证，也应在清利湿热、补益脾气、疏肝解郁的治疗基础上，提前加丹参、芍药、牡丹皮等血分药，以达到阻止疾病向肝硬化、肝癌发展的目的。

（3）胃肠病"不虚而补"理论　姜建国提出临床常见胃肠病看似实证之痞满、疼痛、呕逆，从病因看，大多是汗吐下伤及脾胃导致的，其证虽然属实，但却隐含着脾胃气受伤，运化功能受限的因素。这种实象往往是因虚而致实，即本虚而标实。据此提出胃肠病治疗重视"不虚而补"的治疗学思想。

（4）脑病特色技术　丁元庆创建齐鲁丁氏脑科六经心法中医药特色技术、人迎脉积（颈动脉粥样硬化斑块）中医药特色技术、头痛六经心法中医药特色技术。

（5）和法在慢性肾病的运用　于俊生运用六经辨证理论治疗肾病，提出了"慢性肾衰关乎少阳病变""慢性肾衰治从和法"等新理论、新方法。

（6）"四位一体"的经方研究思路　司国民在经方方证分类研究的基础上，提出"四位"是指经方的"性、位、势、证"四要素，由此着手可以更全面、更准确地把握及运用经方。

四、江浙绍派伤寒学术流派

（一）学术传承与发展

"绍派伤寒"发端于明代，成熟于清末民初。其发源于张仲景《伤寒论》与张介宾《景岳全书·伤寒典》，形成于清代俞根初的《通俗伤寒论》，主张六经辨证与八纲辨证、气血辨证、三焦辨证相结合，病名上统称一切外感时病为"伤寒病"，丰富了六经辨证的理论内涵，奠定了绍派伤寒的理论基础。但彼时的理论体系尚欠完整，后经何秀山的助推，何廉臣、邵兰荪、胡宝书、曹炳章、徐荣斋等的传承与发扬，其理论学说日益丰富，为其学术理论体系的形成奠定了基础。绍派伤寒，以俞根初《通俗伤寒论》而得名。《通俗伤寒论》何秀山序曰："吾绍伤寒有专科，名曰绍派。"《通俗伤寒论》是一部论述四时感证的专著，也是绍派伤寒之菁华。绍派伤寒呈现出名医多、著述多的鲜明特点，具有重实践、敢创新、善总结、知行合一的独特个性基础，是中医药学的重要组成部分（图2-4）。

奄基者：张介宾、俞根初、高学山、任沨波、章虚谷

↓

发展者：何廉臣、傅懒园、邵兰荪、胡宝书、曹炳章

↓

完善者：裘吉生、曹炳章、徐荣斋

图2-4　绍派伤寒传承脉络图

绍派伤寒学术理论体系奠基时期的代表人物为张介宾、俞根初、高学山、任沨波、章虚谷等。

张介宾（1563—1640），字会卿，号景岳，别号通一子，因善用熟地黄，人称"张熟地"。张介宾为浙江绍兴府山阴（今浙江省绍兴市）人，自幼聪颖，从小喜爱读书，广泛接触诸子百家和经典著作。其父张寿峰是定西侯门客，素晓医理。张介宾幼时即从父学医，先后用37年的时间编成《类经》，晚年结合毕生临床经验，辑成《景岳全书》，载临床各科的理法方药，被近人誉为海内奇书。张氏善辨八纲，探病求源，强调因地制宜，治疗内伤杂病，尤重视温补调理，认为南方人体质本弱，不宜苦寒攻伐，应以培补元阳为法，被后世推为"绍派伤寒"之鼻祖。

俞根初（1734—1799），名肇源，字根初，浙江绍兴陶里人，清代乾隆、嘉庆年间名噪杭绍，业"伤寒"专科40余年，造诣颇深。俞根初重于实践，敢于创新，知行合一，统一"温邪""寒

邪"之说，首创"绍派伤寒"，有《通俗伤寒论》留于后世。

绍派伤寒学术理论体系发展时期的代表人物有何廉臣、傅嬾园、邵兰荪、胡宝书、曹炳章等。

何廉臣（1861—1929），名炳元，浙江绍兴人。何廉臣出生于中医世家，祖父何秀山，从严继春、沈云臣等医家研习医理，对于《内经》《伤寒论》等经旨渐有所悟后，学习金元四大家之学，之后又随名医樊开周临证 3 年，悉心汲取老师丰富的临床经验，并留心于明清各家学说研究。1908 年，他与绍兴名医裘吉生、曹炳章等共同组织"绍兴医学会"，创办《绍兴医药学报》，为交流学术经验，提高业务水平发挥了重要作用。何氏先后任中国医学会副会长、绍兴医学会会长、神州医药总会外埠评议员等。何氏一生勤于著述，著有《重订广温热论》（1911 年刊行）、《感症宝筏》（1912 年刊行）等。1916 年着手，历时 13 年，何廉臣重新校勘了《增订通俗伤寒论》，可谓何氏学术思想的代表著作。此外，他还撰有《新医宗必读》《新方歌诀》《实验药物学》《新纂儿科诊断学》《肺痨汇编》《勘病要诀》《廉臣医案》等。《通俗伤寒论》成书后，何廉臣的祖父何秀山首先对该书进行了系统研究，将该书分条分段加以按语，做了阐发补正。传至何廉臣，其更以广博的学识、丰富的临床经验，重新增订该书，并将其师樊开周临证验方补入其中。何氏祖孙对该书的补充和发挥，交相辉映，极大地发展了绍派伤寒和寒温融合的学术思想。

绍派伤寒学术理论体系完善时期的代表人物有裘吉生、曹炳章、徐荣斋等。

徐荣斋（1911—1982），字国椿，晚年自号三补老人，浙江绍兴人，住城内缪家桥河沿。徐荣斋师从越中名医杨质安，又问业于曹炳章，20 世纪 50 年代末任教于浙江省中医进修学校（现浙江中医药大学），著有《重订通俗伤寒论》《妇科知要》《内经精要汇编》《读书数学与临证》，并点校《医宗必读》等，是当代著名的中医学家，更是当代越医的杰出代表。《重订通俗伤寒论》全书共分十二章，曹炳章称赞其"点缀者删削之，繁杂者合并之，罅漏者补正之"。徐氏根据自身临床经验对原书缺如的内容做了大量补充，阐述了自身的思想观点。

（二）学术特点

绍派伤寒与传统的六经辨证不同，也有异于温病学派之说，有着独特的学术思想。

1. 辨证重湿，治主化湿，用药轻灵

《通俗伤寒论》指出："浙绍卑湿，凡伤寒恒多夹湿。"何廉臣也认为："吾绍地居卑湿，天时温暖，人多喜饮茶酒，恣食瓜果，素禀阳旺者，胃湿多。素体阴盛者，脾湿亦不少，一逢夏秋之间，日间受暑，夜间贪凉，故人病伤寒兼湿为独多。"因绍兴地处江南，气候温润，感寒者少，感温者多，有"恒多夹湿"的特点，病患多有夹湿，故绍派伤寒辨证重湿。绍派医家治疗外感时病，主张以芳香宣透、淡渗利湿为主，药物多选择轻灵朴实、拔动气机之品，可概括为轻、灵、稳、验 4 个字。

2. 重观目，擅腹诊，诊法创新

绍派医家在四诊之中尤其重视望、切二诊，并以观目、腹诊为要。俞根初说："凡诊伤寒时病，须先观患者两目，次看口舌，以后以两手按其胸脘至小腹。"俞氏观目之法，首以目开闭别阴阳，次观神之有无测重危症的吉凶。俞氏之观目法，使医者能在纷繁的证候中抓住主要矛盾，于危重患者尤为重要。何廉臣谓："俞氏观目为诊法之首要，洵得诊断学的主脑。"

腹诊源于《内经》，俞根初认为："胸腹为五脏六腑之宫城，阴阳气血之发源。若欲知其脏腑何如，则莫如按胸腹，名曰腹诊。"并将腹诊推为诊法之第四要诀。腹诊的部位："按胸必先按虚里……按腹之要，以脐为先，脐间动气，即冲任脉。"腹诊的方法："宜按摩数次，或轻或重，或击或抑，以察胸腹之软坚，拒按与否，并察胸腹之冷热，灼手与否，以定其病之寒热虚实。"腹

诊的标准："按之应手，动而不紧，缓而不急者，宗气积于膻中也，是为常……按微动而不应者，宗气内虚。按之跃动而应衣者，宗气外泄。按之弹手，洪大而搏或绝而不应者，皆心胃气绝也，病不治。"腹诊的意义：①虚里测吉凶；②冲任辨真假寒热；③察有形实积。徐荣斋先生称曰："能补中医诊断之不逮，可法可传。"

3. 治燥温凉分治，外感透邪外出

《内经》中六气致病独缺燥气为病，至刘完素虽补充了"诸涩枯涸，干劲皴揭，皆属于燥"这一条，但仍没有确切的论述，至俞根初方将燥分温、凉，并设凉润、温润二法。绍派医家对凉燥治以"辛温为君，佐以辛甘"，对温燥则"辛凉为君，佐以苦甘"，为后世治燥提供了借鉴。

绍派医家治疗外感强调透达，重视透邪外出，给邪以出路。俞根初认为："病邪去则虚者亦生，病邪留则实者亦死，虽在气血素虚者，即受邪气，如酷暑严寒，即为虚中夹实，但清其暑散其寒以祛邪，邪去则正自安。"何秀山指出："凡邪从外来，必从外去，发表固为外解，攻里亦为外解。总之，使邪有出路而已，使邪早有出路而已。"而透邪外出之法又有宣散、宣气、化浊等不同，但总以开门而逐为要。

4. 崇尚六经，结合三焦，寒温一统

《伤寒论》被后世医家称为统治外感疾病的专书，六经辨证被誉为统治百病的辨证纲领。《温病条辨·汪序》云："仲景之书专论伤寒，此六气之一气耳……其余五气，概未及之。"吴鞠通倡三焦辨证，以别于伤寒之六经辨证。而绍派医家俞根初对于四时外感疾病，在病名上统称"伤寒温热"，同时主张"以六经钤百病，为确定之总诀，以三焦为变通之捷径"。他认为三焦分治温病是六经钤百病的变通办法，其主导思想还是按照六经分治。同时绍派伤寒也吸收了温病派的长处，何廉臣指出："张长沙治伤寒法，虽分六经，亦不外三焦。"何秀山也认为："六经为感症传变之路径，三焦为感症传变之归宿。"并认为："病在躯壳，当分六经层次，病入脏腑，当分三焦部分。"绍派医家将三焦辨证纳入六经辨证之中，将二者有机结合起来，丰富和充实了仲景学说。

5. 调控饮食，顺应四时，治养并重

绍派医家强调"忌口"，即饮食的宜忌。《通俗伤寒论》中特列"瘥后调理法"，分药物调理法、食物调理法、气候调理法、起居调理法及情志调理法，详尽周到，则是创举。余根初还告诫患者应注意调控情志，凡费力、劳心、过喜、过怒、多言多动，皆能致复，应除思虑，节言语，戒嗔怒，静心气，心悦神怡，有益康复。

五、岭南伤寒学术流派

岭南是指南岭山地横贯东西的一组山系大庾岭、骑田岭、都庞岭、萌渚岭、越城岭"五岭"以南，即广东、广西及海南地区，属东南亚季风气候区南部，具有热带、亚热带季风海洋性气候特点——高温多雨。疾病有其相应的地域特点，早年以暑热、湿热、瘴气为多，随着社会的变迁、生活方式的改变，疾病特点也随之发生变化，如夏月贪凉、冷气等损伤阳气等。因此，岭南伤寒学术流派在发展过程中受到这种变化的影响，始终在寒温之争与融合的主线中变化、发展，而重视辨证论治的思想一以贯之。

（一）学术传承与发展

岭南伤寒学术流派起始于 18 世纪初至 19 世纪中叶，代表医家有何梦瑶、郭元峰、麦乃求及陈焕堂等。何梦瑶的《伤寒论近言》是岭南有关伤寒学的最早专著，在注解《伤寒论》的同时，用较长篇幅阐述了何氏对时病、温病的认识，并基本构建了岭南温病的理论框架。何氏对温病的

重视程度在历代《伤寒论》的注本中是极为罕见的，反映了其对于外感时病、热病的重视，借注解《伤寒论》之名发扬温热学说。虽然何氏重温而略寒，但也从侧面表明了何氏致力于寒温融合的思想。郭元峰《脉如伤寒论》强调以脉分阴阳，六经皆有专药，结合岭南疾病特点，临证时常经方与时方、温病方合用，可以说是岭南伤寒学术流派寒温融合思想的早期代表。麦乃求的《伤寒法眼》以柯韵伯《伤寒来苏集》为蓝本，强调治伤寒以六经为纲，以方类证，是岭南伤寒学术流派中辨证论治派的早期代表。陈焕堂《仲景归真》认为：外感疾病类型不能与地域气候机械地对应，当以实际见闻与实际脉证为准，强调南方也有伤寒病，可见其辨证论治的精神。

起始阶段的医家汲取了之前医家研究《伤寒论》的经验，结合岭南地域及气候特点，进行了独特的解读，对后世医家有一定的影响。其中何梦瑶传承弟子颇多，郭元峰、陈国栋、庞遇圣、钟时炯、潘湛深、黄培芳等均为其弟子。而其子何之妸、曾孙何清臣亦承祖训而业医。

从 19 世纪中叶至 20 世纪初，岭南伤寒学术流派进入兴盛时期，这一时期影响最大的医家为有"岭南伤寒四大金刚"之称的陈伯坛、黎庇留、易巨荪和谭星缘。陈伯坛著《读过伤寒论》，强调以经解经，重辨阴阳，以气化论六经，以善用大剂经方著称，故又被称为"陈大剂"。黎庇留著《伤寒论崇正编》，其不宥于流派规矩，参合百家，分勘合勘，以诸注得失抉其微。岭南地区气候以湿热为主，临证一般多取温病治法，黎氏之前使用经方者稀有。黎氏《伤寒论崇正编》与《黎庇留医案》中大多使用经方，开岭南使用经方之风气。易巨荪《集思医案》列 50 余案，从医案中可见其善用经方，且重视温阳之法。岭南伤寒四大金刚临证均强调使用经方，且加减不多，虽然与当时医疗风气偏于寒凉的流弊不无关系，但也表现出岭南伤寒医家在研究《伤寒论》时已经从理论探讨转变为注重实证。他们以临床实践证明，不应以地域气候特点的不同，就认为人体的疾病一定是温热或寒凉，而应该以人体对疾病反应的特点辨证施治。此时期看似寒温分化，实则为寒温如何融合的问题提供了新的思考。

岭南伤寒四大金刚对岭南伤寒学术流派的发展影响甚大，陈伯坛桃李天下，陈甘棠、陈遂初、陈仿周、陈柳一、陈鉴人、陈子石、陈习之、陈瑞甫、程祖培、钟耀奎、鞠日华、区砺、赵景明、陈仲明等均为其弟子，其女陈昆华、其子陈万驹均承父业而行医。而黎庇留《伤寒论崇正编》对后世医家影响较大，稍后的岭南伤寒学家多仿照其体例，对张仲景原文进行批注发挥。如伍律宁的《伤寒论之研究》、赵雄驹的《伤寒论旁训》、陈庆保的《伤寒类编》等。这一时期受西学东渐的影响，一些医家在研究《伤寒论》时，力图中西汇通，如谭次仲《伤寒评志》、卢觉愚《实用伤寒论讲义》等。这些著作及思想对新中国成立后的岭南伤寒学术流派的发展形成了较大的影响。

新中国成立后至今，是岭南伤寒学术流派快速发展与集大成的时期。结合时代特点，尤其是改革开放以后，地处开放前沿的岭南地区，人们的生活方式变化巨大，疾病的特点随之变化，各医家对前人思想继承的同时又有所发挥。新中国成立后，院校教育开启，《伤寒论》被确定为中医临床基础课，一个时期内更倾向于理论基础教学。岭南伤寒医家秉承前人忠于实证的精神，提出"中医经典回归临床"，引领了近年经典热、经方热的潮流。近世岭南伤寒学术流派影响较大的医家有邓铁涛、刘赤选、何志雄、熊曼琪、李赛美等。

邓铁涛师从陈月樵、郭耀卿、谢赓平等，在对《伤寒论》的研究中，以阶段论六经，强调寒温统一。刘赤选精研伤寒与温病理论，认为"研究温病者，必先钻通伤寒"，临证时强调"治重症大症要用仲景方，治温热病时，叶派时方轻灵可取"，可以说是寒温并重的代表。何志雄受恽铁樵、丁甘仁等医家的影响较大，以脏腑经络功能论六经，认为《伤寒论》中之胃气是脾胃功能的概括，更是五脏六腑正气的概括，是人体正气的总括，认为"胃气"强弱决定六经发病类型。这些医家为近世岭南伤寒学术流派的第一代。

　　熊曼琪受业于邓铁涛、刘赤选、何志雄三位医家而多有融合，著《临证实用伤寒学》，并主编"中医药学高级丛书"《伤寒论》及"新世纪高等中医药院校规划教材"《伤寒学》。她强调以脏腑八纲综合论六经，以病症结合中西汇通用经方，寒温融合使用经方与时方。张横柳师从何志雄，著《伤寒论解读》，于细微处多有创见。他们为近世岭南伤寒学术流派的第二代。

　　李赛美师从熊曼琪研伤寒，又于李培荫、林培政等学习温病，故在临证时强调寒温融合，常经方与时方、温病方相协而用，著《李赛美伤寒论通俗讲解》《李赛美伤寒论临床十讲》《伤寒论讲义》等。另有蔡文就、彭万年、朱章志、刘敏、万晓刚、李惠林、范冠杰等均师从熊曼琪。他们为近世岭南伤寒学术流派的第三代。

　　而吴浩祥师承张横柳、熊曼琪，沈创鹏师从刘敏、张横柳，刘树林师承蔡文就、李赛美，方剑锋、王保华、徐笋晶、刘超男等师从李赛美，黄开颜、方志辉师从万晓刚、李赛美，刘峰、邹武志、刘颖等师从蔡文就，马春玲、卢伟炽、李宝玲、尚鑫等师从朱章志，杨文奎、张燕、刘章州等师从刘敏，张智明、张哲、汤丽婷等师从吴浩祥。他们为近世岭南伤寒学术流派的第四代、第五代（图2-5）。

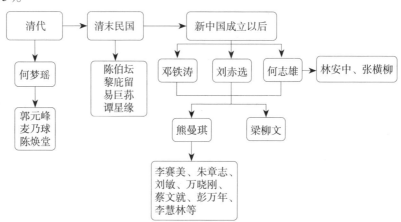

图 2-5　岭南伤寒学术流派传承脉络图

（二）学术特点

近代岭南伤寒学术流派在传承发展过程中，逐渐形成了以下特点。

1. 六经实质：脏腑八纲与疾病阶段

　　邓铁涛认为《伤寒论》六经实质为疾病发展的不同阶段。太阳病为外感热病的初期阶段；阳明病为外感病发展过程中正邪交争最激烈的阶段；少阳病是外感疾病过程中正气开始转虚，抗邪不能持久，邪正互有进退的阶段；太阴病为脾阳虚、寒湿内盛的阶段；少阴病是外感热病过程中心肾阴阳俱虚，气血衰弱，全身正气衰退的阶段；厥阴病是外感病发展过程中，邪正交争的最后阶段。何志雄认为伤寒六经主要是指人体脏腑经络功能活动所产生之气，是脏腑经络功能的综合体现及对人体生理功能的概括。熊曼琪在两位先生的认识基础上，认为伤寒六经应该涵盖经络、脏腑、阴阳、气化、六淫等概念，但在对六经疾病解读上，重视脏腑与八纲的结合，并结合了一定的疾病发展阶段论。太阳病属表证，是外感病的初期阶段，当病邪侵袭体表，致使营卫失调所产生的一系列证候；阳明病属里（胃、肠）实热证，是外邪侵入机体过程中病邪最盛，邪正相搏最激烈的阶段；少阳病为半表半里热证，与胆和三焦功能失调有关；太阴病为里（脾）虚寒湿证，认为太阴为三阴之首，太阴之脏为脾脏，脾与胃相表里，邪入脾胃，实证为阳明，虚证为太阴；少阴病为心肾虚寒证，变有虚热证，认为少阴之脏为心、肾，是外邪直入或他经邪传导致心肾虚衰；厥阴病为寒热错杂证，厥阴之脏为肝与心包，病邪侵及厥阴，则肝失条达，心包亦受影响，所表现的临床证候比较复杂。

2. 经方临证：寒温融合与中西汇通

在近现代，岭南一直是新思潮及改革开放的最前沿，在传统与西学思想的碰撞下，岭南伤寒医家更加注重实证的求实精神，对岭南伤寒学术流派的发展有着巨大的影响。

对于"岭南温病十之七八，伤寒十无一二"等认识，岭南伤寒医家从临床实践出发，汲取各流派的优点，形成了自己的特色。特色之一是主张寒温融合。邓铁涛先生治伤寒主张"寒温统一"，认为"寒""温"融合的关键在辨证，提出了"外感发热病辨证之统一"的学术观点，并提出了一套可供参考的外感病辨证统一纲要。这个纲要融六经、三焦、卫气营血于一体，阐明了风寒、风温、暑温、湿温、秋燥、冬温、温毒等作为中医外感热病的主体，由表入里、由浅入深的发生、传变过程。熊曼琪师从温病大家刘赤选，但本人又从事《伤寒论》教学、临床及科研等，故对伤寒与温病都有深入的学习及深刻的理解。她结合自己的学习及临证体会，在临床上强调寒温融合统一，常将伤寒经方与后世温病方相合而用，或以经方煎服法、炮制方法用于温病方，如银翘散拟桂枝汤的煎服法治疗风热外感等。李赛美师从李培荫、熊曼琪、林培政，于伤寒、温病均有很深造诣，强调寒温融合，临证时常伤寒方与温病方合用。这些都体现出岭南伤寒学术流派强调寒温融合的临证思维，也是与岭南地区气候特点及人们的生活方式使疾病容易出现寒热错杂、虚实兼见等特点分不开的。

岭南伤寒学家务实的作风，使其在受到新思潮影响时能够从实际出发看待中医与西学，在研究与临证时常常体现出中西汇通思想。如邓伯游在释伤寒六经时以西医解剖学病位配属，太阳经包括皮肤（汗腺、触觉）、肺、肾、膀胱、大肠，阳明经包括口腔、咽、胃、大肠、小肠，少阳经包括脑神经、脊神经、迷走神经、交感神经，少阴经包括脾、心、血管、血液、阳气，太阴经包括唾液、胃液、肝胆液、肠液、胰腺，厥阴经包括小脑、大脑、延髓、脊髓。熊曼琪属新时代的中西汇通派，在研究《伤寒论》时不但用现代科学方法研究六经与经方的内涵，更是将西医疾病以六经辨证为指导建立疾病的理法方药体系，强调病 – 证 – 汤方辨证。在其主编的《临证实用伤寒学》中，她以方类证分为二十二证，又将23种临床常见疾病（按西医病名）进行六经分证，立法处方。熊曼琪认为辨病与辨证的问题，是中医的基本诊断问题，辨病时注重动态观念，病下分证以补充。证在病中处局部和从属地位，要受病的制约，若只作证的诊断而不作病的诊断是片面的。熊曼琪还认为动态辨证是张仲景辨证方法的精髓，掌握了动态辨证方法，就能应临床无穷之变。

3. 伤寒研学：回归临床与独立学科

新中国成立后，中医药教育走进院校，《伤寒论》被确定为中医临床基础课，一直以理论讲授为主，《伤寒论》的研究也以理论研究为主。熊曼琪认为《伤寒论》辨证论治及理法方药体系完备，其中所列经方在临床中疗效肯定，不应只从理论层面研究，只有让其回归临床才能真正发挥张仲景"见病知源，思过半矣"的作用，率先提出"伤寒论回归临床"，并在广州中医药大学第一附属医院设立伤寒论临床教学基地——综合病区（现内分泌科），开办全国经方研修班，内容以经方的临床应用为主，让经方的临证魅力得以在全国范围内重新为人们所认知。

《伤寒论》规划教材，一直名为《伤寒论选读》，内容大体以原文解读为主。熊曼琪、李赛美等认为，经过1800余年的传承与发展，《伤寒论》及其相关领域的研究有着悠久的历史渊源，连续不断的学术发展史，众多的学术流派，大批的研究人员，大量的研究文献，研究对象明确，研究范围清楚，是中医诸多学科的基础，在中医学术领域有着其他学科所不能替代的极其重要的价值和学术地位。伤寒学这一学术领域，已由一部著作逐渐发展为一个具有丰富研究内容的独立学科。他们认为研学《伤寒论》应该从学科的角度着眼，不但要对原文进行阐释，更应该对历代注家不同观点进行总结归纳，对经方的现代临床应用要点及方法进行整理，对经方的现代实验研究结果进行研究等。2000年，"新世纪高等中医药院校规划教材"将伤寒论教材更名为《伤寒学》，可以说是岭南伤寒学术流派对《伤寒论》研究及教学的一次重要变革。

一代代岭南伤寒学术流派医者以朴素的实证精神，以临床实践为基础，将《伤寒论》相关研究成果不断融合发展，传承精华，守正创新，已经形成了以广州中医药大学伤寒论教研室、广州中医药大学第一附属医院中医经典临床研究所为基础的学术流派研究中心，以院校教育、师承教育、进修、经方研修班等为传承方式，学子遍及世界各地，为仲景学术思想的传播作出了巨大的贡献。

六、四川巴蜀伤寒学术流派

（一）学术传承与发展

四川的气候天阴多雾，多雨潮湿，湿盛则阳微。《伤寒杂病论》在四川广为流传，川籍医家于临证中擅用伤寒温阳经方温扶阳气，对《伤寒杂病论》的研究与发挥匠心独具，逐渐形成颇具地域特色的巴蜀伤寒学术流派。

其中较有影响的巴蜀伤寒名家代表人物有郑钦安、卢铸之、卢永定、邓绍先、陈治恒、郭子光、卢崇汉等。

其主要的学术传承脉络有两支。第一支为钦安卢氏医学扶阳学派：始于郑钦安，其后传学于卢铸之；卢铸之则分为家传与学传两途，家传于卢永定，传学于吴佩衡、范中林、祝味菊等；卢永定家传于卢崇汉；卢崇汉传学于刘力红、刘毅等。范中林传学于唐步祺等，祝味菊传学于陈苏生等。第二支为巴蜀伤寒学院流派：始于邓绍先，其后传学于戴佛延、陈治恒、郭子光等，戴佛延传学于傅元谋，陈治恒传学于杨殿兴、李铀、刘力红等；郭子光传学于刘杨、刘渊、李炜弘等。傅元谋、杨殿兴传学于何丽清、鲁法庭、江泳等（图2-6）。

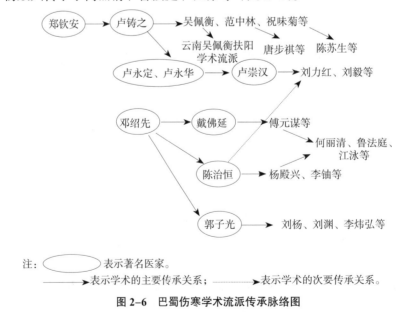

注：⬭ 表示著名医家。
⟶ 表示学术的主要传承关系；⟶⟶ 表示学术的次要传承关系。

图2-6 巴蜀伤寒学术流派传承脉络图

1.巴蜀伤寒学术流派的第一支——钦安卢氏医学扶阳学派
钦安卢氏医学扶阳学派始于郑钦安（1804—1901）。其治病立法重在扶阳，在名医辈出的晚清，既能卓然成家，又能著书立说以传后世，被人尊为"医林圣手""姜附先生"，为国内外中医界公认的近代伤寒学派的代表人物。其著有《医理真传》《医法圆通》《伤寒恒论》等。

郑钦安入室弟子卢铸之（1876—1963）为著名中医学家。其业医 70 余年，于清光绪末年在成都创办"养正医馆"，开设"扶阳讲坛"，传播扶阳的学术思想。临证擅用姜、桂、附温扶阳气，因临床疗效卓著而被世人尊称为"卢火神"。因其在全国中医界影响巨大，医界将卢铸之与北京四大名医之一的萧龙友并称为"南卢北萧"。其著有《卢氏医学心法》《卢氏临证实验录》《卢氏药物配合阐述》等。

卢铸之家传为其长子卢永定（1901—1986）。其精于医理，勤于临床，在医学理念上继承和发扬了钦安卢氏的医学思想，重视"坎中一阳"，治病立法重在"以火消阴"。

卢永华（1909—1978），业医 20 余年后将主要精力用于整理钦安卢氏医学资料，撰写卢氏医学著作，用近 20 年的时间完成了《卢氏医学心法》《卢氏药物配合阐述》(《神农本草经卢氏药解》)《卢氏临证实验录》等著作的整理工作，为钦安卢氏扶阳医学的传承和发展作出了巨大贡献。

卢崇汉（1947— ），16 岁时独立开方应诊，至今业医 50 余年。其总结钦安卢氏医学 200 年来的经验及用姜、桂、附等治法的规律。在 20 世纪 70 年代初，卢崇汉明确提出"扶阳"的概念，认为"阳主阴从"思想是卢氏扶阳医学的理论核心。在祖辈几代人的扶阳学说基础之上，他创立了中医扶阳学派，发展了钦安卢氏扶阳医学。

2. 巴蜀伤寒学术流派的第二支——巴蜀伤寒学院流派

巴蜀伤寒学院流派始于邓绍先（1898—1971），为著名伤寒论学家。1960 年，成都中医学院（现成都中医药大学）主持全国中医院校伤寒论师资培训班，先后举办三期，均由邓绍先担任主讲。与此同时，邓绍先又主持编撰全国中医院校试用教材《伤寒论讲义》，于 1960 年由人民卫生出版社出版，后习称为"一版伤寒统编教材"。1964 年，该教材又经补充重订，由上海科学技术出版社出版，即"二版伤寒统编教材"。邓绍先作为伤寒学派的主要专家，为我国中医药高等教育伤寒论课程的教材建设和师资培养作出了卓越贡献。邓绍先研究《伤寒论》40 余年，是我国中医药院校《伤寒论》教材的开拓者和奠基人，有许多独特的研习经验和学术见解。

邓绍先传人之一戴佛延（1913—2007），为家传三世中医，自幼研经读史，秉承家学，临床方面主要从事内科疑难症的治疗。他提倡治外感疾病应于实处防虚，治内伤病应于虚处防实。处方用药上，他提倡"医不执方，医必有方；药不执方，合宜而用"。

陈治恒（1929—2017），师从全国著名伤寒专家邓绍先，精研中医经典及历代名家著述。1991 年，陈治恒被国家中医药管理局遴选为"全国名老中医师带徒指导老师"。其学术思想秉承邓绍先治伤寒首在明理和重六经气化。在经方的应用中，他倡导经方经用、借用、变用，倡导"以辨病为核心的辨证论治"。

郭子光（1932—2015），首届国医大师，第三批全国老中医药专家学术经验继承工作指导老师。他提出六经方证为"病理反应层次"学说，"三因鼎立"学说，创立了"六经辨证新体系"，临床主张"病证结合"，提出"临证八步骤"等临证要诀。2009 年，郭子光获中华中医药学会"终身成就奖"。2011 年，"国医大师郭子光传承工作室"正式建立，致力于研究其学术经验。

随着各地师承模式的兴起，四川省中医药管理局于 2017 年立项成立了巴蜀伤寒学术流派传承工作室、钦安卢氏医学扶阳学派传承工作室，积极开展巴蜀伤寒流派学术传承工作。

（二）学术特点

巴蜀伤寒学术流派在传承发展过程中，逐渐形成了以下特点。

1. 研究伤寒之学，注重理论规范，尊重仲景原文原旨

邓绍先是我国中医院校《伤寒论》教材的开拓者和奠基人，为我国中医药高等教育《伤寒论》教材制定了影响深远的学术规范。邓绍先是我国成立中医院校后第一版和第二版《伤寒论讲义》的编写主持者，该讲义的主要观点也是邓绍先研究《伤寒论》几十年形成的成熟的学术观点。其突出特点为尊重张仲景原文原旨。

2. 传承伤寒之术，倡"以辨病为核心的辨证论治"

辨证论治是中医学的核心，侧重于人的整体调整，重视调动整体功能达到"阴平阳秘"。辨病论治是采用针对性较强的药物直接作用于病灶，改善局部病损情况。巴蜀伤寒学术流派将侧重于整体与侧重于局部的两种论治方法融于一体，大大提高了治病疗效。

3. 运用伤寒之方，倡经方经用、借用、变用

巴蜀伤寒学术流派主张经方有三用，妙从借、变、生。正用是其常，借用是其变，变用则属变中之变。在临床上若以张仲景之法为规范，本此加以推求，则可妙从中生，变化无穷。

经方经用则主张应用仲景方时，应把重点放在方中药物相互间用量的比例上，至于具体用量，最好是从实际情况出发，依据病情而定。此外，仲景方后所列的煎服方法、注意事项和禁忌等亦很重要，凡未经认真研究最好予以遵循，不要轻率否定。

4. 因地制宜，倡扶阳

四川地处盆地，多阴雨、少日照，夏季湿热，冬季湿冷，常年湿气偏盛；重庆群山环绕，两江交汇，水汽氤氲，云雾蒸腾。因此，川渝两地多气候潮湿。湿为胶滞阴邪，最易伤阳，因而就论对人体阳气的重视而言，巴蜀伤寒学术流派堪称首屈一指。钦安卢氏医学扶阳流派，学术底蕴直承《伤寒论》，融合前贤的重阳思想，强调"阳主阴从"，万病皆损于阳气，治病立法在于以火消阴，主张"病在阳者，扶阳抑阴；病在阴者，用阳化阴"，擅长运用姜（生姜、干姜）、桂（桂枝、肉桂）、附（生附子、熟附子）等辛温扶阳重剂。

5. 重视六经气化

对于六经的实质探讨，见仁见智，各有所执。其中气化学说玄妙深奥，令不少求学者望而却步。巴蜀伤寒学术流派多以经络、脏腑作为六经的物质基础，用气化学说解释六经之功能，气化与形质并重，探讨六经实质。郑钦安《医法圆通·伤寒溯源解》指出："气化二字乃《伤寒》书一部的真机。"对气化学说见解独到且多有发挥，提出一元真气分为六气的观点，六气即六经，并将伤寒六经辨证简化为阴阳辨证，直接应用于临床。

邓绍先指出："六经联系着整个五脏六腑，它们之间有不可分割的相互关系。""气化离开了脏腑经络就失去了物质基础，脏腑经络离开了气化就反映不出其功能活动，因此，脏腑、经络、气化三者之间是息息相关的，不能孤立或片面地强调一面来解释六经的实质，而是必须联系起来认识。"

七、江西豫章伤寒学术流派

（一）学术传承与发展

近现代伤寒学在赣江流域的传承与发展，因与盱江学派相融合，逐渐形成了以赣中部南昌、抚州、宜春、吉安等地为核心的豫章伤寒学术流派，即新盱江学派中的伤寒学分支。其中较有影响的豫章名家代表人物有谢双湖（樟树）、姚荷生（南昌）、万友生（南昌）、陈瑞春（铜鼓）和姚梅龄（南昌）等，主要的学术传承脉络有两支。第一支始于谢双湖，其后传学于姚荷生；姚荷生则分为家传与学传两途，家传于姚梅龄，学传于汪栋材、刁军成、刘英锋等；姚梅龄传学于石强、孙寅翔、何秉儒等；刘英锋传学于黄利兴等。第二支始于万友生，其后传学于陈瑞春，家传于万兰清，学传于马超英、蓝青山；陈瑞春传学于张光荣、蒋小敏、周建虹等；马超英传学于黎波等（图2-7）。

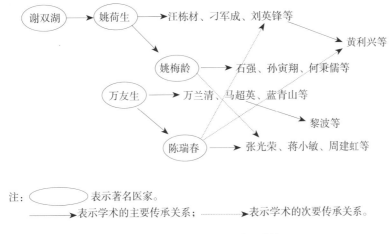

注：⬭表示著名医家。
——▶表示学术的主要传承关系；·······▶表示学术的次要传承关系。

图2-7　豫章伤寒学术流派传承脉络图

1. 豫章伤寒学术流派的第一支

这一支始于清江名医谢双湖（1880—1951）。其以医理专精伤寒、临证独用经方而闻名于赣，常以经方重剂起人于沉疴（民间有传唱"请了谢双湖，死了也心服"）。其在全国声誉虽不如江西首牌名医姚国美（民间有谣"请了姚国美，死了也不悔"），但对伤寒学之精通，受到姚国美的极力推崇，曾专请他为姚氏兄长诊治疑难发热，辨出其乃真寒假热，采用大剂姜附，并预断一剂之后，当夜半热退寐安，而后竟效如斯言，令姚家上下心悦诚服，乃有后来姚国美指派侄儿拜其为师的学术传承。而谢双湖以厥阴风热下迫之说，独创以白头翁汤治疗急性癃闭，也为其后徒效仿活用，且屡试屡验。

谢双湖之唯一传人姚荷生（南昌人，姚国美之侄，1911—1996），少自聪慧，感叹中医之神奇而立志为医，即得叔父姚国美指点，拜谢双湖为师，受其"先必熟经典，后才可及其他"之告诫，学得入中医理论之正法眼，习得伤寒辨治精确入微之风格。后来他又跟随叔父姚国美侍诊多年，其间博览各家之书，渐得领悟中医学术兼容之妙，形成了根植于经典、融合百家的统一中医辨证诊断的学术思想，善于"入伤寒之理而出温病之方"的临证经验与诊治风格，经20余年理论与实践的潜心印证研究，创立了系统化的经典辨证分类学理论。姚氏伤寒的学术特色赫然形成。

姚公之家传为其子姚梅龄（1944—2024），毕业于江西中医学院（现江西中医药大学），在紧承家学并历经基层中医实践和医院西医急症历练的综合背景下，以传统学术理念与现代科学思想相融通，对中医辨证要素、证候鉴别方法和六经表证内涵等深层问题进行了规范化阐述，进一步充实和完善了姚氏伤寒的学术体系。

2. 豫章伤寒学术流派的第二支

第二支始于豫章名医万友生（1917—2003）。其早年即考入江西大家姚国美创办的江西国医专修院，专修国医，因勤奋好学，成绩优异。其伤寒之学始尚明代柯琴的方证分类之说，后因任中医院校伤寒学、温病学两课教员，更多地关注伤寒与温病两大学说的相互关系，逐渐形成了寒温统一的学术思想，树立了中医热病学的教学理念，并编撰相关的万氏医学三书，组建了全国首家中医热病学教研机构，开展了临床热病学专病研究，在全国形成较大的学术影响力。万友生之传人，有组织指派的陈瑞春（1936—2008），江西铜鼓人，早年入江西中医学院，因成绩优异，毕业后留校任教于伤寒教研室。因受上级指派师从万友生，故伤寒之学也秉承而注重方证之说，一生奉行"学伤寒，用伤寒，写伤寒"的为医之路，热衷于经方的临床运用研究，提出了经方类法的活用思路，临证以善用柴胡类方而著名，其撰写的《伤寒实践论》对推广经方的临床运用产生了积极的影响。还有家传并后为官定的万兰清（1942—），毕业于江西中医学院，为万公之女，乃禀承家学，毕生研究整理万友生的学术思想与临证经验，并与现代临床科研相结合，助力家父运用寒温统一理论指导流行性出血热中医诊治的临床研究，取得可喜成果，促进了中医急症医学的发展。

3. 豫章伤寒学术流派的两支交汇

自 21 世纪以来，国家重视老中医的学术传承工作，随着各地师承模式的兴起，江西赣鄱大地也以名医工作室的方式先后开展了姚荷生、万友生、陈瑞春、姚梅龄等豫章名家的学术传承工作。在传承规模与效益增长的同时，还产生了不同分支学术思想的相互交汇、传承人员的师从交叉，进而使豫章伤寒学术流派的学术思想更加丰满，学术特点更加聚焦。在姚荷生的师徒传承人员脉络中，刘英锋、黄利兴等后来还师从陈瑞春；而在陈瑞春的师徒传承人员的脉络中，张光荣等后来还师从姚梅龄。而非正式的交叉传承和相互借鉴则普遍存在，并聚焦于经典辨证纲领汇通与辨证方法统一的发展主流，使伤寒学在集成中有所创新而发展。

（二）学术特点

豫章伤寒学术流派在传承发展过程中，逐渐形成了以下特点。

1. 研究伤寒之学，注重寒温内外的理论沟通

姚荷生早在 20 世纪 50 年代即开启了"统一中医辨证诊断分类"学术命题，并在主编的《三年来的中医药实验研究》中做了专篇论述。万友生则于 20 世纪 80 年代进一步倡导"伤寒温病辨证方法统一于八纲之下"的观点，曾发表相关论文《关于伤寒六经与温病三焦、卫气营血辨证论治的统一问题》和《八纲统一寒温证治，建立热病学科体系》，并出版《寒温统一论》等著作。姚梅龄则于 21 世纪初明确提出五大辨证纲领（六经、三焦、卫气营血、脏腑经络、气血津液）统一于辨证要素分类的学术思路。其后，他们的学术传承人遵循这一方向，进行了更为具体的系列专题研究，如"伤寒温病辨证纲领的统一性研究""中医经典证治分类框架的统一性研究"等课题，并先后发表了《统一辨证诊断分类的思考》《统一表证分类沟通辨证纲领》《寒温沟通论营分》等学术论文。

2. 传承伤寒之术，注重辨证方法的系统规范

姚荷生早在 20 世纪 50 年代即开始了伤寒学辨证分类学的系统研究，历经 30 余年完成《伤寒论有关的疾病分类学纲目》著作初稿。姚梅龄则对中医辨证分类的鉴别方法进行了专题研究，发表了《论中医辨证的鉴别诊断方法》专文，还重点对六经表证、三焦腑病辨证等重要问题进行了深入研讨，出版了《伤寒论六经表证辨治》专著，整理发表了姚荷生的论文手稿《三焦辨证——焦膜病辨治》。他们的学术传承人则进行了更多的相关研究，如"基于伤寒学证治本体分析的辨证要素系统研究""少阳三焦体系的证治分类研究"等课题，并先后发表了《从姚氏病证分类卓见看〈伤寒论〉教材逻辑构建》《再论辨证论治与规范操作》等论文。

3. 运用伤寒之方，注重经方时方的联合拓展

姚荷生、万友生、陈瑞春、姚梅龄等豫章名家，不仅在学术理念上秉持寒温内外辨证纲领汇通互补的主张，而且在临床实践中也积极发挥其理念的有效指导作用，并集中体现在临证用方中。他们不仅活用经方以治今病，更擅于以寒温汇通的眼光，将伤寒方与温病方、经方与时方加以融合组方，以应对当代中医所面对的更趋复杂之病症。姚荷生创立的柴胡杏仁汤，辨治因外感风寒而内动湿热，病手经少阳兼太阴的疑难性肺部感染性发热。万友生创立柴胡败毒汤，辨治因湿热疫毒夹寒湿外袭，病手经太阴兼少阳募原的流行性出血热初期病症。陈瑞春推出的柴胡温胆汤，辨治因生活方式不当，内生痰热气滞，病少阳兼阳明的内伤性失眠及胆胃综合征。姚梅龄推出的麻杏薏甘宣痹汤，辨治因风湿郁热而误治内陷，病手经太阴兼少阳上焦的缠绵发作性小儿哮喘等。以上都是在继承经典而集成创新中，活用经方而合方化裁的优秀范例。

4. 探索伤寒之道，注重证、病结合的科学研究

以姚荷生、万友生等为代表的豫章伤寒学术流派，在学术发展上，既注重经典理论的系统传承，也注意经典理论的科学创新。姚荷生于 20 世纪 80 年代，在江西省中医院主持开展了中医诊治肠伤寒病的临床系统研究，其以六经结合三焦、卫气营血的立体辨证方法，以中西医对比方式，总结了治疗肠伤寒的效果，客观证明了中医辨证选方的治疗效果不弱于西医专病专药的效果，亦证明了中医治疗传染病不必专对病原体的独特治疗机理，具有客观存在性与实际可行性。万友生于 20 世纪 90 年代，参与全国中医治疗急症的研究（"七五"攻关项目），重点对流行性出血热开展系统研究。其以三焦、卫气营血结合六经的复合辨证方法，以中医辨证论治结合西医支持疗法的方式，总结了中医独特的临床疗效，客观证明了中医分期辨证用方的诊治技术极大地降低了流行性出血热的转重率与病死率。姚梅龄自 21 世纪初以来，在江西中医药大学姚荷生研究室中医门诊部主持开展了纯中医治疗哮喘病非发作期的临床系统研究。其以六经、三焦、卫气营血的多维辨证方法，以纯中药、针灸综合疗法，总结中医根治哮喘的效果，表明成功率明显高于西医治疗的平均水平，客观证明了中医经典的辨证论治方法是可以攻克部分西医的疑难性疾病的。

如今，豫章伤寒学术流派，历经四代赣医学子的传承与发展，已基本形成了基于仲景辨证论治的学术思想，融合后世寒温学说的互翼补充，聚焦于中医证治分类的系统化研究，凸显经典辨证纲领汇通统一与经方时方开放组合的学术发展的一种新格局。其学术传承之地，现聚焦于江西中医药大学岐黄国医书院，且开展了与多地中医院联合培养中医高层次临床人才探索工作。这种以培育中医经典思维、传承豫章名家学术为特色的育人模式，正为促进赣粤中医教育、人才培养和医卫服务的改革发展，提供独具特色和优势的学术高地与文化资源。

八、西北地区陇右于氏伤寒学术流派

陇右于氏伤寒流派是以研究阐发张仲景《伤寒杂病论》的辨证论治、理法方药为主要课题，尤其以继承发扬于有五、于己百父子两代人的学术思想与临床经验为特点，临床倡导"以阴阳为纲，纲中辨病，病中辨证，以证立法，依法处方，因方遣药""以证为主，症随证治，病证结合"的理、法、方、药一线贯串的中医临床治疗学思想，并在临床实践中倡导"经方头、时方尾"，熔古今于一炉而著称的一个学术流派。

（一）学术传承与发展

于己百的学术渊源可追溯到民国时期悬壶金城的陇右名医于有五。于有五既是于己百的父亲，也是他的启蒙老师。于有五为华北国医学院第一届毕业生，1936 年举家迁至兰州，悬壶金城，是甘肃一代名医。于有五于 1942 年秋创办光华国医学社，举办国医学习班，1946 年创办兰山中医夜校、兰山中医学校，是甘肃省中医教育事业的开拓者。于有五医术精湛，学验俱丰，重视《伤寒论》的研究，擅治疑难杂症，多以经方取效，著作有《伤寒论讲义》《处方学讲义》《施今墨先生医案选》等。

于己百是"于己百全国名老中医药专家传承工作室"的核心人物，也是于氏伤寒学术传承的代表性人物。于己百是甘肃中医药大学原院长、教授，也是甘肃中医药大学重要奠基人之一，亦是当代著名的中医学家、中医教育家。于己百行医、执教 60 余载，精研岐黄仲景，勤于实践，衷中参西，形成了鲜明的学术思想和临证风格。其提出以阴阳为本，重视"六病"传变，以六病为纲，重视纲中辨病、病中辨证等理论，临证时善抓主证，选方精当，倡导"经方头、时方尾"，精究药理，善用对药，对外感热病和内伤杂病的辨证均有很好的实践意义。于己百在临床实践中特别重视从理、法、方、药方面对仲景学说进行研究。基于"经方头、时方尾"思想，他创制了"于氏萎胃宁""于氏解热止咳煮散""于氏眩晕宁煎剂""于氏健心合剂"等经验方，疗效卓著，医名享誉甘肃乃至西北地区。

于己百长期致力于教书育人，培养人才，为国家培养了一批又一批中医人才，大多已成为中医界的骨干力量，是本学派的第三代代表。如张士卿、李金田、于善哉、邓沂、周语平等作为于己百的弟子，在长期跟随其从事《伤寒论》的临床、教学和科研过程中，继承于己百的学术思想，并先后对半夏泻心汤、麻杏甘石汤、小柴胡汤、柴胡桂枝汤等经方的作用机理进行了较深入的研究，形成了以经方防治肺系疾病、以经方防治小儿心肝脾胃病等临床诊疗特色。目前，于己百全国名老中医药专家传承工作室已经建立了一支研究继承于己百学术思想及临床经验的学术队伍，形成了学缘结构合理、老中青相结合的学术传承团队（图 2-8）。

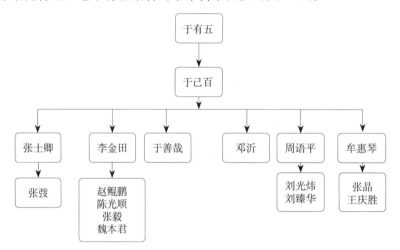

图 2-8　陇右于氏伤寒学术流派传承脉络图

（二）发展特色

1. 传承谱系清晰

陇右于氏伤寒学术流派以民国名医于有五为源（第一代），广收博采，兼容并蓄，奠定了学术发展的基础；以于己百为首（第二代），精研岐黄仲景，勤于实践；以张士卿、李金田、于善哉、邓沂、周语平等为代表（第三代），承前启后，传承发扬；以赵鲲鹏、刘光炜、陈光顺、张弢、张晶、王庆胜、张毅等为代表（第四代），教学、学术、临床协调发展，在西部地区有一定的学术影响。

2. 学术特色鲜明

陇右于氏伤寒学术流派提出以阴阳为本，重视"六病"传变；以六病为纲，重视纲中辨病、病中辨证；"经方头、时方尾"等学术观点，对外感热病和内伤杂病的辨证均有很好的实践意义。于己百基于"经方头、时方尾"思想创制的"于氏萎胃宁""于氏解热止咳煮散""于氏眩晕宁煎剂""于氏健心合剂""于氏痛风验方""于氏肠炎宁方"等经验方，疗效卓著，医名享誉甘肃乃至西北地区，具有鲜明的学术特色。

3. 教学、科研、临床并重

教学上，本流派传人李金田担任国家中医药管理局重点学科《伤寒论》学术带头人，先后作为副主编、编委参编"十一五""十二五""十三五"《伤寒论》中医药院校规划教材 6 部，担任甘肃省省级一流本科课程、省级优质资源共享课程、省级精品课程《伤寒论》课程负责人和主讲教师，担任省级教学团队中医临床基础教学团队负责人。在李金田的带领下，甘肃中医药大学《伤寒论》课程成为具有特色和示范作用的省级课程。科研上，李金田、周语平等主持了国家自然科学基金、甘肃省"双一流"科研重点项目等多项课题，致力于经方防治西北地区内科常见病药效及物质基础研究。在临床上，全国名中医张士卿、甘肃省名中医周语平、安徽中医药高等专科学校专业带头人邓沂等善抓主证，喜用经方，对治疗伤寒热病、慢性肝病、胃肠诸症、咳嗽气喘、肾炎水肿、高血压病、胸痹心病及妇科病等积累了丰富的经验。

4. 融汇敦煌医学特色

敦煌医学是研究、实践敦煌遗书、敦煌壁画，以及敦煌文物与医学相关内容的一门学科，是中医学的重要组成部分。陇右于氏伤寒学术流派历来注重融汇敦煌医学特色，以李金田为代表的传承人自 20 世纪 80 年代初开始，带领研究团队在敦煌医学卷子研究方面成绩斐然，成果颇丰，特色甚浓。该团队在国内外首次提出"敦煌医学"概念，并不断丰富其内涵和外延。团队拥有包括在研项目在内的 20 项成果，既有国家级项目，又有省部级项目。其中，甘肃中医学院（现甘肃中医药大学）于 1984 年申报的项目"敦煌医学研究"获得了 1991 年国家科技进步三等奖。1993 年，甘肃中医药大学敦煌中医药馆等三馆因特色突出，获得甘肃省级教学成果一等奖、国家级教学成果二等奖。目前，以李金田为代表的流派团队拥有省部共建教育部重点实验室、国家中医药管理局"十二五"中医药重点学科、甘肃省高校人文社科重点研究基地、世界中医药学会联合会敦煌医学专业委员会等平台，构建了敦煌医学研究体系、平台、临床基地，实现了理论、教学、实验研究和临床应用的全覆盖，正在为敦煌医学的研究与应用发挥着重要作用。

5. 立足西部，为广大基层培养应用型中医人才

于己百十分重视中医后继人才的培养和后继学术的发展。"八五""九五"期间，原人事部、原卫生部、国家中医药管理局聘请于己百为全国老中医药专家学术经验继承工作指导老师。他对学生循循善诱，诲人不倦，总是把自己的独到见解和临床经验毫无保留地传授给学生，使他们掌握技能，为更多的患者解除疾苦。40 余年来，本流派团队共培养了 12000 余名本科毕业生和 70 余名博士、硕士研究生，其中有 65% 的毕业生扎根甘肃基层，有 6% 的毕业生赴青海、新疆等西部地区，为人民群众健康事业挥洒青春和热血。近 10 年，流派团队基于国家和甘肃省继续教育项目"国医大师周信有教授临床经验传承班""西医学中医、中医学经典"等，为陇原地区广大基层培育了 2400 余名临床人才，有的已成为知名临床专家。

九、云南吴氏扶阳学术流派

（一）学术传承与发展

云南吴氏扶阳学术流派由一代宗师、中医巨匠、云南著名中医学家、中医教育家、云南四大名医之首吴佩衡所开创。历经百余年，薪火相传，绵延不息，流派传人已至第四代。2013 年成为国家中医药管理局第一批全国中医学术流派传承工作室建设项目。云南吴氏扶阳学术流派根正、枝繁、叶茂，生机蓬勃，欣欣向荣，其中较有影响的流派伤寒名家代表人物有吴生元、吴荣祖等。

其主要的学术传承脉络：始于吴佩衡，其后家传于吴生元。吴生元则分为家传与学传两途，家传于吴荣忠、吴荣祖、吴华、顾树华、顾树祥，传学于吴咏昕、彭江云、吴洋、肖泓、陈艳林、赵常国等。吴荣祖家传于其子吴文笛，传学于吴晶金、姜莉云等（图 2-9）。

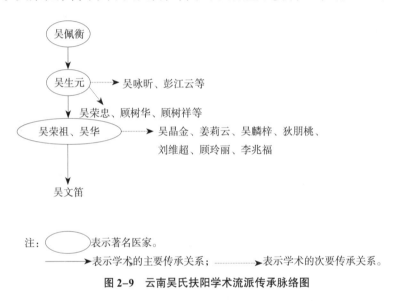

图 2-9 云南吴氏扶阳学术流派传承脉络图

吴佩衡（1886—1971），云南四大名医之一，当代火神派的重要传人之一。吴佩衡在 8 岁时，受业于当地名医彭思溥，20 岁左右曾听学于火神派真传弟子卢铸之的"扶阳医坛"。其后深精《内经》《难经》《伤寒论》经典著作及火神派创始人郑钦安的《医理真传》《医法圆通》《伤寒恒论》三部著作，中年以后集中精力研究张仲景学术思想，认为"盖凡一种学问，非寝馈其中数十年，斯难知其精义之所在"。

吴佩衡的学术思想开阔，临证经验极为丰富。他大力提倡经方理学，强调阴阳学说为中医理论的精髓，辨证论治是临床治疗的准则。他谨守病机，严格辨证，能因人、因时、因地制宜，独创一格又不离法度。他十分尊崇张仲景"温扶阳气"的治疗大法，对于人身须当保存元气的重要意义领会深刻，主张对阳虚阴寒证的治疗，必须抓住温扶先天心肾阳气这一主要环节，方能获得阳复阴退、克敌制胜的效果，从而形成了独特的学术流派。

20 世纪 60 年代至今，吴佩衡家传学术继承人中，其长子吴少衡，胞弟吴镜波，侄儿吴济堂，女儿吴元慧、吴元坤，长媳陈菊仙相继逝世，其子吴生元、孙女吴华（吴荣华）、孙子吴荣祖是其学术思想的主要继承人。

吴生元（1937—2016），1960 年被选派为吴佩衡的学术继承人，跟随吴佩衡临床诊疗并研习吴氏学术。他潜心从业 56 年，秉承家学；主持整理编印吴佩衡学术文稿，使吴佩衡的学术思想及经验得以光大后世。他继承了吴佩衡扶阳学术及实践经验，学术精深，注重经典研究，专研《伤寒论》，对吴氏临床应用附子的胆识一脉相承，融会贯通，继承创新。1996年，吴生元被云南省政府评为首批"云南省名中医"，2006年被中华中医药学会授予首届中医药传承"特别贡献奖"，被国务院授予有突出贡献专业技术人员荣誉奖励，为享受国务院政府特殊津贴专家。吴生元工作室于2009年被中华中医药学会评为全国首届先进名医工作室，2010年、2013年分别荣获国家中医药管理局全国名老中医药专家传承工作室建设项目及云南吴佩衡扶阳学术流派工作室建设项目。

吴华为吴佩衡之嫡孙女，云南吴氏扶阳学术流派第二代学术继承人。吴华为云南省中医研究所原所长，昆明医学院（现昆明医科大学）中医学教研室原主任，昆明医学院第一附属医院中医科原主任，为享受国务院政府特殊津贴专家。

吴荣祖（1945—），吴佩衡之嫡孙，云南吴氏扶阳学术流派第二代学术继承人。吴荣祖先后三次被中华中医药学会推举为全国扶阳学派权威性学术会议"扶阳论坛"组委会执行主席。吴荣祖继承并发扬了吴氏扶阳学术思想，在临证中继承了吴佩衡重视人体先天心肾之阳气，善用温阳扶正大法，以《伤寒论》四逆辈等经方为代表治疗各种阳虚阴盛证，提出在阳虚阴盛、虚实夹杂、真寒假热等复杂变化的病症中首要注重"阳密乃固"，从而达到"阴平阳秘"的"圣度"状态。在具体治疗过程中，吴荣祖注重"升举三阴"与"平降三阳"同时进行，用药更具活法圆通，面对疑难重症往往效若桴鼓。

（二）学术特点

云南吴氏扶阳学术流派在传承发展过程中，逐渐形成了以下特点。

1. 研究伤寒之学，抓住六经病的切入点，并结合八纲辨证

云南吴氏扶阳学术流派创始人吴佩衡在云南中医学院（现云南中医药大学）建校初期，依据自己几十年对《伤寒论》深入研究和临证体悟，编著教材《伤寒论讲义》。该教材补充了《伤寒论》存在的一些不足，反映了吴佩衡重视《伤寒论》的研究，同时也体现了吴佩衡对《伤寒论》学术思想的继承与发展。吴佩衡深知《伤寒论》中蕴藏着治疗疾病的法宝，认为首先从天人相应和整体观念的角度认识《内经》的运气学说、标本中气理论，然后对六经病的提纲及其病情进行深入分析，抓住六经病的切入点，结合八纲辨证，形成了对《伤寒论》的独到见解。《伤寒论》中一些有证无治法、无方药的条文，还有一些难于理解的条文，吴佩衡多从寒热两方面辨证立法处方，再结合临床，提出切合实际的治疗方案。

2. 重视亚阳虚症候群，扩大温阳扶正大法的临床运用

云南吴氏扶阳学术流派尊崇《伤寒论》温扶阳气的思想，对于保护阳气的意义有深刻认识，认为阳气是人身立命之本，重视扶阳，不必待到阴盛阳衰时。对临床阳虚证患者在提前使用四逆辈进行干预治疗的"阳虚证治未病"思维模式的基础上，提出要从脉象的沉取、中取、浮取的变化，从天人相应的角度，从患者证候的季节时差变化，以及从二便等各方面细心观察，归纳总结出"临床亚阳虚（隐潜性阳虚）症候群"的概念，扩大了温阳扶正的临床适应范围，拓宽了温阳扶正学术思想在临床诊断中的视野，对扶阳学术流派的发展起到了积极促进作用。

3. 善用姜桂附，活用四逆辈

云南吴氏扶阳学术流派主张对于阳虚阴寒证的治疗，必须抓住温扶先天心肾阳气，方能阳复阴退，克敌制胜，认为扶阳驱寒，宜温而不宜补，温则气血流通，补则寒湿易滞。临床擅用仲景方，少用滋补药品，采用四逆汤、通脉四逆汤、白通汤、麻黄附子细辛汤等扶阳散寒之剂，注重附子、干姜、桂类（肉桂和桂枝）的配伍应用，为中医后学提供了宝贵的临床用药方法。

云南吴氏扶阳学术流派主张附子应早用、重用、广用、专用，认为"用药如用兵，药不胜病，犹兵不胜敌"。临床附子用量大，疗效确切。云南吴氏扶阳学术流派活用四逆辈极具扶阳学派特色。如四逆二陈麻辛汤、四逆苓桂丁椒汤、四逆五苓散、四逆合瓜蒌薤白汤、四逆当归补血汤，以及将郑钦安所拟的潜阳丹与封髓丹合方运用的潜阳封髓丹，都是活用四逆汤的典范。

4. 探索伤寒之道，秉承"天人合一"

云南成为扶阳学术思想发源地之一，与当地的气候环境及地理环境有着密不可分的关系。云南吴氏扶阳学术流派认为，云南一年之中寒暑虽交替但并不明显，一天之中却可以呈现四季更替的状态。人体阳气也进行着生长收藏的运动，在一年之中得不到很好的潜藏，即使到了秋冬季节，潜藏仍有不足，进而诱发诸多阳气亏虚类疾患。生活在云南地域的人，在一年之中，阳气虽然以生长为主，但是在一天之中，人体阳气整体上既不能充分生长，也不能深入潜藏，这也造成了云南滇中地区阳虚体质者或阳虚证者比较多见。

概而言之，云南吴氏扶阳学术流派对张仲景《伤寒杂病论》有较深入的研究和造诣，极力推崇医圣张仲景辨证论治及重视扶阳的学术思想和观点，同时汲取后世众多名家如李中梓、陈修园、黄元御、郑钦安的学术见解，积累了丰富的临床经验，形成了别具一格的云南吴氏扶阳学术流派，开创了云南省经方学理，对云南省中医事业的发展起到了积极的促进作用。

十、新安医派伤寒学术成就

（一）学术传承与发展

新安医派是自北宋至晚清在安徽徽州地区相随徽商的兴衰而形成的一大批中医学家的理论和临床成就的概括。因安徽现在的黄山市（原徽州地区），古称"新安"，故名"新安医派"。据不完全统计，新安医家有800余人，编撰医著800余部。

在《伤寒论》的研究方面，新安医派成就斐然。据统计，自宋迄清，有41位新安医家编著研究《伤寒论》专著50部，对《伤寒论》研究代不乏人。除《伤寒论》研究专著外，其他诸多医家在所编著的综合性医著中，也有很多涉及《伤寒论》的内容。另外，许多新安医家在其医案著作中记载了大量伤寒类医案，成为后学研习运用《伤寒论》的宝贵学习资料。

（二）学术特点

新安医家研究《伤寒论》的成就主要体现在以下方面。

1. 提出"错简重订"说，开伤寒学术争鸣先河，形成错简重订派

首先提出这一观点的是明嘉靖万历年间歙县人方有执（1523—1599）。方氏早年以儒为业，成年以后，家庭迭遭不幸，遂立志于医学，精研《伤寒论》，认为"古今治伤寒者，未有能出其外者，其书为方书之祖"。在长期的研究过程中，方有执认为伤寒原著年代久远，尤经东汉末年之战乱，简编丢失错乱，后又经西晋王叔和编纂，致使竹简"颠倒错乱殊甚"，宋代成无己作注释时，又有误改，致使《伤寒论》眉目不清，意义不明，故有必要重新考订与编次。于是，方有执竭20余年之精力，寻求《伤寒论》端绪，悉心推敲张仲景原意，将《伤寒论》的编次认真地进行重考修辑，对书的条文做系统地分类和归纳，调整编排秩序，于万历十七年（1589）编成

《伤寒论条辨》八卷。

该书学术思想与成就，首先体现在倡言"错简重订"，重新编次《伤寒论》。其次是确立"风寒中伤营卫说"，将伤寒太阳病分为"风伤卫""寒伤营""风寒两伤营卫"三种类型，提示了太阳病的发病、传变与转归的规律，在学术上是大胆的创举，是对仲景学说的一种发挥。

该书开创了《伤寒论》研究不同流派的先河。此书一出，和者四起，首先赞成的有江西人喻嘉言著《尚论篇》，认为方有执"卓有独识，前古未有"。此后，新安籍医家、清初吴谦奉敕编著《医宗金鉴》，其中的《订正仲景全书伤寒论注》编次悉以《伤寒论条辨》为蓝本，可见其对方氏观点的认同。同里程应旄著《伤寒论后条辨》、郑重光著《伤寒论条辨续注》，皆倡和方氏之说，并加以发挥和增补。新安域外受方、喻影响的其他医家则有张璐、吴仪洛、章楠、周扬俊、黄元御等，从而在《伤寒论》学术发展史上形成"错简重订派"，拉开伤寒学派内部学术争鸣的序幕（图2-10）。随之形成与之相对的"维护旧论派"和既不赞成错简、又不同意守旧的"辨证论治派"，促进了不同学派的兴起，形成百家争鸣的局面，对伤寒学术研究形成了深远影响。

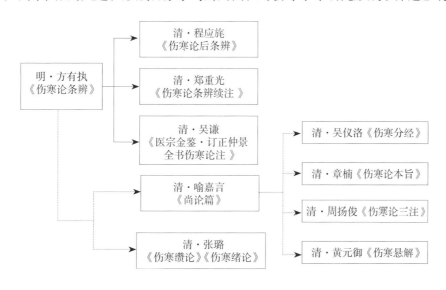

注：实线为新安籍医家，虚线为新安域外医家。

图2-10　新安医派中伤寒"错简重订派"代表医家传承脉络图

2. 对《伤寒论》进行补充完善和注释疏订、辨疑正误

新安医家中，有些医家结合历代其他医著内容对《伤寒论》原文进行整理辑复、补充完善，或对《伤寒论》原文进行注释疏订，以便更好地理解原文要义。

明代祁门医家汪机（1463—1539）著《伤寒选录》，卷二至卷六列112证，按六经之序归纳条文，仿成无己《伤寒明理论》的做法，并采诸说予以补充、集注。卷六末则以六经病中不同治法类分。卷七专以脉为条，不囿六经归类，使人知脉同证异而治亦各有不同。卷八为伤寒选录药方，收《伤寒论》主方、加减方计253首。此外选载"补遗经验良方"（多为温病方）42首、"妇人妊娠伤寒方"20首、"妇人产后伤寒方"10首、"小儿伤寒方"17首。另外论述了196种药物的性味、归经、主要功效、炮制方法、优劣鉴别、用法和注意事项。总之，《伤寒选录》从不同侧面对《伤寒论》的脉、证、方、治做了系统的归纳、分析、研究，并载入了大量文献。

对《伤寒论》进行整理辑复、考正注释，以勘衍讹阙漏，析经旨奥义，是新安医家研究《伤寒论》的一种重要方法。如清代歙县名医汪宗沂在研习《脉经》《诸病源候论》及《肘后备急方》《备急千金要方》《外台秘要》等著作时，发现这些书籍中引用了众多的《伤寒论》条文，却未见载于宋本《伤寒论》之中。为此，他从上述著作中将所引《伤寒论》条文摘出，经反复考证，辑复《伤寒论》方46条，逸方23首，著成《伤寒杂病论合编》。

清雍正、乾隆年间歙县吴谦的《医宗金鉴·订正仲景全书伤寒论注》，着眼于文字的衍讹阙漏，正误存疑，尤为后人注目。鉴于《伤寒论》的一些旧注本，每多"随文附会，难以传信"，列为《医宗金鉴》全书之首的《订正仲景全书伤寒论注》遂予订正，详加注释，并选集过去注本中能阐发仲景经义的见解以备参考。如桂枝汤方，原文桂枝下有"去皮"二字，吴氏认为此二字属衍文，应删去，因桂枝气味辛甘全在皮中，若去皮存枯木，就没有解肌发汗的功效。又如："发汗已，脉浮数，烦渴者，五苓散主之。"吴氏认为此条应补入"小便不利"四字，指出："若无此四字，则为阳明内热口燥之烦渴，是白虎证也。唯其小便不利而烦渴，斯为水热互结之烦渴，始属五苓散证。"并进一步强调，凡五苓散证，除水入即吐的水逆重证，因水不能下行，可无小便不利外，其余条中都应有小便不利证。类似这样的正误计有69条。又对整节经文有疑，其中尚有可采之句者，列入存疑。如认为干姜附子汤证中"昼日烦躁不得眠，夜而安静"与《灵枢·顺气一日分为四时》中"旦慧、昼安、夕加、夜甚"的一般疾病规律不相符合而存疑。类似这样的存疑计35条。《订正仲景全书伤寒论注》正误存疑总计104条，超过六经原文总数的1/4，其中很多见解发前人所未发，有很高的学术价值，被后世列为《伤寒论》注本中的上乘之作。后清乾隆、道光年间歙县程文囿编撰《医述》，专列"伤寒析疑""伤寒提钩"二卷，遍采众家之说，其中引录了吴氏很多精辟之见。全书集倒叙10条，错简18处，传误14处，脱佚20处，衍文14处，讹字28处，注辨23处，方考68处，问难33处，存疑4处，为难得的《伤寒论》校勘专著。另外，清代休宁县王少峰选择历代医家医著共二百余，辑录4000多条评注，对《伤寒论》一书进行了全面系统的注解，在关键处并加己按，成为洋洋70余万字的巨著《伤寒从新》，可谓《伤寒论》研究集大成者。

3. 由博返约，阐发伤寒学理，指导临床实践

新安名医中，有些医家虽无伤寒专著，但在其他著作之中也涉猎伤寒，并阐发伤寒学理。如明嘉靖年间歙县名医吴正伦在《脉症治方》中，把伤寒的病理归结为"表里虚实，阴阳寒热"八个字和"有表虚，有里虚；有表实，有里实；有表里俱实，有表里俱虚；有表里俱热，有表里俱寒；有表寒里热，有表热里寒；有阴症，有阳症"十二句。清代歙县程钟龄经过多年探索，在《医学心悟》中又将伤寒的病理总括为"表里寒热"四字和"有表寒，有里寒；有表热，有里热；有表寒里热，有表热里寒；有表里皆热，有表里皆寒"八句话。另外，《伤寒论》第259条："伤寒发汗已，身目为黄，所以然者，以寒湿在里不解故也。以为不可下也，于寒湿中求之。"此条原文有论无方，程钟龄主张用茵陈术附汤治疗此寒湿发黄，对后世治疗黄疸有重要影响。

《伤寒论》厥阴病篇，历来是有争议的一篇，或说热证，代表医家如成无己；或说寒证，代表医家如钱天来。如果把厥阴单纯说成寒或热的一个侧面，那就和少阴病的寒化证、热化证相同，也就无法反映厥阴病的特点。吴谦《订正仲景全书伤寒论注》抓住"厥阴者，阴尽阳生之脏"的特点，对厥阴病实质提出新见，认为病至厥阴，"阴阳错杂，寒热混淆，邪至其经，从化各异，若其人素偏于热，则邪从阳化，故消渴、气上撞心、心中疼热、蛔厥、口烂、咽痛、喉痛、痈脓、便血等阳证见矣；若其人素偏于寒，则邪从阴化，故手足厥冷、脉微欲绝、肤冷、脏厥、下利、除中等阴证见矣"。说明厥阴病有阴阳错杂、寒热混淆的病变特点。同时从厥阴与少阳的表里关系"少阳不解，传变厥阴而病危；厥阴病衰，转属少阳为欲愈"，揭示厥阴病的发展与预后。

新安医家中，更有部分医家认为张仲景《伤寒论》一书，不专以治疗伤寒病，如明成化年间歙县程玠（字松崖）所著的《松崖医径》就提出"杂病准伤寒治法"。方有执也认为："读之皆知其为《伤寒论》也……所论不啻伤寒而已也。"程应旄认为读《伤寒论》应不以伤寒二字读伤寒，而以"表里脏腑"四字读伤寒，即百千万奇怪病，无不以伤寒法治之。

4. 用《伤寒论》经方治大病，提供宝贵临床经验

新安医家对《伤寒论》的研究不仅在理论上卓有建树，而且在临床上留下众多宝贵经验，主要体现于医案类著作，如《素圃医案》《杏轩医案》《医验录》《孙文垣医案》《石山医案》《程茂先医案》《意庵医案》等。据粗略统计，明清新安医家经方医案近300则。收录最多的是郑重光的《素圃医案》，收张仲景经方治验93则，其次是《医验录》和《孙文垣医案》，收录经方治验均在50例以上。从所用经方治疗病症上看，不少是危急重症，《医验录》所收医案"大半皆追魂夺魄与阎君相抗拒者，其余皆易讹易错与群医若相反者"。《素圃医案》中有伤寒治验54则，皆属伤寒三阴证。这些有重要临床价值的医案，对当今指导中医救治临床急危重症，非常值得学习和借鉴。

从以上对新安医派在《伤寒论》研究方面成就的概要介绍，足以看出新安医派在《伤寒论》研究方面的造诣与建树。新安医派对《伤寒论》的探索与研究丰富多彩，蔚为大观，对丰富发展伤寒学派作出了突出贡献，至今仍值得我们深入学习研究。

十一、山西三部六病学术流派

（一）学术传承与发展

三部六病学说是首批全国老中医药专家学术经验继承工作指导老师刘绍武（1907—2004）多年研习《伤寒论》提出的崭新学说。该学说吸纳辩证唯物主义理论和现代自然科学的成果，形成了一套认识和治疗疾病的完整体系。在后学不断传承与发扬过程中，逐步发展成为特色鲜明的学术流派。

刘绍武于1924年业医，1930年受《皇汉医学》启发逐渐放弃时方，专攻经方。1944—1945年，三部六病学说初步成形。1962年，《仲景学说观》油印成册，三部六病学说首次在中医界曝光。此后由于政治运动频繁，直到1971年刘绍武才重新开始讲述三部六病。

本流派以刘绍武为开门宗师。二代弟子分为以胡连玺为代表的师承弟子，以郭维峰、刘惠生、宿明良为代表的西学中弟子，以闫云科、马文辉、苏庆民、康守义、武德卿、石西康、赵卫星、丁永斌、牛春兰、白玉金为代表的中医弟子。

刘绍武的弟子中，最具代表性、在全国影响力最大的是中医弟子马文辉。马文辉致力于传承和推广三部六病学术，先后将三部六病学术带入上至包括中国中医科学院和北京中医药大学在内的科研机构和高等学府，下至全国19个省、市、自治区的基层医疗机构。在其推动带领下，发育成熟的省级流派传承工作站有6个，地市级流派传承工作室有128个，培养基层名医上百人，受众基层医生逾30000人，惠及群众达千万人。

刘绍武为人师表，有教无类，其弟子亦传承"绣出鸳鸯从君看，愿将金针度于人"的精神，均有再传弟子，其中马文辉的弟子最为众多，亲传者有百余人。

以韩振国、刘建忠、黄小蕊为代表的西医院校西医师、教师，以任建坤、王俊锋为代表的中医院校教师，以宋纪育、杨瑞鹏、郭灵祥、王旭东为代表的综合医院中医师，以丁庆学、刘爱霞为代表的省外中医院中医师，以姚博、刘敬虾、张国华、付民锁、马祥凯为代表的中医研究生，以张泉旺、安小林、李静、武青红、曹清林、樊志升为代表的省内基层医生，以胡同军、高瑞涛、周逸群、卢文君、沈婧、张建成、李永忱、张让君、李鹏、冉路、李健、刘金焕、徐震、王成龙、陆向阳、孙超、马栋、杨录忠、盖建荣、孙久印、吴北平为代表的省外基层医生，陆续拜师。上述人员有的已有第四代弟子（图 2-11）。

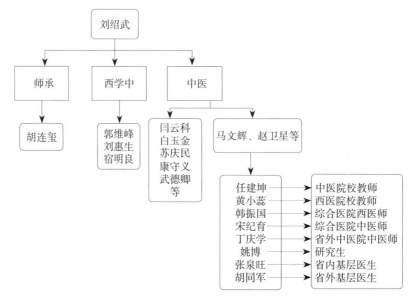

图 2-11　山西三部六病学术流派传承脉络图

（二）主流框架

三部六病学说依据人体可区分为整体、系统、局部组织器官三个层次，逐渐形成了整体气血论、三部六病辨证论治理论体系、局部结构观三部分内容。

1. 三部六病辨证论治理论体系

人体结构虽然复杂，但均可以抽象为暴露于自然界的表部、包裹在内的里部、介于两者之间的枢部（亦称半表半里部）。在人体这个圆筒结构内，装填着担负人体生命活动的各个系统、器官和组织。

表部由人体中与外界相接触的部分和支撑机体的躯壳框架构成，包括皮肤、运动系统、呼吸道、外生殖器、外周神经等，承担着支撑、运动、呼吸、体温调节、防御免疫、信息传输（感觉、反应）、营养等功能。

里部由人体内与饮食物相接触的腑系统组成，包括从口腔到食管、胃、小肠、大肠、肛门的消化道，以及膀胱等，承担着受纳、消化、吸收、排泄、代谢、防御免疫、营养等功能。

枢部由以心脏为中心，通过大血管相联系的脏系统组成，包括心、肺、肝、肾，以及循环系统、免疫系统、内分泌系统、中枢神经系统（情感思维）等，承担着造血储血、循环配给、体液调节、免疫修复、精神意识等功能。

当体内各部分处于阴平阳秘的状态时，正常的生理功能得以发挥。当体内任意一部分出现偏盛偏衰的状况时，就会发生各种疾病。当机体各部出现实性或热性改变时，会发生表阳病、里阳病、枢阳病；出现虚性或寒性改变时，会发生表阴病、里阴病、枢阴病。三阴三阳病是六类疾病群，包含多种方证，其中最能代表该类疾病群的方证如下。

（1）表阳病纲领证　头项强痛，发热恶寒，无汗，脉浮，或咳喘。

治则：汗法，辛凉解表。

主方：葛根麻黄汤，即麻杏甘石汤加葛根。

（2）表阴病纲领证　手足逆冷，脉细，肢节痹痛。

治则：温通法，温通血脉。

主方：当归桂枝汤，即当归四逆汤。

（3）里阳病纲领证　胃家实，发潮热，自汗出，大便难。

治则：下法，泄热除实。

主方：大黄芒硝汤，即大承气汤。

（4）里阴病纲领证　腹满，或吐或利，时腹冷痛。

治则：温健法，温里健中。

主方：苍术干姜汤，即《金匮要略》甘草干姜茯苓白术汤易白术为苍术。

（5）枢阳病纲领证　胸中热烦，身热或往来寒热，咽干口燥，小便黄赤。

治则：清法，清热除满。

主方：黄芩柴胡汤，即黄芩汤加柴胡。

（6）枢阴病纲领证　心动悸，背恶寒，短气，或脉微细。

治则：温补法，温阳益气。

主方：附子人参汤，即附子汤去白术、芍药加麦冬、五味子。

三部六病辨证论治理论体系将人体划分为三部，每部中皆有寒、热、虚、实四类不同性质的病理反应，三部之中共计有十二单证。同一部中阴阳属性相同的两种单证（如热证与实证，或虚证与寒证）相互复合，称为六病。同一部中四种单证共存，表现为非寒、非热、非虚、非实的病证称为部证。同一部中阴阳属性不同的两个单证（如寒证与实证，或虚证与热证）相互复合或不同部位（两部或三部）的单证相复合，称为合证。六证或部证与其他部的单证相互复合，称为兼证。不同部中的六病相互复合，称为合病。六病、合证、兼证、合病、部证共存时，称为杂病。

十二单证是组成病证的基本单元。六病、部证与十二单证相互复合可推演出合证、兼证、合病、杂病。所谓病位虽广，不出表、里、枢三部，病性复杂，不越寒、热、虚、实四性。十二单证的不同组合共计4095种证型。

2. 整体气血论

机体是由动态的气血和静态的框架两部分组成的，这两类物质动静相依，共同维系着人体的生命运动和生理功能。其整体协同性表现在气血的统一性、生态的自组性、层次的有序性、结构的功能性、动态的平衡性、形神的一致性、天人的合一性、意志的主导性八个方面。

气血长期反复较规律的慢性偏逆导致一系列慢性整体性疾病。颅腔、胸腔、腹腔、盆腔是人体重要脏器所在地和气血调配的"集散地"，因而气血的运行障碍往往集中反应于这些部位，表现为阳亢于上、血郁于胸、气滞于中、痰凝于下四种形式。变见于寸口，则分别形成溢、紊、聚、覆"四脉"。

整体病治疗当使用协调疗法。根据小柴胡汤具有寒、热，补、泄，升、降，收、散四个方面八种性质的基本属性，以苏子代半夏、以川椒代生姜，形成"协调基方"。临床上以调神平亢汤治疗溢脉证；以调心理乱汤治疗紊脉证；以调胃舒郁汤治疗聚脉证；以调肠解凝汤治疗覆脉证。

3. 局部结构观

机体内具有独立结构和特殊功能的部分称为局部。局部病的治疗依据病变影响范围可分为局部病局部治疗、局部病系统治疗、局部病局部整体双关治疗三类。在局部病发生、发展过程中，有一个决定病变始终的本质，非到病程完结之时，疾病不会痊愈，因而局部病的治疗需"定证、定方、定疗程"。机体各部分都必须服从整体，局部结构发生病变，也会影响整体功能的发挥，因而局部病的治疗还需"协调整体，突出局部"。

（三）学术特点

1. 宗仲景但不泥于经方

三部六病辨证论治理论体系中的六个纲领证及主要类方皆来源于《伤寒论》，整体气血论四个方剂皆由经方化裁而来，但是三部六病学术也不排斥时方。

2. 法阴阳亦不排斥西医

三部六病学术植根于中医学，充分体现阴阳学说和六经辨证的思维成果，但也处处可见现代科学和西医学的知识痕迹。

比如三部六病学术的三部分内容来源于观察人体的三个视角。这种对人体观察的角度就参考了物理学宇宙及宏观、微观视角。三部划分的依据，既顺应中医学对人体五脏、六腑、四肢百骸的认识，又大量借鉴西医解剖学、生理学知识。而整体气血论中四脉的病理改变，对于溢脉，中医学认为是气逆阳亢，西医学认为存在交感神经兴奋；对于紊脉，中医学认为是气乱血散，西医学则认为是心律不齐、每搏输出量不均等；对于聚脉，中医学认为是肝气郁结，气滞中焦，西医学认为存在副交感神经兴奋；对于覆脉，中医学认为是寒凝于下，痰湿相聚，西医学认为是结肠特别是升结肠内有黏液，不能顺利排泄。

这也是三部六病学术流派当中有大量西医学背景弟子的原因。无论从前的医学背景如何，都可以找到学习中医的方便法门。

十二、内蒙古自治区伤寒学术流派

（一）学术流派概说

内蒙古自治区地处塞外边远地区，中医药事业起步较晚，发展较为不平衡，但是对《伤寒论》的研究却在全国独树一帜，以六经气化学说为学术特点。内蒙古自治区名中医张斌自20世纪60年代起致力于《伤寒论》气化学说的研究，并以气化学说系统讲授《伤寒论》，在当时享有较高声望。其主要著作《伤寒理法析》为新中国成立后首部《伤寒论》气化学说专著。1983年，内蒙古医学院（现内蒙古医科大学）成为硕士研究生授予单位，张斌为最早一批硕士研究生导师，培养硕士研究生韩世明和雒晓东。韩世明主任医师，在博士研究生阶段师从刘渡舟，现为北京中医药大学附属护国寺中医医院主任医师，北京中医药大学东直门医院国际部特聘专家，北京市基层名中医，北京中医药学会六经气化专业委员会特聘专家。雒晓东现为广东省中医院芳村分院脑病科主任，主任医师，脑病专业博士研究生导师，国家优秀中医临床人才。两位学者是张斌的亲传弟子，深悟张斌的学术思想，已成为国内《伤寒论》气化学说研究方面的专家。张斌的学术思想在当时影响并启发了当地及全国的一些名老中医、教授。其中米子良作为当时内蒙古医学院中医系的一名教师，与张斌是同事。在教学与诊疗之余，他向张斌请教气化学说并跟诊学习，切实体悟气化理论的精髓，擅长运用气化理论指导临床，疗效卓著。2017年，米子良被评为首届全国名中医。张斌的学术专著和临床病案总结，由于年代久远且未得到足够重视，很多都已散佚。近年来，根据现存资料整理汇编的反映张斌学术思想和临床经验的著作有《张斌伤寒论气化学说通俗讲话》《张斌教授医论医案集》（图 2-12）。

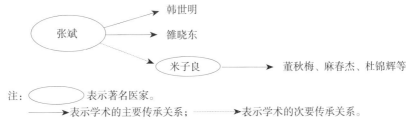

图 2-12　内蒙古自治区伤寒学术流派传承脉络图

（二）学术特点

张斌认为，六经的实质是以脏腑为基础，以经络为依据，以气化作为基本性质和功能的反映。换句话说，六经就是人体生理的六大功能单位，由于脏腑络属，阴阳互根，所以又形成了三大系统。三大系统包括以下方面：少阴的心与肾，即"元真系统"，统率着太阳小肠和膀胱；太阴的脾与肺，即"胃气系统"，统率着阳明胃和大肠；厥阴的肝和心包，即"相火"系统，统率着少阳胆和三焦。在三大系统的共同作用下，生化转输营卫气血、津液热能，而且六经之间又间接关联，相互作用，构成人的统一整体。分之为六，合之则一，亦即天地合气，气生万物的自然法则。张斌认为，六经的生理包括脏腑经络的具体功能、六经标本的气化作用、经气运转的基本规律、阴阳盛微的主要变化和气血多少的相互关系。六经虽然各有不同性质和功能，但必须由一阴一阳互相配合才能完成。在上述三个系统之间，三阴三阳固然各有表里关系，但总体又是三阳为表，三阴为里，三阳主外，三阴主内，内外相合，成为一气流行的统一整体。这个统一整体，不但需要六经之间的内在协调，而且需要各以其本经的性质和功能，与外界六气相适应，也就是以寒热互化、燥湿互化、风火互化，通过三阴三阳的经脉发挥到全身，与外界的寒热、燥湿、风火六气相协调。

张斌认为，六经为病的特点包括两个方面：第一，六经为病的根本属性，主要取决于本经。六经为病的各种变化，与互为中气的阴阳相对之经有着密切的关系。由于三阴、三阳六经气化的协同作用，所以每一经有病，又必然反映全身功能的互不协调，而出现整体性的证候。第二，太阳居人体最外，实包罗六经而为一切疾病的开始阶段，传变最多，可遍及六经。少阴为生命之本，实统率脏腑而为一切疾病的极重阶段，危症最多，可概括全身。阳明、太阴居于一身之里、中焦之部，故病情比较局限，发展也慢，变化也少，升降出入各有不同。少阳、厥阴并居于表里之间，病情比较广泛，发展快，变化多。

六经气化功能，在人体发挥其作用的基本运行规律，也就是经气出入的主要机转问题。古人把这种机转概括为"开""阖""枢"。"开"就是外出，有上升、布散的含义；"阖"就是内入，有下降、收蓄的含义；"枢"则介于升降与出入之间，内外环转，上下流行，为开、阖之机的枢纽。三者之间又互相协调，互相配合，从而保证人体的正常生命活动。十二经脉合并为六，六经有六大线路。此外，经中有络，气中有血，既可循线路而行驶，又可出线路而布散，这就是经气出入的机转。

综上所述，脏腑是六经的基础，经络是六经的依据，气化是六经的功能。张仲景以六经作为分病辨证的纲领并确立理论体系，有以下三个方面的意义：第一，作为病变区域和部位的划分；第二，作为病变性质和形态的鉴别；第三，作为病变发展阶段的依据。

十三、港澳台伤寒学术发展

（一）香港伤寒学术的发展

1. 香港伤寒学术特色

香港由英国殖民统治155年，于1997年正式回归中国，香港特别行政区成立。由于特定的历史环境，中医学的发展极为艰难，至今亦缺乏专门的伤寒学术研究机构。其一，香港地区因为中、西医两套医学系统的碰撞，现代伤寒学术研究往往以西医理论对《伤寒论》进行阐释，此即香港地区伤寒学术特色之一。其二，香港地区伤寒学术研究的中坚力量主要是来自内地的中医家，由于特定时期的信息不通，在长期的临证中发展出相对古朴的伤寒学术思想。因此，香港地区伤寒学术特色一方面存在中西医的汇通，另一方面体现为古今思想的共存。

2. 香港研究《伤寒论》的医家代表

香港伤寒学术的发展，主要归功于从内地迁居的中医家的勤勉努力，使得仲景之学绵延相续，薪火相传。

（1）陈伯坛（1863—1938）　名文炜，字英畦，广东新会外海乡（今属广东省江门市郊区）人。陈伯坛自幼家贫，虽数次参加科举考试，但最终心系中医学，尤喜研读《伤寒杂病论》，22岁即在广州悬壶济世。因其善用经方，用药大胆，所用剂量可多至一剂有1500～2000g，被当地人称为"陈大剂"，与黎庇留、易巨荪、谭星缘并称岭南伤寒四大家。1924年，陈伯坛举家迁往香港，一边继续设馆行医，一边著书立说，著有《读过伤寒论》《读过金匮》和《麻痘蠡言》。陈伯坛做学问从不盲从，具有质疑精神，潜心研读张仲景著作，指出人体六经并非简单地分为三阴三阳，而是三阴及三阳中均各有阴阳二气合化而成，并用标、本、中气理论解释阴阳，见解独到，发人深省。

（2）卢觉愚（1898—1981）　出生于广东省东莞市。卢觉愚自幼在香港长大，拥有良好的中、英文基础。17岁时，卢觉愚于香港丹峰中医学校学习中医，1926年考入香港东华医院，成为该院内科医师，其间与大陆名中医张锡纯、承淡安进行通信交流。1938年，卢觉愚任香港第一届中医长，著有《觉庐医案新解》和《卢氏实用伤寒论讲义》，后者为卢觉愚伤寒学术思想的集中体现。该书按成无己《注解伤寒论》的编排逐条列出，一方面引用古代医家观点对《伤寒论》条文逐条进行阐释，另一方面受香港西医学思想影响，从西医学的生理、病理角度出发阐释《伤寒论》。卢觉愚对《伤寒论》的解读，充分体现出伤寒学术在香港发展的特色——既遵循传统中医医理，又融合现代医学知识。

（二）澳门伤寒学术的发展

澳门由葡萄牙殖民统治112年，于1999年回归中国，澳门特别行政区成立。中医药在澳门的发展命运与香港相似，在重西医轻中医的夹缝中生存，伤寒学说的发展也无从谈起。回归中国后，澳门作为我国的特别行政区，长期居住人口以华人占绝大多数，考虑到澳门地区人民群众的就医需求及中医药在保障人民群众健康方面的优势，国家在中医药政策方面给予极大支持，中医学会和中药研究会相继在澳门成立。近几年，澳门与内地的中医药交流也日渐频繁，澳门电视台（现澳视澳门台）曾播放河南南阳张仲景学术研究的进展，宣传中医药防治疾病的疗效。由广州中医药大学、澳门科技大学、香港浸会大学共同组建的粤港澳中医药高校中医临床基础联盟于2022年成立。相信在不久的将来，澳门中医药发展步伐更快，仲景学术之花能绽放于澳门，造福更多的人民。

（三）台湾伤寒学术的发展

1. 台湾伤寒学术特色

在 20 世纪中叶以前，台湾的中医发展规模式微，鲜有致力于研究中医之人，1949 年前后，随着大量的大陆人口迁移至台湾，中医学也在台湾逐渐遍地开花，其中不乏精研《伤寒论》的医家，为伤寒学术在台湾的发展奠定了基础。

（1）推崇桂林古本《伤寒杂病论》　台湾的中医学者，普遍认为桂林古本《伤寒杂病论》无论在内容还是形式上都更合理，桂林古本《伤寒杂病论》是赵开美本《伤寒论》《金匮要略》在散失以前的手抄本，因此较赵开美本《伤寒论》《金匮要略》更接近张仲景《伤寒杂病论》一书的原貌。1986 年，由赖鹏举等人组成的中医整合研究小组参考广西人民出版社 1980 年《伤寒杂病论》版本，在台湾推出繁体字版竖排桂林古本《伤寒杂病论》。台湾院校和民间也多采用桂林古本《伤寒杂病论》作为研读书籍。

（2）对《伤寒论》六经的独特认识　台湾的文化和中医学主要源自大陆，但因历史原因，其先后受到西方和日本文化与医学影响。因此，台湾中医家在《伤寒论》方面的研究常常融入西医的观点。其中，台湾中医家对于《伤寒论》六经的认识就很有代表性。观点一：《伤寒论》所言六经，是病毒由表入里、由浅入深的六个阶段，并用六个证候群分别开来，同时，机体对病毒层层抗御的关系，也体现在血液和体温的改变，这种病理性的变化过程，正是《伤寒论》六经分证的依据。观点二：《伤寒论》所言六经为张仲景对不同证候群的代称，究其原因，在《伤寒论》成书的年代，医学知识尚不发达，当时医家对于疾病的认识相对简单，因此根据纷繁复杂的疾病表现，简单归纳为六个证候群，即六经。

2. 台湾研究《伤寒论》的医家代表

《伤寒论》作为中医经典之作，也被台湾的中医家奉为圭臬，潜心研究，进而传承。

（1）姜佐景　出生于清末，浙江瑞安人。姜佐景在青年时代即就读于丁甘仁创办的上海中医学校。1934 年姜佐景拜中国近代经方大家曹颖甫为师，并侍诊左右，与秦伯未、章次公同为曹颖甫之入室弟子，颇得曹氏心传。在跟师学习期间，姜佐景广为收集整理曹颖甫医案，佐以师生二人之分析，并参以自己之验案，最终辑成《经方实验录》。1949 年，姜佐景迁居台湾，在诊务之余，仍致力于《伤寒论》的教学及研究工作，并对《经方实验录》进行修订，在台湾付梓发行，大大促进了仲景学说在台湾的发展和传播。此外，姜佐景还对《伤寒论》的条文进行梳理和诠释，著有《伤寒论精简读本》。姜佐景可以说是台湾伤寒学术研究和传播的先驱者。

（2）朱木通（1904—1977）　又名朱蒂亭，号虚秋，台湾嘉义人。朱木通虽然业医较晚，但仍然是台湾公认的中医经方大师。朱木通治学从《伤寒论》和《金匮要略》而始，推崇经典，旁采各家之长，对日本汉方医学精华和后世时方的经验兼收并蓄，自成一家。朱木通一生勤于临床实践，学验俱丰，善于总结，著有《中医临床廿五年》。朱木通每临床虽首重经方，但也绝不排斥行之有效的时方，并对一些著名时方十分推崇。朱木通主要的学术贡献：以当归四逆加吴茱萸生姜汤治疗阑尾炎、黄连汤治疗胃炎、甘草干姜汤治疗咳喘和桂枝人参汤治疗流感，拓展了经方的临床应用。

（3）张步桃（1941—2012）　1941 年出生于台湾花莲县一个医学世家，自幼随父习医，博览群书，尤其熟谙经典，精研《内经》及《伤寒杂病论》。张步桃重视临床实践，尤擅经方辨治各科杂病。张步桃在深厚的中医理论功底的基础上，结合自己丰富的临证经验，著有《张步桃解读伤寒论》《张步桃开药方》《伤寒大论坛》和《张步桃医方思维》等多部专著。张步桃一方面主张临床处方一定要遵循"简、便、效、廉"的原则，充分发挥经方的优势，处方精良，避免用药繁杂；另一方面笔耕不辍，著书立说，并出资创立张仲景文教基金会，着力在我国台湾及海外地区弘扬张仲景之伤寒学术。

十四、其他

（一）《伤寒论》在日本的传承与发展

中日两国作为一衣带水之邦，自古以来文化交流就极其频繁。隋唐以后，两国的文化往来增多。630—701 年，日本锐意学唐，先后派出八批遣唐使节，将我国大量的中药材、医学著作、医疗经验技术及医疗制度等传入日本，《伤寒论》就是那时传入日本。其后，我国研究《伤寒论》的著作相继传入，汉方医家研究《伤寒论》的热情日益高涨，至江户时代（1605—1867）达到鼎盛时期。1659 年，日文版《仲景全书》和 1668 年《宋版伤寒论》在日本出版，引起很大轰动，很多日本人开始热衷研究、学习《伤寒论》，使《伤寒论》在日本医学界得以普及。

江户时代中期，日本各个领域的文化涌现出一股复古潮流，医学也不例外。特别是伊藤仁斋等人极力主张《伤寒论》是医学的原点，主张复古，由此日本汉方医"古方派"蓬勃兴起。而《伤寒论》的组方用药简洁实用、主次分明、配伍严谨，疗效卓著，恰好符合当时日本文化所追求的"简素化"特点。古方派倡导者名古屋玄医更是将仲景之学比高孔孟之道，强调了《伤寒论》的重要性。可以说，崇尚《伤寒论》是汉方医古方派最重要的学术思想。古方派的理念是要回归周代时的医学。由于《伤寒论》中留有古圣人的医学部分内容，故他们特别重视《伤寒论》，将树立以《伤寒论》为中心的医学体系作为自己的目标。

当时，喻嘉言的《尚论篇》、程应旄的《伤寒论后条辨》，以及早半个多世纪的方有执《伤寒论条辨》已经传入日本并受到瞩目。日本医家名古屋玄医在学习这些书籍的基础上，首先创立了基于《伤寒论》的自己的医学体系。他强调要重临证亲试，依实际立论。此外，他运用自己的扶阳抑阴说对《伤寒论》进行了解释，将"贵阳贱阴"的思想应用于疾病的认识和治疗中。在病因观方面，他提出"百病皆伤于寒"，注意寒气伤人，治疗之本是"扶助卫阳之气以驱邪"，注重温热之剂助卫气，好用桂附诸药。

继名古屋玄医之后，古方派中又分化出一批人，他们在复古旗帜的掩护下，向中国医学挑战，试图创建日本式的中医，即主张摈弃中医基本理论而仅用其方，代表人物是吉益东洞。他对《伤寒论》的方药显示出极大的兴趣，设计了一套特定处方对应特定证候的"方证相对"新医疗方案，并拆解了《伤寒论》和《金匮要略》共 220 方，结合自身经验，对其采取了以类聚方的形式重新编排，编著了《类聚方》。书中将原条文按处方类别加以整理，构成了"方证相对"的形式。除此之外，吉益东洞还著有《药征》一书，对《伤寒论》的药物进行研究。他否定中医理论中的生理和病机，主张万病起源于一种毒。根据这种"万病一毒"说，他认为用药治病是以毒攻毒。古方派的兴起和壮大，促进了仲景医学在日本的传播，使其中的有效疗法和方药得以继承和发扬。特别是吉益东洞的儿子吉益南涯在其父去世后，修订父说，将药物分成气、血、水三类，强调表里、寒热、阴阳、虚实八纲概念很重要。气血水理论经后来古方派完善提高，至今仍指导着日本医家的临床。

江户时代中后期，清朝政府解除明末海禁之规定，对东邻之国日本开始文化、医学、贸易的交流往来。到了伤寒学鼎盛的乾嘉时期，往来更为频繁。随着清代伤寒学渗透，日本伤寒学也发展得很快，大家辈出，名著闻世。日本的古方派、后世派、考证派三大医学流派的医家以《伤寒论》的研究为中心，纷纷著书立说，这种学术争鸣运动加速了中医的"汉方化"进程，奠定了日本汉方医学殿堂的基石。其中最有代表性的莫如山田正珍的《伤寒论集成》、丹波元坚的《伤寒论述义》《伤寒广要》和浅田惟常的《伤寒论识》。

山田正珍是"折衷考证派"的代表人物，他通达儒学之道，精研岐黄之学，尤好张仲景之书，研究《伤寒论》20年，著成《伤寒论集成》。山田氏文字功底扎实，考证态度严谨，在考释《伤寒论》时广备众本，详加校勘，旁征博引，阐释字词之义，善从语法角度阐释张仲景之意，吸收诸家成就，补亡先贤代表性注释，直抒己见，附录师生问答，释疑解惑，阐明医理，力求还原《伤寒论》之本来面目，通达仲景氏经旨。《伤寒论集成》是一部集注性质的注解《伤寒论》的论著，具有较高的学术价值。

江户时代后期，随着荷兰医学的传入，日本《伤寒论》的研究又出现了明显变化。一些医家开始接受新知识，山胁东洋、华冈青洲、本间枣轩就是其中代表人物。山胁东洋根据当时的西医解剖学知识，编写了《藏志》一书，并以这种结合型的知识结构影响其门人。他们主张以仲景之学为本，采西洋之方辅佐之，开日本尸体解剖和外科手术之先河。这部分古方派即日本"中西医结合"的先驱。

明治以后及昭和以来，日本医疗制度明文规定，只有学过西医学并经考试合格者，才能获得医师资格。取得医师资格，才能行医和从事汉方医学的研究，这样，研究者在知识结构上就不可避免地带有最初所学的西医知识的痕迹。由于《伤寒论》寓有方证相对的内涵，通过罗列适应证作为运用方剂的客观标准，这与西医的疾病诊断标准有些相似，经日本研究者大力发展，方证相对便在日本盛行起来。

近代以来，日本社会发展迅速，生产力和科技水平相应提高，借助现代科学手段和方法研究《伤寒论》的风气也应运而生，受过系统教育或具备科研能力的研究者从各个方面对《伤寒论》进行了研究。以仪器分析为中心的现代分析方法，使之对中药的分析能力大大提高，并达到了相当微量的程度。动物模型的建立和实验方法使之对中药复方的研究进展很快，卓有成效。作为《伤寒论》体系中最重要的研究内容——证的研究，日本学者也进行了各种探索，并寄予了很高的期望。

（二）《伤寒论》在韩国的传承与发展

韩国历代医学文献中论及《伤寒论》者较少，目前没有对《伤寒论》传入韩国年代的明确记录。金斗钟在《韩国医学史》中认为《伤寒论》在统一新罗时期传入韩国，但是无法考证具体年代，估计在700—800年，当时对《伤寒论》的研究并不活跃。

高丽时代在传承三国医学的基础上，输入了中国医学，并提出具有韩国特色的自主医学——乡药。据记载，1091年6月，宋哲宗向高丽国求张仲景方15卷、黄帝针经9卷、古今录验方50卷、小品方12卷、陶隐居效验方6卷、桐君药录2卷、黄帝太素30卷、名医别录3卷，可见当时医学交流比较活跃，高丽国内有丰富的中国医学书籍。金元时期，金元四大家发展了《内经》和《伤寒论》的理论，提出了新的学说，著述了新的著作。但是在高丽后半期，这些医学思想并没有传入韩国，这与高丽中叶产生的发展自主医学乡药的思潮严重阻碍金元医学的输入有关，同时也影响了中国医学典籍《伤寒论》的应用、研究和发展。

中韩医学交流始于三国时代，但是直到朝鲜前期，对于中国医学典籍《内经》《伤寒论》的研究依然甚少。比如在当时比较推崇的医籍《乡药集成方》《医方类聚》中对上述两本书籍的应用很少。纵观《乡药集成方》的引用文，几乎找不到《内经》《伤寒杂病论》引文，只可见到通过《太平圣惠方》《备急千金要方》等间接引用的证据，这一现象说明，当时对《伤寒论》等书籍的应用和研究实在很少。《医方类聚》亦有类似的表现，虽然在引用文中涉及《内经》《难经》《伤寒论》甚至金元四大家及其弟子的著书，但是仍然找不到《伤寒论》的直接引用文。可见当时的编撰者只是通过金元医学接触到《伤寒论》等书籍的理论，而未能对《伤寒论》本身进行深入的研究。

到了朝鲜中期，许浚《东医宝鉴》的出现大大促进了韩医学的发展，其影响波及中国和日本，达到了韩医学的最高峰。《东医宝鉴》集古今方书之大成，折中群书，寻找渊源，设立纲目，详细而不繁琐，集约而无所不含。许浚阅览了内藏书500余卷，书中引用的主要参考书籍多达83种，包括《内经》《伤寒论》《诸病源候论》《备急千金要方》《证类本草》等典籍和宋、元、明时期诸多医家的主要著述和学术理论。从引用的频度上考察，引用最多的是《内经》《医学入门》和《丹溪心法》，《伤寒论》虽有所论及，但也没有得到足够重视。

直到朝鲜末期出现了李济马的《东医寿世保元》，《伤寒论》才真正在学术高度上受到重视。李济马在《东医寿世保元医源论》中高度评价张仲景、朱肱、许浚等医家，在书中最多引用的是张仲景的《伤寒论》，全体引文为137条，《伤寒论》引文为66条，占全体引文近一半的数量。可见李济马四象医学的形成很大程度上受到了《伤寒论》的影响。

此后相当一段时期内，在日本帝国主义的殖民统治下，韩国医学的发展完全处于停滞状态，甚至处于没有可继承人才的空白状态中。直到解放以后，随着韩医学的重新定义和国内韩医大学和研究所的相继建立，韩医学的发展输入了新的血液，《伤寒论》的研究也重新活跃起来，到了20世纪80年代已经发展到较为成熟的阶段。目前，韩国国内对《伤寒论》的研究涉及文献研究、理论研究、实验研究、临床研究等各个方面。

总之，《伤寒论》自高句丽时期传入韩国，已有1000多年的历史，虽然高丽时期已进行了雕版印刷，但是现存的韩国版《伤寒论》版本及《伤寒论》注家的专门医书并不多，《伤寒论》并未得到满意的继承和发展，直至朝鲜末期四象医学的问世，《伤寒论》的学术思想才得到真正意义上的继承与发展。

近现代，为了更好地学习和理解《伤寒论》，韩医学家首先进行了解释《伤寒论》所必要的修辞技法的研究和理论研究，并利用现代科学手段和方法对《伤寒论》中行之有效的方剂进行了临床观察和实验研究。

《伤寒论》作为我国古代医药科学的巨著，在悠悠历史长河中无时无刻不闪耀光芒，通过梳理伤寒学术发展脉络可见，日本、韩国虽然与我国重洋远隔，但医学交流却无一日歇止。这不仅彰显了伤寒经典的魅力，还展现了众多不问出处的医学者们孜孜不倦的求知力。

第一节 古代医家

一、王叔和

王叔和（约170—255），名熙，魏晋时期著名医学家，高平（今山东省邹城市）人，曾任太医令。王叔和出生于达官贵族家庭，自幼兴趣广泛，少年时期已博览群书，通晓经史百家。后因避战乱随家移居荆州，王叔和有机会接触到张仲景或与其弟子交流。《伤寒杂病论》因战乱散失后，由王叔和收集整理以传于世。王叔和还总结了汉以前有关脉学之成就，又加以个人体悟著成《脉经》。该书为我国现存第一部脉学专著，首次对中医脉学理论进行系统全面的论述。所论述的寸关尺三部定位脉诊，以及总结的24种脉象，为中医脉学的建立和发展奠定了坚实的基础。

（一）治学方法

1. 总结汇编

整理《伤寒杂病论》使之重归条理，集当时脉诊研究大成著《脉经》，两者皆以总结整编为法。《脉经》中引用了大量古代文献，或以标题形式列出，或以文后加注的形式注明出处，体现出王叔和严谨的治学态度，值得后世效法。

2. 笃重实践

对于脉诊，王叔和在《脉经》自序中就指出"脉理精微，其体难辨""在心易了，指下难明"，应该在实践过程中"得之于手，应之于心"，如前贤"犹或加思""明审，亦候形证"，以达到"不待于色，能参合而行之，可以为上工"。

（二）学术成就

1. 整理编次《伤寒论》

《伤寒杂病论》问世不久便散失，由王叔和收集整理，重新编排，将伤寒部分复又成书，名为《伤寒论》，使之得以流传至今。

现通行的宋版《伤寒论》中的"辨脉法""平脉法""伤寒例"等篇，被认为可能由王叔和撰写或采编加入。如"伤寒例"篇中提到"今搜采仲景旧论"显然非仲景原文。"辨脉法""平脉法"两篇，论述伤寒的脉证和预后，兼及内伤杂病的脉象。"伤寒例"论述外感热病的病因病机及传变规律，被看作外感病发病总纲。"辨不可发汗脉证并治"等8篇，从治法角度梳理"六经病篇"内容，也被认为可能由王叔和补录。对比王叔和《脉经》卷七论及不可发汗证等共有 18 篇，远不止 8 篇之数。王叔和所辑录的《伤寒论》条文，将汗、吐、下、温、刺、灸、水、火诸治法和忌宜，加以分类比较，更切合实用，实开后世以治法分析《伤寒论》之先河。

《脉经》可以作为《伤寒论》研究的重要参考。《脉经》卷七"病不可发汗证"篇总结了凡阴阳气血俱虚者，脏气衰弱者，阴血津液损伤者，表邪已入里者，夹湿邪、湿热者，皆禁用麻黄、桂枝之剂辛温发汗，误汗则引起种种变证。"病可发汗证"篇大体上分桂枝汤、麻黄汤、大青龙汤、小青龙汤、葛根汤五类证治，指出运用汗法要考虑病情，有可发汗，有微发汗，有重发汗，有应先其时发汗，有发汗兼利小便，条理清楚。"病发汗以后证"篇归纳了发汗后可能出现的多种情况，如表邪未解再与桂枝汤，转属虚证用桂枝甘草汤、甘草干姜汤，转属实证与白虎汤、承气汤、麻杏甘石汤、大柴胡汤等内容，可见王叔和深得张仲景心法。

今本《脉经》约有 2/5 的内容系引自张仲景原著，其中卷七收载伤寒，卷八收载杂病，卷九收载妇人小儿病内容，有关脉法的条文还散见于其他卷次，几乎包括了现行《伤寒论》的主体内容。从《脉经》中还可找到不少张仲景佚文，如论小儿病条文已散失殆尽，而《脉经》卷九尚存"平小儿杂病证第九"一篇。阴阳毒、积聚病、妊娠产后诸病及妇人杂病，与《脉经》所载相比，现行《金匮要略》多出若干内容。王叔和引录《伤寒杂病论》内容，主要集中在卷七至卷九，而这些内容在许多方面可以弥补今本《伤寒论》《金匮要略》的不足。如清代著名医家钱熙祚考证言："第七卷又云：'脉浮而紧。浮则为风，紧则为寒。风则伤卫，寒则伤营。营卫俱病，骨节烦疼，可发其汗。宜麻黄汤。'今本《伤寒论》脱'宜麻黄汤'四字。致后人误解为大青龙汤证。按大青龙汤，用麻黄以解表，石膏以清里，本为外伤风寒，而内伏暍热者设。此条但言风寒，而无烦躁之内热，其非大青龙证，明矣。"据此可将《脉经》中的张仲景文看作《伤寒杂病论》现存最早的一种古传本，对校订张仲景原著有重要的价值。

2. 规范脉诊理法

节本《伤寒论》398 段条文中近半数条文涉及脉诊，提示脉诊在东汉末年已发展成熟并广泛应用于临床。王叔和《脉经》是第一部对脉法进行规范整理的医书，使脉诊这一中医特色诊法得以提升发展。

（1）确立三部脉法和脏腑分候定位　《内经》有全身动脉诊法和三部九候诊脉法，所载诊法不一，只有"气口""寸口""脉口"的笼统说法。诊脉独取寸口法首倡于《难经》，王叔和在继前人脉法基础上，完善和推广独取寸口的诊法，发展为寸关尺三部脉法。首次提出腕后拇指侧高骨为关，关前为寸，关后为尺这一寸口三部定位法，划定了寸关尺的部位和各占的长度，并以寸关尺三部各有天地人三候，合为九候，使之成为最早的寸口三部九候法。王叔和以三分法对脏腑定位，以左之寸、关、尺候心与小肠、肝胆、肾与膀胱，右之寸、关、尺候肺与大肠、脾胃、命门与三焦的脏腑定位，使独取寸口脉法在分部主病方面形成一套完整的系统，理论与方法趋于完善，从临床应用方面加以系统总结，推进了这种简便易行的诊脉方法的临床普遍使用。

（2）确立脉象标准　王叔和对脉象的名称和形态描述加以规范统一，并首次总结归纳为浮、芤、洪、滑、数、促、弦、紧、沉、伏、革、实、微、涩、细、软、弱、虚、散、缓、迟、结、代、动 24 种脉象，并且对每种脉象的形态特征进行了描述，明确了各种脉象的不同指下感觉，对各种反常脉的病理意义亦进行了比较详细的阐述，使脉象特征描述简明准确，便于掌握。王叔和确立了对脉象认识的基本标准，脉象名称和定义统一规范，指标明确，临证实用，易于推广，得到广泛承认。之后历代中医对脉象的描述，均未离开王叔和的 24 种脉象基本形状。此外，《脉经》首开脉象鉴别先河，提出浮与芤、弦与紧、革与实、滑与数、沉与伏、微与涩、软与弱、缓与与迟 8 组相类脉，对脉象的鉴别有着重要意义。

（3）以脉辨证　王叔和对脉象主病机理进行原则概括，并结合脉、证、病机、治疗进行综合总结，在阐述脉象的同时深入浅出地阐明脉理，并结合生理、病理及证候进行研究，将脉诊、脉法与病症、脏腑主病、治疗大法、方药有机地结合起来，便于临床应用。这些论述反映出当时对脉象病机的研究已达到较高水平。后世对脉诊在中医诊病方面的重视，与王叔和脉学的影响是分不开的。王叔和所论述的脉法和多种病症包括伤寒、热病、内科杂病、妇人及小儿疾病的脉证治疗，内容丰富，极大地发展了辨证论治体系，为历代医家所推崇。

3. 针灸辨证施用

王叔和全面继承了《灵枢》的经络学说，更对经络学说予以创新和发展，用相当篇幅阐述针灸理论，对经络、腧穴、刺灸法，以及针灸临床都做了重要的补充和发挥。围绕脏腑经络表里相关，王叔和将各经虚实证候进行细致分类和描述，较之《内经》《难经》更为详备。特别是王叔和还对奇经八脉的循行起止与病症做了系统总结，对后世产生较大影响，如李时珍的《奇经八脉考》全部收载了《脉经》中有关奇经八脉内容。为明确经络之间的密切联系，《脉经》记载了经络会合部位，还收载未见于前人文献的 20 余穴，说明"俞募"穴的部位和主治，弥补了《内经》只有五脏背俞，《难经》仅提"俞在阳、募在阴"而无确切穴位的不足。王叔和以经络理论为核心，强调针灸亦应辨证论治，要以脉象为依据，提出"阴病治脏，阳病治腑"的原则，尤其可贵之处是提出远取与近取相结合、躯干与肢末相结合的配穴法，对临床处方取穴很有指导意义。

二、成无己

（一）生平与著作

成无己（约 1066—1156），山东聊摄（今山东省聊城市茌平县）人，生于北宋嘉祐治平年间。靖康之时，成氏已 70 余岁，被金人掳至临潢（今内蒙古赤峰市），因医术高超，为当地人诊病。成无己出生于中医世家，天资聪颖，秉承家技，精于医理，擅长临床，为宋金时期研究《伤寒论》的大家之一。成无己著有《注解伤寒论》十卷、《伤寒明理论》三卷、《伤寒明理药方论》一卷。3 种伤寒著作有注解、有论证、有论方，联系紧密，相得益彰。成氏以经注论，以论证经，开创以注解的方法研究《伤寒论》的先河，使后世能明伤寒之理，知伤寒之用，推动了伤寒学说的流传与发展。其所撰《注解伤寒论》，是现存最早的《伤寒论》全注本。

（二）学术成就

成无己首开全面系统注释研究伤寒之先河，其以经注论、以论证经的研究方法为后世医家所推崇采用。其所撰《伤寒明理论》对伤寒症状及经方方论立专篇论述，为伤寒症状学及方论研究之肇源。成无己对《伤寒论》的注解研究，使大论方证得到理论上的阐释，其理法方药的规律性得以彰显。成无己承前启后，将伤寒学术研究引向深入，对后世伤寒学派形成起到了重要作用。

1. 以经注论

《内经》《难经》重于理而略于事，少出方药。《伤寒论》则重于事而略于理，只出某病之脉证与治疗，对辨证处方之机理论述甚少。成氏将二者结合，融会贯通，对每一表象之病机及治疗原理加以注释，以揭示病症指归。

成氏《注解伤寒论》一书，博采《内经》《难经》等经典著作的有关论述，自"辨脉法"至"发汗吐下后病脉证并治法"进行了全面的注解，大量引用《内经》《难经》和相关经典原文，逐条注解。成氏采用以经注论的研究方法，使理法方药一线相贯，起到了经论结合、以论证经的效果。成氏不仅以经注论，而且还以经注方。比如注解小青龙汤云："《内经》曰：'肾苦燥，急食辛以润之。'干姜、细辛、半夏之辛，以行水气而润肾。"这段原文见于《素问·脏气法时论》，不但引证准确，且"以行水气而润肾"一语，简洁清晰地说明了辛药能使气行水散，气至水亦至，而达到润肾目的的道理。

2. 理论创见

成无己对《伤寒论》的注释以简洁明了的文字揭示其条文的内容实质，同时又能有所创见。

（1）首提半表半里证 成氏阐释病机重视对病症阴阳寒热、虚实表里的辨别，将六经辨证与八纲辨证有机结合，丰富了《伤寒论》的辨证方法。如"烦躁"之由，"有邪气在表而烦躁者，有邪气在里而烦躁者，有因火劫而烦躁者，有阳虚而烦躁者，有阴盛而烦躁者，皆不同也"。并分别举例分析，指出大青龙汤证之烦躁，是邪气在表，阳郁为热所致；阳明热实，不大便，绕脐痛，烦躁，是邪气在里，热结腑实所致；太阳病，火劫令大汗出，火热入胃，烦躁者，是火劫迫津阳盛所发；干姜附子汤证、茯苓四逆汤证之烦躁，是阳虚而致；吴茱萸汤证之烦躁欲死，是阴盛所发。成氏将少阳视为半表半里。少阳主枢，乃阴阳往来之地，若以现代医学观之，少阳所主病症可包括内分泌系统、部分消化系统、肝胆胰脾、诸多孔窍、腠理系统，以及部分败血症、菌血症等全身性炎症。主治少阳病的和法可运用于涉及半表半里之现代多系统病变、疑难重症等。

（2）首提风伤卫，寒伤营 "风伤卫，寒伤营"的观点首见于《伤寒论·辨脉法》篇中："寸口脉浮而紧，浮则为风，紧则为寒。风则伤卫，寒则伤荣。荣卫俱病，骨节烦疼，当发其汗也。"成氏对《脉经》"风伤阳，寒伤阴"进一步阐发，提出："卫为阳，荣为阴，风为阳，寒为阴，各从其类而伤也。"故云："风伤卫，寒伤营。"并运用此观点解释某些病症。"风伤卫，寒伤营"并不意味着风邪侵袭人体只伤卫气，荣血不受影响；而寒邪侵袭人体是伤荣血，而卫气不受影响，故又有"风则伤卫，寒则伤荣，荣卫俱病"之说。风寒之邪不能截然分开，成氏在解释大青龙汤证"太阳中风，脉浮紧，发热恶寒，身疼痛，不汗出而烦躁者"时云："此中风见寒脉也，浮则为风，风则伤卫；紧则为寒，寒则伤荣。荣卫俱病，故发热恶寒，身疼痛也。风并于卫者，为荣弱卫强；寒并于荣者，为荣强卫弱。今风寒两伤，则荣卫俱实，故不汗出而烦躁也。"

（3）首提经病腑病 《伤寒论》涉及脏腑生理病理的内容不多，仅见于"阳明之为病，胃家实是也""伤寒腹满谵语，寸口脉浮而紧，此肝乘脾也""伤寒发热，啬啬恶寒，大渴欲饮水，其腹必满，自汗出，小便利，其病欲解，此肝乘肺也""趺阳脉浮而涩，浮则胃气强""若脐上筑者，肾气动也"等数条。成氏则非常重视从脏腑的生理病理角度对《伤寒论》原文进行注释和发挥。如成氏遵《内经》"汗为心之液"的观点，对发汗后出现此症状，认为乃心虚所致，如"汗者心之液，汗家重发汗，则心虚恍惚心乱"等。成氏认为少阴病即是肾之病症、太阴病为脾之病症，常以肺生理病理阐释咳喘等症。如对于小青龙汤证"干呕发热而咳"，成氏认为属"水寒相搏，肺寒气逆"。将脏腑辨证、经络辨证、三焦辨证引入《伤寒论》中，成就了成氏之"脏腑 – 经络 – 三焦 – 六经辨证体系"，使临证之时能从多视角诊疗疾病，可尽见疾病之源。

3. 重视症状鉴别

成无己《伤寒明理论》堪称一部从症状学及方剂学角度研究《伤寒论》的专著。该书对50个症状从表现、病因病机、相似症鉴别诊断、治疗方药等方面进行阐发和论述，有利于加深医者对脉证的把握，提高临证诊疗治愈率。成无己善于运用"知常辨异"的思维方法对《伤寒论》的证治及预后加以解析。如"无汗"症归纳病机有四：一是伤寒在表；二是邪行于里；三是水饮内蓄；四是亡阳久虚。成氏指出：四种无汗为病之常，知常要辨异，其异者，一如"当汗而不汗"，一再服用解表剂而不汗者，为邪气太甚，汤不能胜，必成大疾；二如"热病脉躁盛而不得汗者"，亦为热病病重，邪不外达，即"阳脉之极也"。"兹二者以无汗为真病"，病情凶险，预后不良。诸此，为后来的症状鉴别诊断学的发展，起到了良好的导源和推动作用。

4. 解析经方配伍

在制方分类上，在陈藏器"药有宣、通、补、泄、轻、重、涩、滑、燥、湿，此十种者，是药之大体"之说的基础上，成无己明确提出了"十剂"的概念。成无己宗《内经》《神农本草经》诸说，提出了"七方"之名。成氏撰《伤寒明理药方论》，选择伤寒常用方 20 首，并引据《内经》治则及四气五味、君臣佐使之说进行阐释。

三、郭雍

郭雍（1091 ？—1187），字子和，号白云先生，南宋著名医学家，洛阳（今河南省洛阳市）人。宋乾道年间（1165—1173），郭雍屡招不就，赐号"冲晦处士"，后复赐号"颐正先生"。其父太中大夫郭忠孝，师承程颐，著《易说》，号兼山先生。郭雍不但传其父学，早年习儒，爱好理学，对《易经》颇有研究，至晚年笃好《伤寒论》，精研张仲景之学。他鉴于当时所见《伤寒论》有所残缺，遂采《素问》《难经》《备急千金要方》《外台秘要》诸书所论，以及朱肱、庞安时、常器之等诸家学说，参以己见作为补充，以补仲景之缺略，于 1181 年著成《仲景伤寒补亡论》二十卷。该书从文献分析、补亡、拾遗的角度研究《伤寒论》，是补亡研究中的杰出代表，在整理、发挥仲景学说方面作出了重大贡献。此外，郭雍还兼通兵法及天文历数，著有《郭氏传家易说》十一卷、《中庸说》一卷、《冲晦郭氏兵学》七卷、《卦辞指要》六卷、《蓍卦辨疑》二卷。

（一）著作简介

《仲景伤寒补亡论》共二十卷。卷第一为伤寒总论相关问题，以问答的形式讨论了伤寒名例、叙论、治法、脉法、刺法，以及张仲景与华佗比较等问题。卷第二至卷第十一以宋本《伤寒论》之体例编排辨脉法、平脉法、"六经病"证治、"可与不可汗吐下"辨证内容，卷第十二至卷第十八为伤寒相关证候、病证内容，卷第十九至卷第二十为妇科及儿科伤寒相关内容，结合《内经》及《难经》、华佗、王叔和、《针灸甲乙经》、巢元方、孙真人、《外台秘要》、庞安时、朱肱、常器之、王仲弓等伤寒理论构成，各卷论述均标明出处，内容完整，多有郭氏自己的观点，以"雍曰"形式引出，考证得当，涉及了诸多伤寒理论及文献方面的疑问，考据特点突出，有重要的学术价值。清代汪苓友说："《仲景伤寒补亡论》，河南郭雍撰次，书凡二十卷，其第一卷，设为问答，以伤寒名列居前，附以叙论治法及刺热等法。第二、三卷，乃辨脉、平脉法。第四卷，自叙经统论，继之以太阳六经论治。至第五、六、七卷，皆系仲景原论，其间有论而无方者，既补以庞安时、常器之两家之说，郭氏后为之校补于后。第八卷至十二卷，则叙汗、泻下，温灸、刺，及用水用火之法。第十三至十五卷，则叙两感阴阳易及病后劳复等二十余。第十六卷，系阙文。第十七、十八卷，则叙痉湿暍等九证及似伤寒诸证。其第十九、二十卷，则叙妇人小儿伤寒，并疮疹诸证。是皆郭氏采《素》《难》《千金》《外台》《活人》等方论，以补仲景之阙略。治伤寒者，不可以不知也。"

（二）学术思想与特色

1. 采撷诸家，补充缺略

如《伤寒论》云："太阳病，当恶寒发热，今自汗出，反不恶寒发热，关上脉细数者，以医吐之过也。一二日吐之者，腹中饥，口不能食；三四日吐之者，不喜糜粥，欲食冷食，朝食暮吐。以医吐之所致也，此为小逆。"《仲景伤寒补亡论》常器之云："可与小半夏汤，亦与半夏干姜汤。"郭雍云："《活人书》大小半夏加茯苓汤，半夏生姜汤皆可选用。"《伤寒论》又云："太阳病，吐之，但太阳病当恶寒，今反不恶寒，不欲近衣，此为吐之内烦也。"《仲景伤寒补亡论》常器之云："可与竹叶石膏汤。"其所论载，不仅补仲景之缺略，而且给后世以不少启发。如对太阳病"吐之内烦"一条，清代《医宗金鉴》亦根据常器之说，进一步说明："今因吐后，内生烦热，是为气液已伤之虚烦，非未经汗下之实烦也……惟宜用竹叶石膏汤，于益气生津中，清热宁烦可也。"

郭雍对厥证的发挥亦很突出。他在《仲景伤寒补亡论·厥阴证》中说："世之论厥者，皆不达其源。厥者，逆也，凡逆皆为厥。《伤寒》所论，盖手足厥逆之一证也。凡阴阳正气偏盛而厥者，一寒不复可热，一热不复可寒。伤寒之厥，非本阴阳偏胜，暂为毒气所苦而然。毒气并于阴，则阴盛而阳衰，阴经不能容，其毒必溢于阳，故为寒厥；毒气并于阳，则阳盛而阴衰，阳经不能容，其毒必溢于阴，故为热厥。其手足逆冷，或有温时，手足虽逆冷，而手足掌心必暖。"郭雍认为，厥逆有寒热之分。伤寒之厥，乃毒气并于阴经或阳经所致，与阴阳正气偏盛而厥者不同。

更有临床价值的是，郭雍补充了五种发疹疾病的鉴别诊断。他说："伤寒热病，发斑谓之斑，其形如丹砂小点，终不成疮，退即消尽，不复有痕（斑疹伤寒）；温毒，斑即成疮，古人谓热毒疮也。舍是又安得别有热毒一疮？后人谓豌豆疮，以其形似也。温毒疮数种，豌豆疮即其毒之最大者（天花），其次则水疮麻子是也（水痘），又其次麸疮子是也。如麸不成疮，但退皮耳，以其不成疮，俗谓之麸疮（麻疹），又与瘾疹不同。瘾疹皮肤瘙痒，搔则瘾疹隆重起，相连而出，终不成疮，不结脓水，也不退皮，忽尔而生，复忽尔而消，亦名风尸（荨麻疹）。"其论述较之《太平圣惠方》和《小儿药证直诀》更为完善。由此可见，郭雍的论述确有创见，足见其治学的精深与严谨。刘世延赞曰："《补亡论》一书，其于两感、阴阳交、阴阳易及痉等论，尤为详切精博，真可谓发前人所未发，令读者心目一清，足补仲景之残缺。"汪琥亦认为《仲景伤寒补亡论》一书"治伤寒者，不可以不知也"。

2. 认为发于春季皆温病

郭雍认为，伤寒有五，其证皆热。郭雍继承《难经》"伤寒有五"的学术思想，认为五种伤寒病是因为重感于四时之气，故有不同的病名。他在《仲景伤寒补亡论》中说："总而言之，则皆曰伤寒，曰热病，故王冰言：论其发病，皆为伤寒致之是也。谓之热病，其证皆热也。"郭氏又云："巢元方《病源》，以伤寒、时气、温病、热病分为四种。伤寒，冬也；时气，疫也；温病，春也；热病，夏也。虽各具数十候，究其证治各不相远。"正因为众多热病的证候大同小异，才可用辨证论治的方法，将其熔于一炉。

郭雍既继承了《伤寒例》的"伏寒温病"说，又将春时新感风寒温气和春季的时行疫气引起的病症命名为温病，从而将温病分为三种不同病因，突破了传统的"冬伤于寒，春必病温"的"伏气温病"学说，与清代温病学观点一致。因此也可以说，郭雍发展了温病学说。他在《仲景伤寒补亡论》中说："医家论温病多误者，盖以温病为别一种。不思冬伤于寒，至春发者谓之温病；不伤寒而春自感风寒温气而病者，亦谓之温；及春有非常之气中人为疫者，亦谓之温。三者之温自有不同也。"他认为春时自感风寒温气的新感温病，病情最轻。时行疫气之温病稍重于新感温病。伏气温病比冬时伤寒和夏时热病为轻。但郭氏所谓新感温病，有恶寒发热表证，与冬季伤寒病症无别。这种新感温病与伤寒的区别，仅仅是发病季节不同，而非发病证候不同。

郭氏将伤寒病局限于冬季，而春时感受风寒，其病症与冬时无异却名温病，这种只重视发病季节的区别，而不是从临床证候的不同来划分伤寒与温病的观点，为寒温关系的复杂化留下了伏笔，也为后世称伤寒只在冬季，暑期的外感病分阴暑、阳暑提供了先例。此与张仲景"观其脉证，知犯何逆，随证治之"的辨证论治思想，是完全不同的。

郭氏发展了疫毒学说，他说："若夏暑成疫，秋温成疫，冬寒成疫，皆不得同治，各因其时而治之。况一岁之中长幼疾状相似者，即谓之疫也。如疟痢相似，咽喉病状相似，赤目相似，皆即疫也。皆非自取之，因时行之气而得之。"这种疫气说，不限于《素问》"五疫"古说，也不同于《伤寒例》"非其时而有其气"的"时行"，丰富了疫病学说，也为吴又可《温疫论》的疫气学说提供了借鉴。如前所述，郭雍《仲景伤寒补亡论》充分汲取了清代温病学说，将温病分为三种，并提出了新感温病学说。他认为温病"其治法与伤寒皆不同……然春温之病，古无专治之法，瘟疫之法兼之也"。三种温病由于病情轻重和发病特点不同，其治法也当有别。

3. 论慎用麻桂辛温解表，亦别具慧眼

郭雍认为："伤寒之初，不当用峻药。"此为经验之谈。郭雍又说："常闻常器之为初学浅识者有是说矣。仲景立方，有是证则用是药，今曰桂枝证、麻黄证，是当用桂枝、麻黄之汤也。然常人才学明识不逮仲景，则有误在其中，安敢尽用其药？遇桂枝证，则必思桂枝之轻者而用之；遇麻黄之证，则必思麻黄之轻者用之。盖虑脉证有误，须预为之防，得不失仲景大意可也。"郭氏所谓"桂枝之轻者""麻黄之轻者"，就是发汗轻剂，也就是后世所创的辛凉解表方剂。这种慎重地对待张仲景经验的态度是可取的，但如过于谨小慎微，见证确而不敢辨证用方，也不是正确对待文化遗产的态度。

4. 对"日传一经"的"常""变"分析

郭雍对"日传一经"的理论与临床实际不符的矛盾，以传经理论中的"常"与"变"加以阐析。他在《仲景伤寒补亡论》中说："日犹经也，大抵受病皆有常变，其经与日不相应者则变。循常则易治，既变则难通。然变当从证，常可从日。故《素问》又曰：若其未满三日者，可汗而已；其满三日者，可泄而已。此言常道也。"郭氏此说较为圆通可取，但临床实际"日传一经"或传变六经者均属罕见，而郭氏所论"变证"却比比皆是。这是郭雍在世俗尊经的情况下，迂曲地表述个人见解，颇有借鉴参考价值。

四、方有执

（一）生平与著作

方有执（1523—1599？），字中行，明嘉靖万历年间人，籍贯徽州府歙县（今安徽省黄山市歙县）。方有执早岁以儒为业，后因两次丧内，皆殒于中风伤寒，5个儿女又因病而殁，本人也患过大病，因而发奋钻研医学，尤重视对《伤寒论》的研究，竭20余年之精力，对《伤寒论》原书条文逐条考订，重新编次，并予以注释，于明万历十七年（1589）撰成《伤寒论条辨》8卷，以求合于张仲景之原意。此外，方有执还著有《本草钞》1卷、《或问》1卷、《痓书》1卷，均附于《伤寒论条辨》之后一并付梓。

《伤寒论条辨》共8卷，22篇，其中将太阳病分为"风伤卫""寒伤营""风寒两伤营卫"三篇，每篇1卷，为前3卷。卷四至卷六为阳明、少阳、太阴、少阴、厥阴及霍乱、阴阳易差后劳复等内容。卷七和卷八为辨痓湿暍、辨脉法、辨不可发汗、辨可发汗、辨发汗后、辨不可吐、辨可吐、辨不可下、辨可下、辨发汗吐下等诸篇。初稿成于明万历十年（1582），经修改定稿于明万历十七年（1589），初刊于明万历二十一年（1593）。《本草钞》乃是对张仲景《伤寒论》113方中所用 91 味药物的性味功效进行说明，并旁引诸家本草著作予以注释。《或问》乃是针对学习者在研读《伤寒论》及行医过程中可能出现的疑问，自设问题，自己作答，共有 46 道问答。《痉书》乃是将张仲景书中有关痉病条文和方药加以汇聚，并引《素问》《备急千金要方》关于痉病之论述。其写《痉书》的目的是让医者了解痉与惊风的区别，另外与方氏 5 个子女皆死于惊风对其造成的巨大创伤不无关系。

（二）学术思想与特色

1. 力倡《伤寒论》"错简"说

方有执认为，《伤寒论》乃张仲景之遗书，因年湮代远，西晋王叔和编次，已有错简，后又经金代成无己注释又多更改，早已失张仲景之原貌。他在《伤寒论条辨·跋》中说："愚自受读以来，沉潜涵泳，反复纫绎，窃怪简篇条册，颠倒错乱殊甚。盖篇始虽由于叔和，而源流已远，中间时异世殊，不无蠹残人弊，今非古是，物固然也。而注家则置弗理会，但徒依文顺释。譬如童蒙受教于师，惟解随声传诵，一毫意义，懵不关心。至历扞格聱牙，则又掇拾假借以牵合，即其负前修以误后进，则其祸斯时与害往日者，不待言也。"因此，他不惮险遥，多方博访，广益见闻，虑积久长，竭 20 余年之精力，至"晚忽豁悟，乃出所旧得，重考修辑"，对《伤寒论》进行逐条辨析，重予编注，排比成篇，以求合于张仲景之道。所谓"正叔和故方位而条还之之谓也"。

2. 重订《伤寒论》

（1）重新编次篇目　方有执认为《伤寒论》错简严重，于是重新编次篇目。如改卷一、卷二、卷三为辨太阳病脉证并治之上、中、下篇，对《伤寒论》之《太阳篇》大加改订，分为"卫中风""营伤寒""营卫俱中伤风寒"3 篇。凡桂枝汤证及其变证一类的条文，列于"卫中风"篇，共 66 条、20 方；凡麻黄汤证及有"伤寒"二字列于条首的条文，别为"营伤寒"篇，共 57 条、32 方；凡青龙汤证等有关条文，汇为"营卫俱中伤风寒"篇，共 38 条、18 方。以上 3 篇，分列于卷一、卷二、卷三。这是《伤寒论条辨》全书的重点。卷四是辨阳明、少阳病脉证并治篇，卷五是辨太阴、少阴、厥阴病脉证并治篇，卷六是辨温病、风湿、杂病、辨霍乱病、辨阴阳易差后劳复病脉证并治篇。旧本卷一的辨脉法、平脉法 2 篇，方氏认为是为王叔和所撰，但是大体秉承了张仲景原意，虽可翼于张仲景，但不能列于卷首，于是改"平脉法"为"辨脉法上篇"置于前，改原来的"辨脉法"为"辨脉法下篇"置于后，两篇通叫"辨脉法"（上篇、下篇），与痉湿暍病证共为卷七，卷八仍保留了王叔和的可与不可诸篇。方氏以为自己《伤寒论条辨》中，卷一至卷六的 11 篇系张仲景遗书而叔和所注次之者，而卷七的辨痉湿暍病证篇，"相传谓为叔和述仲景金匮之文"，对于自辨法以下，认为"皆叔和……附己意以为赞经之辞，譬则翼焉传类也"。

（2）重新编次条文　方有执对《伤寒论》诸卷条文，结合自己的长期研究和自身的临床经验做了重新排列，经其反复推敲，采取削、删、移、改、拆、合等诸多方法，进行了全面的编次。其重订《伤寒论》条文的具体方法如下。

①削：方氏认为"伤寒例"可能是王叔和伪作，虽成无己做了注释，而终非《伤寒论》原文，便大胆破前人之固守，直接削去，并特做"削伤寒例"一篇，申明原委，以供后人参阅研究。该文置于正文之后，并云："成无己本旧有《伤寒例》一篇，今削之，存此以备后照。"

②删：删去非张仲景原著的"伪文"或衍文。如第 114 条："太阳病，以火熏之，不得汗，其人必躁，到经不解，必清血，名为火邪。"对"到经不解"，成无己用传经之说勉强释之，使人

费解，方氏删去一"经"字，训"到"为"反"，释为邪反不解，其义昭然。再如前面提到的削掉"伤寒例"也属此法。

③移：就是对卷、篇及条文的位置根据情况做前后调整。如"辨脉""平脉"等篇的移动，"太阳篇"条文的移动，均属此法。

④改：对条文中认为有误的地方直接加以改动，并于条文后说明。如第 38 条："太阳中风，脉浮紧，发热恶寒，身疼痛，不汗出而烦躁者，大青龙汤主之；若脉微弱，汗出恶风者，不可服之，服之则厥逆，筋惕肉瞤，此为逆也，大青龙汤方。"最后 5 个字，方氏认为是"传写之误"，并根据第 82 条改为"以真武汤救之"。方氏对本条的认识有其合理性。

⑤拆：就是把一条原文分成二条。这种方法，方氏在重订中用得较多，如第 16 条，方氏把"随证治之"后面的另做一条，这样使前半部分突出了《伤寒论》的辨证施治精神，后半部分强调了桂枝汤禁例，各有主次，对后学启发颇大。二版、四版、五版教材《伤寒论讲义》对本条亦是采取了这种方法处理。

⑥合：就是把两篇合为一篇，或两条合为一条。如方氏将第 21、22 条合为一条，便于前后连贯学习。再如第 225、226 条合为一条。将"辨脉"与"平脉"合为《辨脉法》，亦是如此。

⑦加：根据需要于条文中加进一些字。如第 219 条："三阳合病……发汗则谵语。"方氏于谵语后加一"甚"字，以表示谵语的程度。再如第 221 条："阳明病，脉浮而紧，咽燥口苦，腹满而喘。"为了便于诵读，方氏于咽燥后加一"而"字，成"咽燥而口苦"。

⑧存疑待考：就是对某些可疑条文，保持原貌，附以说明。方氏堪称《伤寒论》考据家，其治学诚实、严谨，对某些条文一时理解不清，或无法考证，则于条文后注明"疑有脱落""疑错简"等，以便后人进一步考证。如第 98、139 条后注以"疑有脱落"，第 211、257 条后注以"此疑错简"等。

当然，方氏重订《伤寒论》也存在着一些不足之处。其对宋本的改动亦太大，使人难以接受。同时，有些条文的排列并非优于宋本，如第 71 ~ 74 条是论述五苓散证治的，理法方药一线贯通，而方氏却把它们分开编排，不利于比较学习。尽管如此，方氏的重新整理编次，其意义在于，在《伤寒论》的研究史上，拉开了伤寒学派内部学术争鸣的序幕，因而对后世产生了重大影响。

3. 对"六经"的阐释与发挥

方有执认为，六经非单纯的经络，而是涵盖了整个人体的各个部分。方有执以人体深浅部位结合经络、脏腑来解释六经之实质。他在《伤寒论条辨·图说》中说："经络筋脉类皆十二，配三阳三阴总以六经称。六经之经，与经络之经不同。六经者，犹儒家六经之经，犹言部也。部犹今六部之部，手足之分上下，犹宰职之列左右。"并指出："若以六经之经，断然直作经络之经看，则不尽道，惑误不可胜言，后世谬讹，盖由乎此。"《伤寒论条辨·或问》云："伤寒之起于太阳，遍三阳而后历三阴者，盖以风寒之中伤人，人是通身四面上下皆当之，其邪亦是如此而皆进，然其进也有渐，故次第人身外体之躯壳为三重：第一薄外皮肤一重，太阳所主之部位也；第二肌肉一重，阳明之部位也；第三躯壳里腑脏外匝空一重，少阳之部位也。如此一重一重逐渐而进，三阳主表之谓也。及其进里，里面五内，亦第为三层，逐层亦是如此而渐上，三阴主里是也。"

4. 定伤寒总纲，立太阳三纲

方有执治伤寒总的思想：伤寒以六经为纲，六经以太阳为纲，太阳以"风中卫、寒伤营、风寒俱中伤卫营"为纲。兹说明于下。

（1）伤寒以六经为纲 方有执指出：病发于人身，故无论何病，皆可以六经为纲。而伤寒之为病，乃风寒之邪侵袭人，中伤则必沿外部躯壳之三重（太阳、阳明、少阳），内脏次第三层（太阴、少阴、厥阴），逐层而渐进，而六经又各主其所，故伤寒病尤应以六经为纲。

（2）六经以太阳为纲　对伤寒六经辨证，方有执认为六经应以太阳为纲。其认为太阳主人身之表，而外邪侵袭，首犯肌表，肌表营卫之气与邪抗争，则形成太阳病，故太阳为病最易，而其邪之出入，疾病之传变，又最能反映伤寒之顺逆。所以说，六经应以太阳为纲。《伤寒论条辨·或问》云："太阳者，乃六经之首，主皮肤而统荣卫，所以为受病之始。""太阳一经，紧关有始病荣卫之道二，所以风寒单合而为病三，三病之变证一百五十八，故分病为三纪，以为各皆领其各该所有之众目，以统属于太阳。"

（3）太阳"三纲"说　方有执认为"风""寒"二气属性不同，在中伤于人身时表现出三种不同的证，即风中卫证、寒伤营证、风寒俱中伤卫营证，并给出分别与之对应的治法方案：中风用桂枝汤，伤寒用麻黄汤，风寒俱中伤用大青龙汤。由是形成"太阳三纲"说。

方有执在《伤寒论条辨·辨太阳病脉证并治上编第一》中说："太阳一经，风寒所始，营卫二道，各自中伤。""然风之为风，其性属阳，其中人也，从卫而入。"《伤寒论条辨·辨太阳病脉证并治中编第二》言："太阳统摄之荣卫，乃风寒始入之两途，寒则伤荣。"《伤寒论条辨·辨太阳病脉证并治下编第三》言："中风者，单只卫中于风而病也。伤寒者，单只荣伤于寒而病也。若风寒俱有而中伤，则荣卫皆受而俱病。""夫以中风之用桂枝汤，伤寒用麻黄汤，风寒俱中伤而用大青龙汤。"

总之，方有执是新安医家中研究《伤寒论》的代表人物，其研究伤寒的思想及方法，对后世伤寒学者产生了深远的影响。清代医家喻嘉言在《尚论篇》中称赞其"卓识超越前人"。方氏错简重订的观点问世后，拉开了伤寒学派内部学术争鸣的序幕，极大地促进了伤寒学派的发展。

方有执治伤寒之学的思想方法，在新安医家中颇有影响。极力拥护方氏观点者，清顺治、康熙年间有歙县的程应旄（生卒年月不详），汲取方有执、喻嘉言研究整理伤寒条文之长，再行归类条理，阐发己见，著成《伤寒论后条辨》（又名《伤寒论后条辨直解》）15卷。程氏以《伤寒论》的辨证治法统赅百病，完全与方氏同，但对条文错简的订正，又不尽同于方氏。明末清初的另一位新安医家郑重光（1638—1711），徽州府歙县人，以方有执原著，删其支词，旁参喻嘉言、张石顽、程应旄三家之说，以己见附之，著成《伤寒论条辨续注》12卷。其汇辑诸家之见而折中，附有己意，审慎论理，对《伤寒论》的研究颇有参考价值。此外，新安太医吴谦奉勅编撰《医宗金鉴》，首列《订正仲景全书伤寒论注》，编次悉以《伤寒论条辨》为蓝本。其在"凡例"中指出："兹集《伤寒》分经，仍依方有执《条辨》，而次序先后，则更为变通。"吴谦取方、喻、程之注不少。由于以上诸家的勤研不辍，从而在新安医派中形成了以方有执、程应旄、郑重光、吴谦等为代表的伤寒学派。

五、张介宾

张介宾（1562—1639），字会卿，号景岳，别号通一子，为明代极负盛名的医家，先世居四川绵竹，明初以军功世授绍兴卫指挥，遂迁居会稽。幼随父游京城，14岁时从京城名医金英学医，尽得其传。中年从军，曾到过燕、冀、鲁等地。后解甲归乡（绍兴），潜心于医道，名噪一时，"时人比之仲景、东垣云"。张介宾博览群书，除医道之外，亦旁通易理、象数、星纬、堪舆、律吕、音律、兵法等，并与医学互参。

张介宾早年推崇朱丹溪之学，在多年的临床实践中，张氏发现时医偏执朱丹溪火热论，滥用寒凉，多致滋腻伤脾、苦寒败胃，遂逐渐摈弃朱氏学说，私淑温补学派前辈人物薛己。张介宾出身贵族，交游亦多豪门大贾，故法从薛氏，力主温补，特别针对朱丹溪"阳有余阴不足"论而创立"阳非有余，真阴不足"论，对后世产生了较大影响。

（一）著作简介

《类经》32卷，成书于1624年，乃张介宾积30年研习心得，"凡历岁者三旬，易稿者数四，方就其业"。对《内经》进行全面、系统的分类编述和注释，分摄生、阴阳、藏象、脉色、经络、标本、气味、论治、疾病、针刺、运气、会通12大类，凡390篇，基本反映了《内经》的理论体系，构建了中医理论体系的基本框架。

《类经图翼》11卷，对运气、阴阳五行、经络经穴、针灸操作等作图解说。

《类经附翼》4卷，探讨易理、古代音律与医理的关系，也有阐述其温补思想之作，如《类经附翼·大宝论》《类经附翼·真阴论》等。

《景岳全书》64卷，成书于1640年，"博采前人之精义，考验心得之玄微"，是张介宾晚年集自己的学术思想、临床各科方药、针灸经验之大成，为理法方药兼备之巨著。其中"伤寒典"2卷（即《景岳全书》卷七、卷八），崇尚六经证治，主张"古法通变"，将《内经》《伤寒论》及后世诸家对伤寒的认识融入个人见解，阐述伤寒多种病症的病因病理、诊断辨证及治法方药，提出一些创造性见解，集中反映了张介宾对《伤寒论》的研究成就。

《质疑录》1卷，共有医论45篇，辨析刘完素、张从正、李杲、朱丹溪等名家所论之误，质正疑难，同时对自己早年立言未当之处亦多辩论，以正其失。

（二）学术思想与特色

1. 正名"伤寒"，古法通变适今病

张介宾主张伤寒为外感百病之总名，强调伤寒是包含温病在内的一切外感热病，将浙江绍兴地区常见外感病设有"温病""暑病""发斑""发狂""发黄""瘟疫"等专篇，但都隶属在伤寒之总名下，如《伤寒典·温病暑病》曰："温病暑病之作，本由冬时寒毒内藏，故至春发为温病，至夏发为暑病。此以寒毒所化，故总谓之伤寒。"然而河南地区干燥而寒凉，故张仲景论治详于寒而略于温，其所制方剂未必尽能适用于南方感证，此地理所囿，非仲圣之失误也。张介宾对外感病从六经辨证的角度加以发挥，并提出"凡治伤寒，如时寒火衰，内无热邪而表不解者，宜以温热剂散之；时热火盛而表不解者，宜以辛甘寒剂散之""温病、暑病之治，宜从凉散"等治法。在其新方八阵与古方八阵中，列柴胡饮系列方、归葛饮等方剂。这些学术认识为后世绍派医家所袭用并加以进一步发挥。

2. 发展诊法，注重望目与舌诊

张仲景辨伤寒详于脉而略于舌，张介宾在《伤寒典》中发展了伤寒诊法，如"论脉""阳证阴证辨""表里辨""寒热辨""看目""舌色辨"等，尤重望目和舌诊。张介宾通过白睛的颜色、目眵多少来判断阴证与阳证，以目态的变化判断预后，"夫治伤寒须观双目""凡目色清白而无昏冒闪烁之意者多非火证，不可轻用寒凉""眼眵多结者必因有火"等，都是临床经验之谈，深得伤寒望目之真谛。"舌色辨"篇以舌色、润燥之变来测伤寒之表里、寒热、虚实，尤其对黑苔的分析，细致入微，颇多卓见。张介宾认为，舌黑亦有寒热之别、水火之分，"若舌心焦黑，而质地红活……阳实者清其胃火，火退自愈，何虑之有。其有元气大损而阴邪独见者，其色亦黄黑；真水涸竭者，其舌亦干焦，此肾中水火俱亏，原非实热之证。""再若青黑少神而润滑不燥者，则无非水乘火位，虚寒证也……不可因其焦黑而执言清火也。""盖实固能黑，以火盛而焦也；虚亦

能黑，以水亏而枯也。若以舌黄、舌黑悉认为实热，则阴虚之证万无一生矣。"张介宾的论述，极大地丰富了伤寒的诊断方法，后世绍派伤寒学家无不重视望目与观舌。

3. 执简驭繁，以二纲六变辨证

张介宾指出："凡诊病施治，必须先审阴阳，乃为医道之纲领。""凡治伤寒，须先辨阴证阳证。""凡阳证宜凉宜消，阴证宜补宜温，此正治伤寒之总纲也。"阴阳总纲之下又有六变，以阴阳指导六变："六变者，表里寒热虚实也。是即医中之关键，明此六者，万病皆指诸掌矣。以表言之，则风、寒、暑、湿、火、燥，感于外者是也。以里言之，则七情、劳欲、饮食，伤于内者是也。寒者阴之类也，或为内寒，或为外寒，寒者多虚。热者，阳之类也，或为内热，或为外热，热者多实。虚者，正气不足也，内出之病多不足。实者，邪气有余也，外入之病多有余。""阳邪在表则表热，阴邪在表则表寒。""阳邪在里则里热，阴邪在里则里寒。"张介宾的二纲六变辨证学说奠定了后世八纲辨证的基础，在外感病的辨治中具有提纲挈领、执简驭繁的作用，将复杂的六经辨证向实用简约发展。后世绍派伤寒诸家进一步完善，以阴阳二纲下统表里、寒热、气血、虚实八证，并与六经辨证相互映衬。

4. 合病、并病，两感伤寒有新义

《伤寒论》六经分证论治，涉及合病、并病的内容不多。张介宾积数十年研究心得认为临床病症复杂，单纯病症少见，"今时之病，则皆合病、并病耳。""余临证以来，凡诊伤寒，未见有单经挨次相传者，亦未见有表证悉罢，止存里证者。""若欲依经如式求证，则未见有如式之病而方治可相符者，所以令人致疑，愈难下手，是不知合病、并病之义耳。"张介宾阐述合病、并病及两感的含义："合病者，乃两经三经同病也。""并病与合病不同，合病者，彼此齐病也；并病者，一经先病，然后渐及他经而皆病也。""三阳与三阴本无合病，盖三阳为表，三阴为里，若表里同病，即两感也。故凡有阴阳俱病者，必以渐相传而至，皆并病耳，此亦势所必至，非合病、两感之谓。""阴证虽见于里，而阳证仍留于表，故谓之并。"接着，张介宾指出治疗大法："凡并病在三阳者，自当解三阳之表，如邪在太阳者，当知为阳中之表，治宜轻清；邪在阳明者，当知为阳中之里，治宜浓重；邪在少阳者，当知为阳中之枢，治宜和解。""至于病入三阴，本为在里，如太阴为阴中之阳，治宜微温；少阴为阴中之枢，治宜半温；厥阴为阴中之阴，治宜大温。此阴证之治略也。"张介宾对伤寒合病、并病及两感的阐述是后世俞根初论伤寒六经本证、兼证、夹证的思路渊源。

5. 不囿成说，纠正伤寒无补法

明时医家认为伤寒乃外来感证，治宜祛邪为先，大多持"伤寒无补法"之说。张介宾不以为然，指出："凡气实而病者，但去其邪，攻之无难。所可虑者，惟伤寒夹虚为难耳。""最可恨者有曰伤寒无补法，惑乱人心。""患伤寒，夹虚者十居七八。"结合自身丰富的临床实践，张介宾认为不仅汗、吐、下、和、清之法能疗伤寒，补法也能愈伤寒，更提出"补中亦能散表"的卓识宏见。《伤寒典》中有多篇论及补法，如"论虚邪治法""补中亦能散表""寒中亦能散表""伤寒无补法辨"，明确指出补法也能解表，其云："盖补者，补中之不足；济者，制火之有余，凡此均能解表。"并用前人的经验来辨析："矧如仲景之用小柴胡汤，以人参、柴胡并用；东垣之用补中益气汤，以参术升柴并用，盖一以散邪，一以固本。此自逐中有固，固中有逐，又岂皆补住、关门之谓乎。""论虚邪治法"篇中，张介宾列举了虚证感受外邪的治法方药，如阳气虚外感，可用四柴胡饮、补中益气汤等温中发散；阴液亏虚不能作汗者可用补阴益气煎、三柴胡饮等，壮水制阳，精化为气之治；阴盛格阳，真寒假热者，可用大补元煎、右归饮等引火归原。

张介宾在《杂证谟·瘟疫》篇中更有丰富的伤寒用补法经验，如："伤寒精血素弱或阴中阳气不足，脉细弱而恶寒者，必须大助真阴，则阳从阴出而表邪自可速解，惟理阴煎加柴胡、麻黄之类。""若伤寒于七日八日之后，脉数无力，神昏气倦……而邪不能解者，只宜理阴煎大剂与之，真回生神剂也。""若气血俱虚而邪不能解，只宜平补者，以五福饮为主，而随证加减用之，或大补元煎，或六物煎，或十全大补汤，皆可用。""若脾胃中气虚弱，而邪不能解者，宜四君子汤加减用之。""若中气虚弱脾寒，或兼呕恶而邪不解者，宜五君子煎、温胃饮。""若劳倦伤脾，寒邪内陷，身热不退，当升散者，宜补中益气汤。""若寒邪陷入阴分，血虚不能外达，而当升散者，宜补阴益气煎。""若阴虚发热，面赤口渴，烦躁，脉浮洪无力者，宜六味地黄汤大剂与之。""凡中气虚寒，表邪不解，或日久畏药，或诸药不效者，只宜独参汤……使其营气渐复，则邪气渐退，大有回生之妙。"

后世绍派伤寒学家倡导"伤寒当有养阴法""温病也有补阳法"的独特见解，也是对张介宾伤寒补法的继承和发展。

6. 承前启后，伤寒汗法有卓见

张仲景立麻、桂辛温发表，开伤寒发汗透表之先河。张介宾继承张仲景思想，认为"夫寒邪外感，无非由表而里。由表而里者，亦必由表而出之。""凡伤寒瘟疫表证初感，速宜取汗不可迟也。""治伤寒之法，惟汗为主。""伤寒之愈，未有不从汗解者。""治虽有六，汗实统之。而汗外五法，亦无非取汗之法也。"将汗法提高到伤寒证治各法的首要地位。张介宾的这些见解为后世俞根初所采纳，俞根初的伤寒证治六法以汗法为首即来源于此。

张介宾汗法的经验大致可归纳为四法：一为辛温汗散法，适用于"寒邪外盛而内无热证及元气无亏而气清受寒者"，方用新制二柴胡饮、麻桂饮等；二为辛凉汗散法，适宜于伤寒"外热里亦热，脉证俱阳而烦渴喜冷饮者"，方用新制一柴胡饮、九味羌活汤、柴葛解肌汤、六神通解散等；三为辛甘汗散法，适宜于伤寒"但有外证，内无寒热而且元气无亏者，当以平散之"，方用正柴胡饮、十神汤、参苏饮等；四为兼补汗散法，适宜于伤寒表邪而素体营卫气血不足者，治须汗中兼补，方有三柴胡饮、归柴饮、五柴胡饮、小柴胡汤、归葛饮、理阴煎、大温中饮等。后世俞根初汲取张介宾汗法精髓，立发汗十二法、制十二方。

综上所述，张介宾对伤寒精深独到的见解对绍派伤寒学术流派的形成和发展起到了重要的奠基作用，可以说，绍派伤寒学术流派的形成发端于张介宾。

六、郑重光

（一）生平与著作

郑重光（1638—1716），字在辛，晚号素圃老人，祖籍新安歙县中山，出生于江苏仪征，寄居于江都，后迁扬州府城。郑重光早年丧父，继而又身羸染疾，服药调治有五年之久，身体才逐渐好转。由于亲受疾病磨难之苦，他发奋学习医学，"自轩岐以来，下迄近代，凡圣哲之书，莫不殚究，遇前辈名家，莫不虚心质问，而又验之临证，以观其效，其有不效，则又参互考证，以求灼见"。如是凡三十年。郑氏在扬州、仪征医名甚著，清嘉庆十五年重修《扬州府志》第五十四卷中撰其传略近千言。《重修仪征县志》载："殁数十年，黄童白叟无不知其名。"可见其在扬州和仪征影响之大。

郑重光的著作主要有《伤寒论条辨续注》12卷、《伤寒论证辨》3卷、《瘟疫论补注》2卷、《素圃医案》4卷，另外参校柯琴《伤寒论翼》2卷。五部书合而汇辑成《郑素圃医书五种》。

（二）学术思想与特色

1. 法承方有执，续注以重编

郑重光认为，方有执所作《伤寒论条辨》提纲挈领，辨论精当，"自前世以来"能"发明乎长沙之所以法与方者"，"惟吾乡方中行先生《条辨》一书为最"。然"条辨诸书，旧版无存，印本亦稀"，另《条辨》"全力独注太阳三篇"，故"三阴间晦经旨"，于是"治疾之余，原本《条辨》一书，删其支词"，旁及喻嘉言之《尚论篇》，张璐之《伤寒缵论》，程应旄之《伤寒论后条辨》，柯琴之《伤寒论翼》诸书，"谬以己意，折中一是"，于清康熙乙酉年（1705）撰成《伤寒论条辨续注》12卷，使"篇中诸条皆遵经文，精详辨注于后，若证若治，开卷了然"。

郑氏在据《伤寒论条辨》重订《伤寒论》时，认为平脉诸篇非仲景所作，而伤寒例也不是王叔和所写，便把原来的平脉、辨脉、伤寒例、可与不可诸篇直接删去，只保留了三阴三阳及痉湿暍、霍乱阴阳易差后劳复诸篇，另增辨合病并病脉证治法、辨温病风温、辨痉病水病脉证治法各一篇，并把条文重新排布。

2. 承三纲学说，并发挥新意

郑重光对于方有执的"太阳一经，风寒所始，营卫二道，各自中伤；风则中卫，寒则伤营，风寒兼中，营卫并伤"思想，几是和盘接受。他认为太阳病中，风属阳而中于卫，寒性阴而伤于营，风寒兼中则卫营两伤。但其认为伤寒中亦夹有风，中风中亦兼有寒，只是风、寒轻重程度不一，有寒多风少、风多寒少之别，关键在于见证。如其所言："伤寒中风，各有轻重，不在命名，而在见证。""盖风寒二气多相因并发，有寒时不皆无风，有风时不皆无寒。""若风中无寒，便为和风，一夹寒邪，中人为病，即得以伤寒名之。""二证（桂枝汤证、青龙汤证）相较，阳浮阴弱，见寒之轻；浮紧，见寒之重。啬啬、翕翕，见寒之轻；寒热、身疼，见寒之重。自汗、干呕，见烦之轻；不汗出，见烦躁之重。首皆称太阳中风，而见证各有轻重，于二汤之药品见之矣。"

3. 对阳明病有所发挥

（1）阳明分经腑病，各有提纲　在《伤寒论条辨续注·辨阳明脉证治法后篇》中，郑重光提出："虽阳明以胃家为正，然有经、腑之分。""其阳明经病者，乃身热，汗自出，不恶寒，反恶热，是为经病之提纲。其阳明腑病者，乃阳明之为病，胃家实也，是为腑病之提纲。其治阳明经病有三法：如热在上焦者，栀豉汤吐之，上焦得通，津液自下，胃家不实矣；热在中焦者，白虎汤清之，胃火得清，胃家不实矣；热在下焦者，猪苓汤利之，火从下泄，胃家不实矣。胃家实者，指邪气实也，非尽为燥矢结实而言。"又言："阳明病，胃家实为大纲，法当主下。然阳明有在经、在腑之分，在经者，与太少为邻，乃传经之邪；在腑者，则入于胃而不传矣。"

（2）阳明有风寒表里之分　郑重光认为阳明有中风、有伤寒、有表证、有里证之分。在《伤寒论条辨续注·辨阳明脉证治法前篇》中，辨太阳初入阳明将尽未尽有4条，包括第14、31、234、235条；辨阳明中风之外证有1条，即第182条；辨阳明中风之里证有1条，即第183条；辨阳明伤寒之里证有第184、190、245条，其中第245条分为上下两条。以上条文，乃统论太阳传入阳明之证辨风寒表里之法。太阳有营卫之分，阳明亦有风寒之别，太阳与阳明两经存在传变的密切关系。

（3）阳明为三阴之表　郑重光言："本论云：伤寒三日，三阳为尽，三阴当受邪，其人反能食不呕，此三阴不受邪矣。以此论之，阳明为三阴之表。要知三阴受邪，不在太少，而全在阳明矣。"又言："太阴亦以阳明为里，是指转属言。木者，土之贼，故二阳亦得以阳明为里，三阴为三阳之里，而三阴亦有反得属阳明为里。故三阴皆得从阳明而用承气下法，其理可征，则阳明又是三阴实邪之出路也，既为三阴以御邪，又为三阴之里以逐邪，阳明之关系三阴重矣。"

（4）汇合病、并病条文，以相互参证　郑重光于"少阳篇"之后、"太阴篇"之前，另加编一篇《辨合病并病脉证治法》。他认为："病有定证，仲景立六经而分司之。病有变迁，更求合病并病而互参之。"根据《伤寒论》相关条文，对合病、并病进行归纳总结，以求互参互证："如太阳之头项强痛未罢，适见脉弦、眩冒、心下痞硬等症，是与少阳并病；更见谵语，即三阳并病矣。太阳与阳明并病，太阳证未罢者，从太阳而小发汗；太阳已罢者，从阳明而下之，其机在恶寒、恶热而分也。……合者即兼二阳三阳之证也，仲景但以合之一字括其义，而归重在下利与呕、喘、胸满之内证。盖以邪既相合，病则腹内必有相合之征验。然阳明之病在胃家实，太阳阳明合病，喘而胸满者，则不可下，恐胃有不实耳。若阳明与少阳合病，必自下利，即胃实之始，《内经》所谓暴注下迫，皆属于热，其脉必浮大、弦大，故得属之阳明，而不系在太阴也。"

郑重光认为，不仅三阳有合病，阴阳之间乃至三阴之间也可合病。其曰："盖人本阴阳互根，气虽分而神自合。阴阳亦有合病者，如太阳病而脉反沉，便合少阴；少阴病，反发热，便合太阳；阳明脉迟即合太阴；太阴脉浮缓，即合阳明；少阳脉细小，即合厥阴；厥阴脉微浮，是合少阳。虽无合病之名，而有合病之实。……三阳皆有发热证，三阴皆有下利证，如发热而下利，是阴阳合病也。阴阳合病者，阳盛者属阳经，则下利为实热，如太阳阳明合病、阳明少阳合病、太阳少阳合病，必自下利，用葛根黄芩汤是也。阴盛者属阴经，则下利为虚寒，如少阴下利、反发热，不死。少阴则下利清谷，里寒外热，不恶寒而面赤，用通脉四逆汤是也。若与阳合，不合于阴，即是三阳合病，则不下利而自汗出，为白虎汤证也。阴与阴合，不合于阳，即是三阴合病，则不发热而吐利、厥逆，为四逆汤证也。仲景唯著二阳、三阳合病、并病，未及于三阴，但人乃阴阳互根之体，未可云三阴无合、并之病也。"以上文字对合病、并病进行了全面细致的论述，特别提出三阴也有合病和并病，阴阳也可合病和并病，非常有利于学者对合病、并病的理解，也是符合临床实际的。

（三）临证经验

1. 辨伤寒专析阴证

临床上，郑重光的伤寒学术思想在其《素圃医案》中得到充分体现。书中记载"伤寒治效"53案，全无三阳热实治例，因为"三阳证显明易见"，而三阴亢害之证似是而非，阴极似阳之证繁幻多端，真假难辨，若不仔细辨别，则每致贻误病情。书中此类案例甚多，如汪君之误汗误清伤阳，寒入少阴，以致耳聋昏睡似少阳等。凡此危证，郑氏犀烛真伪，认证准确，皆从阴证辨治而获佳效，给人以深刻启发。

阳邪致病，亦有阴证，这与人的体质关系密切。如论中暑，郑重光提出："暑者天之气也，而人禀有厚薄。禀之厚者，感天地之热气，则愈热矣；禀之薄者，感天地之热气，反消己之阳气而益虚寒矣。"又如疟邪致病，亦见虚寒，故而郑氏反对见疟止疟。其曰："治疟不辨六经，不分阴阳，浪投劫药，医家病家皆当致警。"

内伤杂病与胎产诸疾，亦有阴极似阳者。如"汪篙如翁"症见不寐畏热月余，辨为阴不守阳，孤阳飞越，"似与阴盛格阳同病"。又如"式武族侄令眷徐氏"症见咳喘痰脓，辨为"此痈因风因冷而伤肺，非火热刑金之证，乃肺疽，故（痰）不臭也"。再如"瓜镇曹实甫令眷"产后寒热身痛烦躁，有医辨为伤寒热证，而郑氏则决为"产后虚烦，急须温补"。

2. 重视诊脉法，辨脉以分证

郑重光非常重视脉诊在辨证治病中的应用。其云："诊脉时，当于浮中审其脉势之强弱、脉息之迟数、脉气之紧缓、脉象之滑涩弦芤。"又云："太阳一经，有但浮、浮弱、浮缓、浮紧、浮迟、浮数等脉散见诸条，或阳浮而阴弱，或阴阳俱紧，或阴阳俱浮，或尺中脉迟，或尺中脉微，或寸缓关浮尺弱，必细加体察，以消息其里证之虚实。凡见脉浮迟、浮弱者，即当用桂枝；浮紧、浮数者，即当用麻黄，不必以风寒之分，但从脉之虚实而施治。此仲景之心法也。"

郑重光精通脉诊，临证治病强调以脉为准，这一点在其医案中十分突出。《素圃医案·许序》云："观医案之中，凭脉者十之八九，三指不明，误人七尺，先生之脉精矣。参之望闻者勿论，则隔帏不出一语，而能决其为幽阴之隐疾也。""今脉弦数，定属阴虚。""凡此阴证似阳，皆宜凭之以脉，脉沉紧或散大，宜从阴治。"案中此类以脉认证之语比比皆是。

总之，郑重光治伤寒之学承方有执错简思想，并对阳明病有较多阐发，临床善辨伤寒阴证，重视脉诊，善用温阳、温补之法救治阴寒危重之证，是伤寒学派中一位有深厚造诣与丰富经验的医家，其著作值得深入学习研究。

七、程应旄

（一）生平与著作

程应旄，字郊倩，明末清初新安休宁人，生卒年月不详。程应旄出身儒门，自幼聪慧，少年即以第一名考取秀才，精于文学，后弃儒攻医。清康熙戊申、己酉年间（1668—1669）寄寓苏州。程应旄博览了大量医著，推崇仲景学说，对《伤寒论》研究颇深。

程应旄汲取方有执、喻嘉言研究整理伤寒条文之长，再行归类条理，阐发己见，著成《伤寒论后条辨》（又名《伤寒论后条辨直解》）15 卷（1670），为程应旄的代表性伤寒专著。程氏的伤寒学术思想集中体现在《伤寒论后条辨》，另著有《伤寒论赘余》《医径句测》。

（二）学术思想与特色

1. 倡"错简"之说，重订《伤寒论》

程应旄对于《伤寒论》的认识，首先提出了来源于方有执的"错简"思想。如其《伤寒论后条辨·自序》中说："《条辨》非余昉也，有前余者矣。一翻原本之铨次而综理之，则始于方有执，再踵有执之综理而发明之，则继以喻嘉言。余之名'后条辨'者，不仍前人之所仍，窃以之之谓也。"

程应旄把《伤寒论》重订之后命名为《伤寒论后条辨》，又称《伤寒论后条辨直解》。《伤寒论后条辨》按儒家所定君子"六艺"分礼、乐、射、御、书、数六集。礼集不入卷，内载张仲景自序、辨伤寒论五篇、王叔和序例贬伪；乐集含辨脉法（卷一）、平脉法（卷二）、辨痓湿暍脉证（卷三）；射集含辨太阳病脉证篇第一（卷四）、辨太阳病脉证篇第二（卷五）；御集含辨太阳病脉证篇第三（卷六）、辨阳明病脉证篇第一（卷七）、辨阳明病脉证篇第二（卷八）；书集含辨少阳（卷九）、太阴（卷十）、少阴（卷十一）、厥阴（卷十二）病脉证篇；数集含辨霍乱、阴阳易、差后劳复病（卷十三），辨诸可不可病脉证（卷十四），一百一十三方（卷十五）。书后又附《伤寒论》原本编次、《伤寒论条辨》编次、《尚论篇》编次。

2. 为伤寒正名，出伤寒新义

程应旄认为要想解读《伤寒论》，首先要弄清"伤寒"二字所蕴含及代表的真实含义，即

"治伤寒之法，首宜正名者，所以为出治之地也"。

其在《伤寒论后条辨·辨伤寒论五》部分对"伤寒"的理解如下："五十八难曰：伤寒有五，有中风，有伤寒，有湿温，有温病，有暑病。可见'伤寒'特伤寒有五中抽出之一病耳。其伤寒有五之'寒'字，则只当得一'邪'字看。邪则有虚邪、有实邪、有阳邪、有阴邪，俱统此寒之一字。""伤寒有五虽不同，而感受之寒部则同，故总名之曰伤寒，此则'伤寒'二字，作一串看去，人人所晓者，截'伤'之字言之，则有正伤、有邪伤，邪伤统之于寒，正伤不统之于寒。""以伤寒对中风，则中风为虚邪，伤寒为实邪；以伤寒对温病，则温病为阳邪，伤寒为阴邪。其暑湿二种，则介在虚实阴阳之间，邪各不同，总名之曰寒者何也？以所伤在太阳寒水之表则同。""寒必兼风，风寒合乃为伤寒，寒若无风是为中寒。"程应旄认为："'伤寒'字有三解，一曰伤寒，一曰伤寒病，一曰伤于寒。"（《伤寒论后条辨·王叔和序例贬伪》）

3. 张仲景《伤寒论》，不仅治伤寒

程应旄认为张仲景之所作《伤寒论》乃是以伤寒为例，教后之医者学习医病之理法，并非只论治伤寒之理法。《伤寒论后条辨·辨伤寒论一》云："盖题旨非是教人依吾论去医伤寒，乃是教人依吾论去辨伤寒，非单单教人从伤寒上去辨，乃教人合杂病上去辨也。寒伤营外皆杂病。伤寒此表里阴阳，杂病亦此表里阴阳。"他认为《伤寒论》一书价值极大，所创立的法则可以用于各种疾病。《伤寒论后条辨·辨伤寒论五》云："法全则书全，卷之不盈一握，舒之膏泽天下。以此语书，《伤寒论》而外，无医书矣；以此语道，《伤寒论》而外，无医道矣。今而后乃可语人曰万病莫逃乎伤寒。"程应旄甚至把"伤寒"二字拆开进行解释，更提出"世人之伤寒，自是冬季之伤寒，而仲景之伤寒字，实包着内伤、外寒二义"（《伤寒论后条辨·辨伤寒论三》）。如此见解，着实令人耳目一新，给后人以新的启发。

4. 脉法之所在，医道之根源

程应旄非常强调脉法在《伤寒论》中的重要性，在《伤寒论后条辨·辨伤寒论一》中言："六经何尝为伤寒而设，乃辨在六经，伤寒自不能逃。更以此推之，脉法未尝因六经而立，辨平了脉法，六经自不能诡，此所谓道之根源也。"

程应旄认为在辨及真假证候时，脉象往往起到决定性的作用。其云："人身以阳气为主，生身之原在此。切须从脉上照顾，浮阳多从证上见出假有余，真阳自从脉上见出真不足。万不可以假乱真，令生气变成死气也。"程应旄更认为脉象能直接使人判断疾病是否在愈。其云："寸口关上尺中言部位，大小言脉形，浮沉言举按，迟数言息数，可见解不解，重在脉不在证。"但他认为也存在"病愈而脉未愈，亦有脉愈而病未愈"的情况，须医者仔细审查，最终还是要辨脉与辨证相结合。其云："仲景一部《伤寒论》非是为病家设，而是为医家设，故于立方定法处务申之以戒条。一百一十三方皆已裁酌停当，要在辨脉辨证上。""论中神奇变化，几于武侯八阵、卫公五花矣。而得其门以入，握要正自无多，法在辨脉，法在辨证。"

5. 治疗伤寒病，扶阳为根本

程应旄认为《伤寒论》是一部以"扶阳"为基准的疗病之书，其重视人体阳气于此可见一斑。他在《伤寒论后条辨·辨伤寒论三》中言："人身之主何也？曰阳也，阳即人身之天王也。天下有天王，故可以正治而定乱；人身惟阳气，乃可以守正而闲邪。故仲景一部《伤寒论》，亦只有两字，'扶阳'而已。"在谈及少阴之气时，程应旄亦言："仲景之书，为扶阳而著。少阴属水脏，只怕阴盛生寒，断无阳盛生热之理。"

程应旄亦认为卫表之阳在外抗邪以顾护周身，非常重要。其云："人身之有卫气，所以温分肉而充皮肤，肥腠理而司开阖者也。卫气若壮，邪何由入？邪之入也，由卫外之阳不足。故

《灵枢》曰：虚邪不能独伤人，必因身形之虚而后客之。识得此意，方知仲景太阳诸处治，无非扶其阳以宣通营卫。"

程应旄认为阳虚则阴气可化而为火，退火须扶阳。《伤寒论后条辨·辨太阳病脉证篇》云："身只此阴阳二气，阳气生发，阴气皆化而为津与血。阳若不足，阴气皆化而为火，津血枯故也。枯则成火，故五脏愈虚者，邪火愈炽，若退邪火，须是复得津血。复得津血，须是扶阳退阴。"这一论述对后世火神派有一定启发。

程应旄认为人身之阳有邪阳、正阳之分，而且两者的治疗大法不同：邪阳以攻，正阳以补。其云："阳气为人身之天王，是曰生身之主，邪阳可驱，正阳宜辅，汗下二法，凡扶阳亡阳，俱于此处关系。"

6. 重视保胃气，尤其重胃阳

程应旄非常重视胃气在治疗伤寒等疾病中的作用，不仅在《伤寒论后条辨》整部书中反复阐述胃气，强调脾胃的重要性，更认为欲学张仲景之医理，必先学李东垣以脾胃论治百病的思想。其云："然则东垣之有《脾胃论》，殆亦仲景《伤寒论》之纲目哉？绍仲景之传，而不以伤寒作伤寒治者，东垣一人而已。凡师仲景而欲入其室者，且先求东垣之堂而升之，庶几《伤寒论》之统系犹存，不至流于邪说诬民一派也夫。"

程应旄认为胃气之所以重要是因为"凡人之生，皆受气于谷，万物资生之本也"，并认为汤药起到治疗作用要靠胃气的鼓动。其云："夫药所以能逐邪者，必胃气施布药力，始能温吐汗下，以逐其邪。"他提出"胃为一身之主"，认为有病无病皆宜养胃。他在《伤寒论后条辨·辨太阴病脉证篇》提及胃气时说："'胃气'二字，为人身根本，五脏六腑有病，皆宜照料及，不独太阴也。"又云："凡病能奠安治定者，全藉中焦脾胃之气为之。"

程应旄甚至认为胃为六经之主宰。其云："六经虽分阴阳，而宰之者胃。五脏六腑皆朝宗而禀令焉。一有燥热，无论三阳传来之表寒，从而归热，即三阴未传之阴寒，亦归而变热，纯阳无阴，故曰万物所归，无所复传。"

胃气对人身阴阳的上下交通亦有不可忽视的作用。程应旄认为："人身阴中须要有阳，阳中须要有阴。阴中有阳，则阴治；阳中有阴，则阳治。若三阴独治于下，则三阳亦逆而独治于上，两气各乱矣，责在胃气不为之交也。"

程应旄亦常常强调胃阳的重要性，在《伤寒论后条辨·辨脉法》中提及阴阳毒时，认为胃中阳气自关乎生死。其云："卫气不前通，即成阳毒。阴气不前通，即成阴毒。二毒得通，即痈脓便血之证。……证虽有阴阳气血之别，然不成死证者，以胃中阳气自旺。""可见人身三焦更重于营卫，而胃阳尤重于三焦，以肾水得胃阳镇伏，三焦之气始得上升，而循中焦，入上焦，以发生营卫也。谷神为宝，三复斯言。""卫以营为根，卫营之统于宗气者，又以跌阳胃为根也。""汗生于谷精，胃中阳气所酿也……中焦之阳主于胃，欲发上焦之汗者，可不顾虑胃中之阳乎？"

总之，程应旄治伤寒之学与方有执有渊源关系，基本赞同方有执错简之说和"风寒中伤营卫"之观点，但在条文编次上与方氏大有不同。程应旄对张仲景《伤寒论》的认识有新的提升，认为《伤寒论》乃一部形而上之书，对内外伤疾病均有统领作用。他从多方面对"伤寒"二字的广义及狭义进行解释。此外，程应旄在发病和病机上重正气、重阳气、重胃气；辨证上重脏腑，诊断上重脉法。由此可见，程应旄对伤寒的研究有自己的见解和新意。

八、黄元御

（一）生平与著作

黄元御（1705—1758），名玉璐，字元御，一字坤载，号研农，别号玉楸子。黄元御为山东昌邑黄家辛部村人，出生于书香门第，素有才华，聪明过人。他曾精勤于仕途，29岁时中邑庠生，后因庸医误治使左目失明，仕途断绝，遂含恨发奋学医。46岁时，黄元御曾为乾隆诊病，获亲赐"妙悟岐黄"匾额，遂供职太医院。黄元御因见惯官场浮沉，遂不恋功名，仍以著书为念。清乾隆二十二年（1758），黄元御在行医、著述生活中因过度劳累，渐成重症，抱病回到故里，不久溘然长逝。

黄元御从医伊始，从研读《伤寒论》入手，奉黄帝、岐伯、越人、仲景为"医门四圣"。他认为四圣之外，历代名医持论多有偏失，根本原因是四圣之书错简零乱，历代传注谬误所致，故发愿致毕生精力对四圣之书重加考订。

黄元御著书14部，其中有《伤寒悬解》《金匮悬解》《四圣悬枢》《四圣心源》《长沙药解》《伤寒说意》《素灵微蕴》《玉楸药解》等传世医书11部，从36岁草成《素灵微蕴》算起，历时18年，近200万言。

（二）治学方法

1. 正本求源

明清时期，刘河间的苦寒泻火和朱丹溪的寒凉滋阴盛行于医界，温病学派的崛起，更加风靡一时。一些医生处方用药不深究辨证，死守成方，滥用寒凉统治众疾。针对当时医界这一弊端，黄元御认为必须正本求源，把四大经典即岐黄的《内经》、秦越人的《难经》、张仲景的《伤寒论》和《金匮要略》作为学医必读之书。同时黄元御还认为，四部经典年代久远，已失其原貌，力主对经典著作重新考订。黄元御结合个人临床经验大胆发挥，写出了多部有独到见解的传世之作。

2. 审因处方

黄元御擅用温补，且能兼采众家之长，临证强调辨证施治，审因处方。他认为，伤寒和温病虽皆属感冒范畴，仍有寒性和热性之分，至于温疫则是感于"岁气之偏，乡里传染，症状皆同"。温疫又有寒热之分，其中热性温疫多见，并且与温病同属于热病，治疗决不能同于伤寒。他认为："热病阳有余而阴不足，故泄其阳以补其阴。""温病之家阳盛阴虚，津枯血槁，最忌汗下火攻。"

3. 深谙药性

黄元御精研本草，熟知药性，著有《长沙药解》，后又著《玉楸药解》作为补充。书中内容，因袭前人者略，确有己见者详。论药性高度概括，简明扼要，擅用对比方法，把作用相近的药物放在一起辨析，从而使读者准确地把握药物特性。清代炮制方法日趋繁杂，黄元御返璞归真，传承了古法炮制简单、实用的优点。如书中对南星的炮制方法仅载："水浸二三日，去其白涎。"这与张仲景制半夏、吴茱萸等药仅曰"洗"是一脉相承的。

4. 针砭时弊

黄元御临证，强调辨证求因，整体调节，对庸工不知辨证、不求病本的无知妄作深恶痛绝。以眼病为例，黄元御认为病重者除局部用药外，必须配合内服药治其本，方能取效。内服药不可概用清凉发散。如《玉楸药解》石决明条载："但须精解病源，新制良方，用之乃效。若庸工妄作眼科诸方，则终身不灵，久成大害，万不可服。"有些药物，医疗价值极小，然历代本草陈陈相因，后人不敢提出异议。黄元御却大胆指出这些药物虽然"功载本草而取效甚难"。这在当时是难能可贵的。黄元御呼吁不用或慎用大毒药物，如指出水银大寒至毒，"方士烧炼水银，以为不死神丹，殒命夭年不可胜数"。对于确实不能代替的有毒药物强调慎用，万一中毒要及时解救。《玉楸药解》中对毒药的中毒症状和解救方法，叙述得很详细。

（三）学术思想与特色

1. 经典为旨

黄元御自幼刻苦研习经典，有着深厚的古哲学功底，即使是无法再走仕途之路，首先拿起的医书也是《内经》《伤寒论》之类。黄元御尊黄帝、岐伯、扁鹊、张仲景为四圣，称四圣著作"争光日月"。纵观黄元御的医学著作，可见其对四圣医经至为精熟，精研而又深功，尽识其奥秘，融会贯通。

2. 顾护肝脾

黄元御认为中土是生气之源，是阴阳升降的枢纽。一切内伤病症，均与脾脏有关，其他脏腑疾病，也都离不开中气的运行失常。《四圣心源》曰："中气衰则升降窒，肾水下寒而精病，心火上炎而神病，肝木左郁而血病，肺金右滞而气病……四维之病，悉因于中气。"黄元御强调脾属土居中，为气机升降之枢轴，肝禀春生少阳之气，疏泄条达，具蓬勃生机。肝脾功能正常，则清升浊降，生机旺盛，疾病无处可存。治疗中他注意随其本性，以喜为补。黄元御把遗精崩带、癥结痹痛、失血吐衄等不同系统的许多疾病的病因，都归结为水寒土湿、肝郁脾陷，从而确立了扶阳抑阴、疏肝健脾、升举清气这一重要的治疗原则。如《玉楸药解》益智仁条载："男子遗精淋浊，女子带下崩漏，皆水寒土湿、肝脾郁陷之故。"

3. 抑阴扶阳

崇阳黜阴是黄元御最基本的学术思想之一，贯穿其对生理病理的认识、临床辨证、遣方用药的各个环节和却病延年的调补大法之中。黄元御认为：人身之贵莫过阳气，阳复则生，阳旺则康。反之，阳气衰败，则水寒土湿、肝郁脾陷、枢轴不转、清浊不得升降，会导致各种疾病，甚至泯灭生机，令人损寿。

黄元御调中多取法张仲景，如用吴茱萸汤治中气虚寒、浊阴上逆证，重用生姜散寒止呕，吴茱萸温中降逆。治少阳病柴胡桂枝干姜汤证，用桂枝、干姜、甘草振奋中阳，温化水饮。其他如治疗病入三阴的四逆汤、真武汤、附子汤等，亦均以扶助阳气而垂训后世。尤其"少阴负趺阳为顺"提示脾胃不足之源乃阳气亏虚、阴寒有余，力主温中燥土、扶助脾阳为不易之法，用药多为桂枝、干姜、茯苓、甘草、附子，以复中气升降之职。

4. 五行与运气

黄元御精通阴阳五行学说，广泛地运用于其医著之中，且多有所发明。如将四圣著述中有关脏腑、经络、气血、津液、皮肉、筋骨、毛发孔窍、精神等之阴阳属性，归纳阐述得透彻入微。又如据《河图》"天一生水，地六成之，地二生火，天七成之"之论，谓五行之生成，乃因于阴阳之气的作用，故曰："五行皆以气而不以质，成质则不能生克矣。"再如从四时、方位、气候、变化诸方面，联系脏腑生成、气血源本、精神化生等，阐释气化之妙义、脏腑气机升降传化之生理及病变之因。至于对《尚书·洪范篇》"木曰曲直、金曰从革、火曰炎上、水曰润下、土爰稼穑"之论，则从秉气、升降方面加以阐释，以探求五行之根源。

黄元御精通五运六气学说，于《四圣心源》中设专论《六气解》，对六气从化、六气偏见、本气衰旺及风、暑、热、湿、燥、寒六气详加论述。黄元御以气化阐病机，其谓："内外感伤，百变不穷，溯委穷源，不过六气；六气了彻，百病莫逃。"阐释透彻入微，内容宏富，符合临床。黄元御谓："仲景《伤寒》，以六经立法，从六气也。"系以气化论释《伤寒论》之代表者。

（四）临证经验

1. 活用经方

黄元御处方用药多尊张仲景，配伍得当，反对不究辨证，死守成方，主张创立新方。治疗瘀血多以桂枝茯苓丸加减化裁。在《四圣心源·血瘀》中，他创立了"破瘀汤"："甘草二钱，茯苓三钱，丹皮三钱，桂枝三钱，丹参三钱，桃仁三钱（泡，去皮尖），干姜三钱，首乌三钱（蒸）。"不难看出，此方是根据《金匮要略》的桂枝茯苓丸化裁而来，以桂枝茯苓丸的赤芍易为丹参，加健脾祛湿之甘草、干姜，养血补肾之何首乌，即为此方。而去桂枝茯苓丸的茯苓、赤芍，加理气降肺之橘皮、杏仁，即为《四圣心源》"积聚根源"中的"化坚丸"，主治气血凝瘀之癥瘕积聚。在《四圣心源》"经脉根源"中，还创立"苓桂丹参汤"："丹皮三钱，甘草二钱，干姜三钱，茯苓三钱，桂枝三钱，丹参三钱。"此方即为"破瘀汤"去桃仁、何首乌而成。

2. 巧用剂型

黄元御选用剂型和给药途径灵活多变，因病因药而异。主要表现有三：①芳香理脾药多炒研冲服，不用汤煮，以取其气足。②血肉有情之品多熬膏服，以收缓图滋补之效。须大量服用的草药，为了提高疗效，服用方便，宜熬膏服。③剂型及给药途径灵活多变。如瓠芦一味，除入汤剂外，还有鲜者作羹、散剂、浸渍剂、煮汁、煎汤滴鼻、吹耳剂6种用法。即使是同一药物的同一剂型，采用不同的服法，亦可改其寒温之性，用于不同的疾病。此外，《玉楸药解》中还记载了柏子仁油、大风子油、竹沥等药的制法和功效。如《玉楸药解》"柏子仁"条载："蒸晒舂簸，取仁炒研，烧沥取油。光泽须发，涂抹癣疥，搽黄水疮湿，最效。"

3. 治瘀血重升肝清热

在治疗瘀血方面，黄氏尤其注重升肝清热。他认为，瘀血的形成与肝木虚陷有关，故治疗当升肝实肝。历代医家认为肝为刚脏，全阴而用阳，病则易亢而实证居多，遂有肝气、肝火、肝阳、肝风之名，持肝无补法之论，因而泻肝、伐肝、平肝、镇肝诸治法由之而立。

九、俞根初

俞根初（1734—1799），名肇源，根初为其字，因兄弟中排行第三，乡间咸称俞三先生，浙江绍兴陶里人。俞根初是清乾隆至嘉庆年间的著名医家，也是"绍派伤寒"的创始人。俞根初出生于中医世家，学习生涯中虽无名医指点，亦无交游经历，但生性聪颖，博闻强识，弱冠之年遍读古今医书，尤其推崇仲景学说。而立之年即名声大噪，妇孺皆知，远近求诊者门庭若市。俞根初一生忙于诊务，没有太多时间著书传道。但他将行医几十年的临证心得所悟记录成篇，即为《通俗伤寒论》，是他留传后世的唯一著作，也是绍派伤寒理论的奠基之作。温病学派发源于吴中，与绍兴的气候环境、人群体质等多方面十分相似。因此，临床上温病学说在绍兴一带得到了广泛的应用。

清朝中后期，伤寒派与温病派的医家就两派关系、病因、病位、病机、传变、辨证、治疗等诸多方面争论不休，而俞根初结合自身实践，将六经理论与三焦学说熔于一炉，大胆地在《通俗伤寒论》中提倡寒温一统的思想。

（一）著作简介

《通俗伤寒论》是一部论述四时外感证的专著，集中代表了俞根初论治伤寒的学术思想和临床经验。该书约成稿于1776年，初手稿共3卷。全书以伤寒为中心，统论一切外感热病的因证脉治，集仲景学说与吴门温病学说之长。后经何秀山、何廉臣及曹炳章增补、修订，名为《增订通俗伤寒论》，最终于1932年由上海六也堂书局出版。后来，全书增为四编十二卷十二章，1948年以《校勘通俗伤寒论》由重庆中西医药图书社重版发行。

徐荣斋于1944年起，潜心研究该书11年，结合自己的心得体会进行补充加注和整理，并做了一定的删减和修订，改名为《重订通俗伤寒论》，于1955年由杭州新医书局出版。1956年，上海科技卫生出版社再版此书，从而得以广泛流传。

（二）学术思想与特色

1. 以六经钤百病，以三焦赅疫证

俞根初认为："以六经钤百病为确定之总诀，以三焦赅疫证为变通之捷诀。"即以张仲景伤寒的核心理论——六经辨证体系为总领，与叶天士的卫气营血辨证和薛生白三焦辨证的思维融会贯通，将寒温两派结合，建立了一个较为完整统一的外感病学说。俞根初认为不需要对伤寒、温病作刻意划分，通过观察患者外在征象，司外揣内，推测外邪所侵袭病位，再判断证型，对证施治。

在俞根初的新体系中，将传统伤寒学说整理归纳，分为标证、本证、中见证、兼证，兼证中又有脏腑经脉的不同见症。作为伤寒本证类，俞根初将伤寒分为小伤寒、大伤寒、两感伤寒、伏气伤寒、阴证伤寒5种。其中大伤寒（或称正伤寒）对应《伤寒论》中的伤寒，用寒、热和寒热错杂来归纳临床错综复杂的病情变化。正伤寒可以归纳为火化热证（少阳相火、阳明燥实、厥阴风热，皆邪从火化之传变）；水化寒证（阳明水结、太阴寒湿、少阴虚寒，皆邪从水化之传变）；水火合化寒热错杂证（太阴湿热、少阴厥阴寒热错杂，皆邪从水火合化之传变）。

伤寒兼证，是指与伤寒相类似的病症，主要融入了后世温病的内容，归纳罗列大约有21种，如风、湿、痧、疟、疫、风温、风湿等。伤寒夹证，是热病的兼变证，如湿、痰、饮、血及临经伤寒、妊娠伤寒、产后伤寒等。俞根初认为伤寒最多夹证，其病内外夹发，较兼证尤为难治。凡伤寒用正治法，而其病不愈，或反加重者，必有所夹而致。故善治伤寒者，又必须兼通杂病。伤寒复证是恢复期的注意事项，如劳、食、房、感、怒等。另有调理诸法，分病中调护和瘥后调理，有药物、食物、气候、起居等调理法。伤寒坏证专指转为痉、厥、闭、脱者，以重笃不治者多见，仍属兼变证范围。

2. 注重观目，首创腹诊

俞根初认为："凡诊伤寒时病，须先观病人两目，次看口舌，已后以两手按其胸脘至小腹……"即在临床诊断时以四诊合参为原则，重视望诊中的目诊，并首创腹诊作为辅助诊断方法，判断疾病的虚实真假。

俞根初认为："凡病至危，必察两目，视其目色以知病之存亡也。故观目为诊法之首要。"其观目之法，首先观察目开目闭以别阴阳，其次观察有神无神以鉴预后，再次通过观察患者目白、目眵、目泪、目胞等的变化，辨别属热属寒，为湿为风。

俞根初认为："胸腹为五脏六腑之宫城，阴阳气血之发源。若欲知脏腑何如，则莫如按胸腹，名曰腹诊。"其部位："按胸必先按虚里……按腹之要，以脐为先，脐间动气，即冲任脉。"其方法："宜按摩数次，或轻或重，或击或抑，以察胸腹之软坚，拒按与否，并察胸腹之冷热，灼手

与否，以定其病之寒热虚实。""按冲任脉动而热，热能灼手者，症虽寒战咬牙，肢厥不利，是为真热而假寒。若按腹而旁虽热，于冲任脉久按之，无热而冷，症虽面红口渴，脉数舌赤，是为真寒而假热。"以此作为辨别寒热真假的可靠依据。

3. 重视阳明，顾护胃气

浙江绍兴一带天暖地湿，人们多喜食瓜果茶酒，摄入过多甜腻厚浊之物，常发湿热之证，或夹痰、夹食、夹瘀等实邪。而脾在生理上具有喜燥恶湿的属性，因此，脾胃被湿邪困阻。俞根初认为，治疗的方法虽能千般变化，但健脾应放在首位。治疗脾胃或是其他疾病时，尤应重视芳香化湿、行气化湿、祛风化湿、清热化湿之药的应用，常用药物有砂仁、苍术、藿香等。

俞根初治伤寒尤重阳明，认为："伤寒证治，全藉阳明。""凡勘伤寒病必先能治阳明。""邪在太阳，须藉胃汁以汗之；邪结阳明，须藉胃汁以下之；邪郁少阳，须藉胃汁以和之；太阴以温为主，救胃阳也；厥阴以清为主，救胃阴也；由太阴湿盛而伤及肾阳者，救胃阳以护肾阳；由厥阴风盛而伤及肾阴者，救胃阴以滋肾阴，皆不离阳明治也。"如设调胃承气汤缓下胃腑结热，方中较张仲景调胃承气汤多姜、枣二味，以助胃中升发之气，秉"藉胃汁以下之"之意。又云："伤寒多伤阳，故末路以扶阳为急务；温热多伤阴，故末路以滋阴为要法。扶阳滋阴，均宜侧重阳明。"如治阴虚火旺、心阴虚者，以阿胶黄连汤出入；肝阴虚者，以丹地四物汤为主方；脾阴虚者，以黑归脾丸主之；肺阴虚者，治以清燥救肺汤；肾阴虚者，治以知柏地黄丸；冲任阴虚者，治以滋任益阴丸。

4. 方不泥古，用药轻灵

俞根初行医 40 余载，有着丰富的临床经验，组方用药既传承经典又不拘泥于古人，有着自己的用药特点，建立了自己的用药体系，颇具个人特色。《通俗伤寒论》共列 101 方，其中有许多经典的传世名方、效方，如加减葳蕤汤、蒿芩清胆汤、羚角钩藤汤等。

俞根初主张因地制宜，因"浙绍卑湿"，故辨证重湿，施治主化，用药轻灵。"轻"有三层含义：一是剂量轻；二是选取药材质地之轻，如方剂中出现的甘草梢、桂枝尖、薄川朴等，亦为俞氏用药之特色；三是俞根初应用易耗散伤阴的药物用量较经方原方用量偏轻。"灵"是指俞根初用药灵动透达。一方面，俞根初善用鲜品和鲜汁，另一方面俞氏组方轻巧灵动，方中多有轻灵之品，转动气机。俞氏用药轻灵，切合绍地卑湿多热的实际，有其地域特色。

5. 专设瘥后调理诸法

《通俗伤寒论》中专设"瘥后调理法"一节，对伤寒瘥后调理做了系统阐述，在临床颇具指导意义。俞氏认为瘥后调理与患者能否痊愈及病后生活质量息息相关，如果瘥后调理不慎，易致疾病复发而前功尽弃。在瘥后的调理时要注意 3 个要点。

（1）彻底清除余邪，谨防疾病复发　伤寒温病，大邪退后，往往因元气已虚，祛邪无力，而使余热残留；或因痰湿黏滞，留于经络；或因热伤血络，血虽止而瘀尚存。此等情况，若不清余热、化痰瘀，稍有不适，随时可以转复。若瘥后发蒸："热症新瘥蒸蒸骨热如劳瘵者，乃余热留于阴分，不可以其羸瘦，而遂用虚损法。"若自汗盗汗："然温热瘥后，多由余热未清，心阳内炽，以致蒸蒸燔灼，津液外泄而汗出。"若瘥后昏沉、语謇，轻者用连翘、栀子、石菖蒲、淡竹叶、钩藤、菊花之类清解之，重者则用瓜蒌、天竺黄、石菖蒲、川贝母、僵蚕等味豁其痰，更甚者则加用成药返魂丹、万氏牛黄清心丸、叶氏神犀丹等救急。若瘥后发疮、发颐、额热、不便，当用清凉解毒之法，以普济消毒饮为主方，各加引经药。若瘥后耳聋，因"余邪留于胆经"者，宜清解少阳之郁，药用柴胡、鲜菖蒲、钩藤、滁菊花、通草、荷叶之类。因"痰火上升，阻闭清窍"者，宜在化痰药中加用轻宣肺气之品，如川贝母、枇杷叶、通草、鲜菖蒲等。若瘥后下血、遗精，阳邪热盛，火动为患，方选加味脏连丸、三才封髓丹加黄连，药用清营凉血之品，如生地黄、地榆、白芍、白茅根等，治疗选药当轻重适宜，不可过用苦寒。

（2）扶助正气，御邪于外　扶正气之法，俞氏尤其重视后天脾胃。扶正气者，食补优于药补。食补者又需注意进食之法、饮食宜忌。俞氏谓伤寒、温热之症多属胃肠伏邪所致，胃肠已失其正常健运之功，最宜忍饥耐饿，平卧安静，热退舌净无苔，始可渐进粥汤。饮食宜忌需候病家之脉症，分寒热温凉、气味厚薄之不同。瓜果生冷，冰伏脾胃，滋腻厚味，胶结肠胃，反助胃火。唯萝卜汤、陈干菜汤能疏导肠胃，细芽菜可运其津液，在绍兴民间广为流传。由此可见，俞氏食补，但取其气，不取其味。

（3）调畅情志，起居有常　俞氏认为，病后之人，每因患病日久，起居无常，久居病室，久服药物，多情志不舒，生活乏味，且多体质虚弱，谷气需养，正气需复。凡费力、劳心、过喜、过怒、多言妄动，均可使机体难以恢复，旧病复发。应除思虑，节言语，戒嗔怒，静心和气，心情舒畅，方有益康复。侍疾之人常伴病家左右，服侍得体，需循循善诱，畅其情志，婉转说明，劝解开导，可令病家心情舒畅，怒气不生。整其居室，令环境雅致，提高生活质量。助病患洁身体，勤摩擦，可令气血调和。适寒温，定卧起，可远离寒热邪气，恢复其正常的生活起居。

十、陈修园

陈修园（1753—1823），名念祖，字修园，又字良有，号慎修，清代医学家，福建省长乐县江田溪湄村人。陈修园幼年丧父，家境贫寒。其祖父陈居廊（字天弼）博学多才，精通医术，陈修园少时即跟随祖父习文学医，后受业于孟超然，又随泉州名医蔡宗玉深造，一生亦儒亦医。陈修园一生著述颇多，由后人收集所传16种医书，集成《南雅堂医书全集》，又称《陈修园医书16种》，包括《灵素集注节要》《金匮要略浅注》《金匮方歌括》《伤寒论浅注》《长沙方歌括》《医学实在易》《医学从众录》《女科要旨》《神农本草经读》《医学三字经》《时方妙用》《时方歌括》《景岳新方八阵砭》《伤寒真方歌括》《伤寒医诀串解》《十药神书注解》。该丛书内容十分广泛，涉及医经、本草、医论等基础理论内容，又包括《伤寒论》《金匮要略》理论内容，以及内、外、妇、儿、五官等临床各科领域病症，堪称医学全书。陈修园的学术思想，侧重于对仲景学说的研究，尤其是对《伤寒论》的钻研颇为深入，在伤寒学派中影响很大。

（一）治学方法

1. 返博为约

陈修园之治学，对己要求"深入浅出，返博为约"，对人则要求"由浅入深，从简及繁"。《内经》《伤寒杂病论》《神农本草经》等经典著作，文字古奥，义理深邃，若无明晰浅显的注解，很难理解其精神实质。对上述诸书，陈修园本着"语语为中人所共晓"的精神，采用通俗的语言，或节注或全注，以浅显出之，如《灵素集注节要》《伤寒论浅注》。不仅如此，他集先秦以至元明诸家的精华，采用"返博为约"的方法，著有入门佳作《医学实在易》。此书启迪后学驾轻就熟，先知其易，故名曰《医学实在易》。

2. 衬注见长

陈修园研究中医典籍的重要方法之一是普遍参以衬注。经他综合整理的医学论著《灵素集注节要》《神农本草经读》《伤寒论浅注》《金匮要略浅注》，以及《伤寒医诀串解》《时方妙用》等，都是综合衍释，衬托注解以明其奥义。原文与注文既可以连续，也可以分读，文字通畅流利，语句浅明，深入浅出，使读者看了一目了然，融会贯通。因此，《伤寒论浅注》为后学所推崇。

3. 撰写歌括

为了给后世习诵《伤寒论》者提供方便，陈修园根据辨证论治原则，将《伤寒论》方的主治以七言歌括的形式，编著成《伤寒真方歌括》和《长沙方歌括》。其采用通俗易懂的文字，顺口好读，便于记诵。与《长沙方歌括》相比，《伤寒真方歌括》不受条文所构，而是按类方形式编写，重点对六经含义、辨证和治疗大法进行介绍。前者侧重于临床应用，后者侧重于理论阐明。两书各有特点，可互采所长。

（二）学术思想与特色

1. 崇古尊经，尊古不泥古

陈修园注重对古代经典的学习和研究。他深谙《内经》的重要性，提出："夫医家之于《内经》，犹儒家之于《四书》也。日月江河，万古不废。"他又推崇张仲景，是维护旧论派的中坚人物之一。他认为："医门之仲景，即儒门之孔子也。""《伤寒论》《金匮要略》为万古不易之准绳。"他主张张仲景的原文不可随意更改，提出："理不本于《内经》，法未熟乎仲景，纵有偶中，亦非不易矩获。"他毕生致力于《伤寒论》《金匮要略》的研究，从原文入手，参以《内经》《难经》，条分缕析，撰写了《伤寒论浅注》《金匮要略浅注》。两本书言辞简练，深入浅出，说理透彻，其中不乏陈修园的精辟论述和独到见解，是后世学习《伤寒杂病论》著名的通俗注释本之一。但他尊古却不泥古，诚如其所言："深入浅出，返博为约，若不识之广，无以得其要，若不解其奥，无以出之浅。"他认为太阳病可分为经病、气病，关于六经辨证又提出分经审证，将太阳病分为太阳经证、太阳腑证、太阳变证。在治疗疟疾的小柴胡汤内，他加入常山一药等。以上均说明陈修园在重视中医经典学习的基础上，能结合自己的临床经验阐明张仲景理论。

2. 坚持"维护旧论"

《伤寒论》经晋代王叔和整理后，明清时期出现了错简重订派和维护旧论派之争。"错简重订"的观点，为明末方有执首先提出，清初喻嘉言大力倡导，之后从其说者甚众，主要斥王叔和、讥成无己，以错简为由，行重订之实。但尊王赞成者亦大有人在。陈修园是继钱塘二张之后，力主维护旧论，反对错简影响最大的医家，成为"维护旧论"的中坚人物。他认为王叔和全面真实地整理了《伤寒论》，"有功千古"。他极力维护王叔和对《伤寒论》的最早编次。陈修园在《伤寒论浅注·凡例》中说："自'辨太阳病脉证篇'至'劳复'止，皆仲景原文。其章节起止照应，王肯堂谓神龙出没，首尾相应，鳞甲森然。兹刻不敢增减一字，移换一节。"他认为王叔和编次的《伤寒论》传本最为完整，不应随意改订，主张"维护旧论"，并十分赞同维护旧论的钱塘张志聪（隐庵）、张令韶两位医家的观点，在《伤寒论浅注·凡例》中提出："惟张隐庵、张令韶二家，俱从原文注解，虽间有矫枉过正处，而阐发五运六气、阴阳交会之理，恰与仲景自序'撰用《素问·九卷》《阴阳大论》'之旨吻合，余最佩服。"与钱塘二张不同之处在于，陈修园认为《伤寒论》三百九十七节，每一节自成一法，故别创体例，于每一节之后，扼要标明其法之所在，定为三百九十七法。他根据《伤寒论》精神，合若干节为一段，采用"按""述""引"等形式进行综合评论，自"太阳篇"至"劳复篇"十篇，节本《伤寒论》，自此风行。总之，陈修园认为王叔和虽增入"平脉法""辨脉法""伤寒例"及"可与不可与"诸篇，是"增之欲补其详，非有意变乱"，称"《伤寒论》为万古不易之准绳"。

3. 分经审证研究《伤寒论》

六经辨证，是张仲景《伤寒论》辨证论治的核心。陈修园遵从经旨，倡用分经审证方法研究《伤寒论》。他在晚年所著的《伤寒医诀串解》一书中，将伤寒六经的三阳病证条文，按经证、腑证、变证等概括，三阴病按阴化、阳化、水化、火化、寒化、热化加以归类，突出内在的传变规律。例如，太阳病分为经证、腑证、变证，经证以头痛项强、发热恶寒为典型症状，但有虚邪、实邪之分，实邪用麻黄汤，虚邪用桂枝汤。循经入腑，有蓄水与蓄血之不同，蓄水用五苓散，蓄血用桃核承气汤。汗下失治出现变证，有从阴从阳之分：阳虚从寒化用四逆汤，阴伤从热化用白虎汤等。变证应辨其痛、痞、利、呕的不同表现，然后辨证用药。阳明亦分经腑二证。经证以身热、目痛、鼻干不得卧、反恶热为特征症状，又有未罢太阳与已罢太阳之分。未罢太阳证，治宜桂枝加葛根汤、葛根汤之类；已罢太阳证，治宜白虎汤之类。腑证又有太阳阳明、少阳阳明与正阳阳明之别，如麻仁丸证为太阳阳明，蜜煎导法为少阳阳明，三承气汤证则是正阳阳明。少阳分经腑二证：经证以口苦、咽干、目眩为特征症状，其中有虚火、实火之辨。虚火治宜小柴胡汤，实火治宜大柴胡汤。腑证有痛、痞、利、呕之辨，治宜半夏泻心汤、黄连汤、黄芩汤、黄芩加半夏生姜汤之类。太阴之邪，分从阴化、从阳化两途。少阴受邪，分从水化而为寒证，从火化而为热证两途。厥阴有寒化、热化两途。陈修园如此分经阐发伤寒六经证治，深得六经六气之旨，充分体现伤寒六经各病证间的相互联系及其传变、转归的机理，在临床治疗上具有重要的现实意义。

4. 推崇五运六气理论

陈修园撰著《伤寒医诀串解》一书，用《内经》五运六气学说中标本中气的气化理论来阐述伤寒六经实质。"六经气化说"强调三阴三阳病，多为六经气化为病，而非经络本身之病变。其又因为人身六气与天地之气相应，无病则运行如常，人体一旦发病，则气化活动必然有明显变异。陈修园推崇二张之说，在《伤寒论浅注·读法》中指出："六气之本、标、中气不明，不可以读《伤寒论》。《内经》云：少阳之上，火气治之，中见厥阴；阳明之上，燥气治之，中见太阴；太阳之上，寒气治之，中见少阴；厥阴之上，风气治之，中见少阳；少阴之上，热气治之，中见太阳；太阴之上，湿气治之，中见阳明。所谓本也，本之下，中之见也，见之下，气之标也。本标不同，气应异象。"陈修园以经络、脏腑作为六经的物质基础，巧妙地运用气化学说解释六经之功能，所以，他揭示六经是较完整、恰当的，在继承张志聪六经气化说的基础上有所发展。陈修园将虚无的开阖枢理论印迹于脏腑，充实了内核，使之成为切实有用的理论，并用衬注法去掉了更多气化说的玄奥不实之词。六经气化说独树一帜，另辟蹊径，对六经实质的探讨作出了一定的贡献。

（三）临证经验

陈修园精通内、妇诸科，临床用药注重温补，不喜用寒凉滋腻药物，尤其对泄泻、消渴、赤白浊、痨证、胃病等的论治，有独到见解。

1. 泄泻辨治经验

陈修园论治泄泻，多遵《内经》之旨，以湿邪致病立论，同时参合《内经》《难经》中湿邪与他邪相合致泻的类型，或因风，或因热，或因寒，或因虚，或因食积，阐发其治疗。综观其医书，泄泻分为"湿寒""湿热""食积""脾虚""肾虚"等证型，以利湿健脾和中的胃苓汤为主方进行治疗。陈修园称："胃苓汤，统治诸泻如神。"陈修园在《医学三字经》中以歌诀形式简述泄泻各型治法大要，如"胃苓散，厥功宏，湿而冷，萸附行"，即胃苓散加吴茱萸、附子之类；"湿而热，连芩程"，即用胃苓散加黄芩、黄连，热甚去桂枝加葛根；"湿夹积，曲楂迎"，即用胃苓散加山楂、神曲，酒积加葛根；"虚兼湿，参附苓"，即用胃苓散加人参、附子之类。陈修园又指出，对于泄泻的一些特殊证候，应采用不同的治疗措施。如久泻服温补及固涩之药不止者，此为痼积未除，可用《本事方》中的温脾汤通因通用治之。对于感受秋金燥气，致肺热久咳兼泻者，宜用黄芩、地骨皮、甘草、杏仁、阿胶清热润肠。久泻亡阴，又过服香燥之品致阴气虚尽，阳气亦不能久留者，急以阿胶、地黄、麦冬养阴健脾。

2. 消渴辨治经验

陈修园在论述消渴时，更注重脾（胃）肾与消渴的密切关系。其在《医学实在易·三消证》中云："病阳明之燥热而消渴者……此外因之渴。胃气弱而津液不生者……此内因之渴。有脾不能为胃行其津液。"《时方妙用·消渴》云："肾者，胃之关也，关门不开，则水无输泄，而为肿满。关门不合，则水无底止，而为消渴。"在其著作中，陈修园均较多论述消渴从脾肾论治的观点，重视培本固元，主张燥脾补肾。

陈修园在《医学三字经》中云："以燥脾之药治之，水液上升而不渴矣，余每用理中丸（汤）倍白术加瓜蒌根，神效。"运用燥脾治法，恢复脾的健运和气化功能，使津液输布正常，实为治本之法。陈修园指出："以凉润治渴，人皆知之，以燥热治渴，人所不知也。"实为经验之论。陈修园赞同赵献可的治消渴之法，指出："先治肾为急，惟六味、八味及加减八味丸随症而服。"补肾法的应用，是滋肾阴与补肾阳药物配合使用，尤其注重温肾阳补命火的药物，强调温肾补火的治消渴之法。临床常用加减八味丸加入肉桂、五味子，或以六味丸加入肉桂、五味子，水煎六七碗，恣意冷饮。《医学实在易·三消证》云："此以其温药引其真水，以滋上、中、下之燥也。"陈修园论消渴注重脾肾和运用燥脾补肾的治疗经验，对后世诊治消渴有一定的参考价值。

第二节　近现代医家

一、黎庇留

黎庇留（1846—?），名天祐，字庇留，广东顺德人。黎庇留生于1846年，本为秀才出身，以儒通医，专师张仲景，为近代岭南伤寒名家之一。黎氏精通伤寒，临证均以张仲景大法为本，于临床中通权达变，每能立起沉疴，尤善用经方如白虎汤、承气汤、四逆汤、白通汤之类，救治危急重症，以此著名于时。黎氏生平论证处方，均以张仲景大经大法为本，晚年更积其所学，撰《伤寒论崇正编》合八卷、《黎庇留医案》，以及治疗鼠疫、霍乱等专论遗著。在数十年的行医生涯中，黎氏积累了丰富的医案，给后学留下了宝贵的遗产。

（一）治学方法

1. 衷圣崇正论伤寒

黎庇留一生钻研伤寒之学，认为研究《伤寒论》可以参考前人的注解，但不能盲从盲信，要将全书融会贯通，同时结合自身的临证实践，才能悟得张仲景真谛，而不致受古人混淆视听之误。为了能"尊崇先圣，辨正前贤"，黎庇留晚年将自己五十年的研究经验，著成《伤寒论崇正编》，全书共8卷，由序言、读法、目录、正文组成。卷一、卷二为太阳篇，卷三为阳明篇，卷四为少阳篇，卷五为太阴篇，卷六为少阴篇，卷七为厥阴篇，卷八为删伪篇及附入"读仲圣书有误五大险证治法"。本书对《伤寒论》原文的编排，基本上依照宋本《伤寒论》中条文的顺序。但与宋本《伤寒论》相比较，《伤寒论崇正编》在原文的编排和删减上有不少差别，其中值得一提的是《删伪篇》的存在。这部分可能是黎氏与历代注解《伤寒论》诸家最大的不同之处。尽管诸家中也有主张错简及衍文者，但像黎庇留这样大刀阔斧地删减原文者，却少之又少。

体例特点上，黎氏以"六经定篇，仲景之论为纲，诸家之注为目"为原则，所引诸注，上及晋唐宋元金诸家，下则遍涉错简、维护旧论、辨证论治诸派，包括陈修园、柯韵伯、喻嘉言、张志聪、方有执、张介宾、张石顽、唐容川等。黎氏不自限于一系一派，而是存各家之长，正诸注之短。除了荟萃历代医家的注解，黎氏还在书中以夹叙夹议的写法，阐述了自己的见解，对于前人的注释或者赞同，或者反驳，或者直言指正，或者阐发补充，以利于后学者取长补短，择善而从。

黎氏注重"于论中逐节审察，逐句延求"之研习方法，其于《伤寒论崇正编·读法》中开篇明义，首驳陈修园"不明六经之标本中气，不可以读《伤寒论》"的说法，并道出了"假令仲圣不作《伤寒论》，谁能识六经之精义"之己见。同时他认为："标本中气从标、从本、从中，在《伤寒论》六经中，有然有不然"，尤其强调了《伤寒论》对《内经》六经经义发挥的作用，并指出不可照搬《内经》六经"标本中气"之说运用于《伤寒论》之中。他还务实地提出："至于临证治病则是'按病治病，勿差一黍'，不可泥于六经传经之说。"

黎氏认为，王叔和在编次《伤寒论》时混入了个人手笔，导致流传后世的《伤寒论》中部分篇章并不是张仲景原文。因此，读《伤寒论》时必须略去这一部分，以免被误导。《删伪篇》中删减的条文多达75条，按六经定篇考察其删减：太阳篇计40条，阳明篇计11条，少阳篇计1条，太阴篇计3条，少阴篇计3条，厥阴篇计7条。被删的条文主要包括六经病愈解时日条文、以问答体例出现的条文、凭脉论证的条文等。黎氏更重视实际，强调当依据临证所见。其强调如六经欲解时的条文，此种理想之推断，实为叔和之作，他说："叔和序例，多类此。"同时，黎氏认为《伤寒论》乃仲圣自作全书，设问答体例的条文，与王叔和《序例》之问答体例手笔相似，故删去以问答体例出现的条文。

2. 临证实践用伤寒

清末民初，黎庇留与陈伯坛、易巨荪、谭星缘并称近代岭南伤寒四大家。他们使用张仲景经方，解决岭南实际问题，彰显经方实效，使岭南《伤寒论》不再局限于理论层面，而是真正将《伤寒论》落实到临证的实践研究，做到了理论性与实践性的统一。

黎氏认为治学《伤寒论》必须从实用出发，以书勘证，以证勘书，所以在注释条文时，常常加入自己的临床经验，或者引用临床验案进行说明，反映其深厚的学识经验。这种以《伤寒论》指导临床实践，又以临床实践经验来验证《伤寒论》的方法，是黎氏成书的特色之一。基于此思路，黎氏注释《伤寒论》原文时，举自己的临床经验为例，以求更能阐幽发微，希其能直揭仲圣之奥旨。如条文："太阳病，脉浮，头项强痛而恶寒。"针对太阳病提纲证，黎氏参合临证经验，提出自己的见解。他说："然有不必泥者，恶寒头痛为此病必有之症。若项强则十中无几，数十年临证所见，此病项强甚少，勿谓无项强一症，不得为太阳病也。间有腰痛者，亦病太阳之经也。"

（二）学术思想与特色

1. 以实证经，用方灵活

《黎庇留医案》为黎氏遗下的大量医案经"遴选其精英，而增其美辞，复加以评述"而成，共收入追忆式经方验案50例，将《伤寒论》六经病尽收其间。医案以内科疾病为主，也有一些妇科、儿科、外科医案，大多为重病、急病、疑难病的治验，并有若干奇案。从黎氏的著作看，其处方理法方药都源于《伤寒论》原文，剂量也多循古法，亦尊崇六经治法，认为临床实际"从本、从标、从中取舍，应按之《伤寒论》六经中；有然有不然，当于论中逐节审察，逐句研求，则仲圣之秘旨自得真谛"。而对时医推崇的《伤寒论》传经之说，他认为："更不必拘，按病治病，勿差一黍则得矣。"因此，其用方灵活多变，常处方寒热前后不同，是有连用姜附，忽转苓连等。对于传统中医"三因制宜"法则，黎氏最看重因人制宜之法。黎氏认为时地同、年龄同而虚实异，处方则截然不同。

2. 奇不离正，见解独特

对于临床危难重症的治疗，黎氏见解独特。他认为人生之大险证有五：霍乱、中风、中痰、中血、瘟疫。霍乱证毙命最速，初起即以大剂四逆汤、白通汤，如若误用参芪苓术后即难救。如中风中痰急救可将两手擦热按其眼尾，频频按之，人事自省，以四逆汤、白通汤即能生，否则死即在此刻。中血（猝然吐血连吐不止）者，初起当以大剂四逆汤加蕲艾一两，一剂不止至二再至三，务以止血、手足暖为度则生矣。凡此危急之证，黎氏均能依证脉的表现，紧抓脉沉微、肢厥等症为主要依据，果敢地投以四逆汤，每能收立竿见影之效。《伤寒论》中，四逆汤本为救逆之要剂，果能毫无差池用其力挽狂澜，已属不易。更妙的是，似小柴胡汤这样的平和之剂，黎氏也能用之于救治危重，其医术之精湛，由此可窥探一二。黎氏用奇而不离乎正，似此之类，确能启迪后世临床之思。

（三）临证经验

1. 善用温热，不避寒凉

岭南地区气候以湿热为主，临证一般多取温病治法，黎氏则开岭南使用经方之风气。黎庇留给后人一个提示，即岭南虽地处亚热带，气候炎热，只要辨证准确，同样可以应用温热之剂。纵观《黎庇留医案》一书所载 51 个医案，以"真武汤"为案名的就有 5 例，其余各例或径用真武汤原方，或治疗过程中屡用真武汤，或用真武汤加味。黎氏于岭南湿热之地，用真武汤如此大热之剂，长期服用，确具特色。黎氏运用伤寒方，使用温热药之精湛技术，确实已经达到炉火纯青之境地。

黎氏除了善用温热之剂治病，于寒凉之品的运用也有独到心得。他说："自有清中叶，苏派学说盛行以后，桂枝之价值，遂无人能解。所以不敢用桂枝，其理由之可得而言者，不外'南方无真伤寒'，仲景之麻桂，仅可施于北方之人，非江南体质柔弱者所能胜。"桂枝汤尚且如此，何况附子汤、四逆汤、白通汤。然而黎氏却于南方湿热之地，屡用温热之剂拯人于危难之中，既有力地反驳了"仲景之麻桂，仅可施于北方之人"的偏见，又启迪后世医家，在南方湿热之地，若能见证真准，运用好温热，也能起起死回生之效。

2. 内服外治，治法灵变

黎氏治病，宗仲师之法为本，然非教条式地死守某方某药之用法，往往能推陈出新，灵活变通，以内服之方化为外治之剂。黎氏善以"三黄泻心汤""真武汤"为散外敷，同时依辨证还用苦瓜、生姜、葱白等为汁调敷，也是其活用经方之法。黎氏临证，不仅能变内服之方为外用之剂，也多同时兼用内服外治之法。黎氏治疗之法灵活多变，皆依辨证所需而为。《伤寒论》中虽有火熏令其汗，冷水渍之以劫热，赤豆纳鼻治尸厥气闭，猪胆汁、蜜煎导法以通便等诸外治之法的记载，然似三黄泻心汤、真武汤、大承气汤等诸经方，原不专为外治而设，皆内服之剂。黎氏却于临证之时，变其为外敷之药，为师古而不泥古。

3. 巧用经方，救治鼠疫见奇效

清末光绪甲午年初（1894），广州鼠疫蔓延，当时医生多不知鼠疫发病的缘由，因为鼠疫患者常有淋巴结肿大，因此鼠疫被称为"核疫"。有人从温治，有人从凉治，疗效均不佳，十死八九。时任广州太平局十全堂医席的黎庇留、易巨荪、谭星缘经过反复商讨，认为"核疫"与《金匮要略》中阴阳毒相类似。和一般瘟疫不同，此病是毒极而不是热极，如果以热证来治，常常因误治而致死。他们根据《金匮要略》的经方，拟定升麻鳖甲汤为治疗主方，因升麻能解百毒、辟瘟疫，为方中主药，而且必须重用至二三两。据称当时治疗鼠疫百人中，得生还者约有七八十。

4. 临证强调舍脉从证

黎氏诊病，四诊可不必面面俱到，遇脉证不应时，往往舍脉从证。他认为："认证的，不必拘脉。"黎氏用小柴胡汤即遵循张仲景"但见一证便是，不必悉具"之旨。其曾治一新婚妇人发热、胸满、口干苦，虽六脉全无，亦径投小柴胡汤加减，一剂则热退。对待脉诊，黎氏认为人之体质各有不同，脉亦不能一概而论。

黎氏一生研究伤寒学术、临床运用经方，其学术观点新颖独特、用方有胆有识。他的这些学术观点和临床经验十分值得当代伤寒及经方研究者学习借鉴。

二、易巨荪

易巨荪（？—1913），原名庆堂，号巨荪，亦作巨川，广东鹤山县人。易巨荪出生于医药世家，自幼受祖父教育熏陶，爱读《神农本草经》《内经》《难经》《伤寒杂病论》等医学名著，对金元四大医家的学术思想亦有所研究。他注重临床实践，吸收融汇前人经验，医技日臻成熟。清末，易巨荪在广州西关小半甫开业行医，医寓名"集易草庐"。当时在广州医林中，他与以专研经方著名者陈伯坛、黎庇留、谭星缘共同被称为"岭南伤寒四大金刚"，是岭南伤寒四大家之一。易氏既用经方，在临床实践中对仲景书无字无方处予以阐述发挥，又对金元四大家时方有所长者融汇吸收，治学态度客观而严谨。

（一）治学方法

1. 集思广益，融汇吸收

《集思医案》是易氏现存的主要著作。易巨荪、陈伯坛、黎庇留、谭星缘四人以文会友，经常在一起谈论张仲景医学心得。清光绪甲午年（1894）冬至，易氏将其辑录成书，名曰《集思医案》。集思者，集众思，广忠益也。古人云："集思广益，而功不必自己立。"《集思医案》即集中众人运用张仲景经方智慧，为近代岭南伤寒学派代表著作。医案的正文部分乃全书精华所在，内容十分丰富，共约50000字。医案虽无篇章目录，但分作49个段落，记录病案62例，其中内、儿科病案46例，妇产科病案9例，鼠疫病案7例。所用方药多为张仲景经方。医案之书写字句朴实简练，主证重点突出，有记有议，既继承了历代中医病案体例优良传统，又具有鲜明的岭南地方特色。

2. 创新经典，客观严谨

1894年甲午岁，粤省鼠疫流行，易氏写道："吾粤疫症流行，始于已百城，以次传染，渐至西关，复至海边而止。起于二月，终于六月，凡疫疾初到，先死鼠，后及人。有一家而死数人者，有全家复绝者，死人十万有奇，父不能顾子，兄不能顾弟，夫不能顾妻，哭泣之声，遍于闾里。疫症初起，即发热恶寒，呕逆，眩晕，甚似伤寒少阳病，惟发热如蒸笼，眩晕不能起。……有先发核后发热者，有发热即发核者，有发热甚或病将终而后发核者，有始终不发核者。核之部位，有在头顶者，有在肋腋者，有在少腹者，有在手足者，又有手指足趾，起红气一条，上冲而发核者，见症不一。"可见易氏对鼠疫的临床观察非常细致入微。

《伤寒论》是一部阐述防治外感热病专著，但对于鼠疫一症，张仲景经方未有涉及。近代岭南温病医家认为鼠疫的发病机理有热毒迫血成瘀、毒热由少阳直入少阴厥阴、湿热之毒入少阳、痰癖与疫毒交结、心经受毒等，丰富和发展了中医瘟疫理论。易氏认为鼠疫症有轻重之分，其云："大约以先发热为轻，热核并发次之，热甚发核又次之，病将终发核、始终不发核为重。核之部位，以在顶、在肋腋、在少腹为重，在手足为轻。经曰：入脏者死，出腑者愈。脏，心肾也。在心则谵语神昏，直视。在肾则牙关紧闭，失音难治。腑，胃也。在胃虽谵语，乍有清时，口渴便闭，此病甚轻，白虎承气可治，即生草药亦能愈之。"而入心肾之重者，则非白虎承气辈所能治，而是类似于《金匮要略》阴阳毒一症，易氏认为："见症虽未尽相同，而病源无异。方中以升麻为主，鳖甲、当归、甘草、川椒、雄黄次之。阴毒去雄黄、川椒。复读《千金方》，有岭南恶核，朝发暮死，病症与近患疫症无殊，其方有五香散，亦以仲师升麻鳖甲为主，而以香药佐之。……因升麻一味，骇人闻见，改汤为散，活人无算。"

由此可见，易巨荪等岭南伤寒名家防治鼠疫的宝贵经验在当时起到了拯救危厄的作用，促进了近代中医学在防治急性烈性传染病和危重感染性疾病方面的发展，极大地丰富和发展了中医学的内容。

（二）学术思想与特色

1. 善用经方，有胆有识

国医大师邓铁涛曾提道："广东有四大伤寒名家，表面看来是泥古的，但确能挽救危重病者。曹颖甫的《金匮发微》中提及陈伯坛治疗经验时，也提到这个问题。"易氏作为"岭南伤寒四大金刚"之一，在《集思医案》中记载的一部分医案就是危重病症。医案中计有吐血6例，便血4例，妇科出血4例，衄血1例，均属急性或反复多次出血，临床表现为寒热虚实夹杂、证候危急的疑难危重病。另外还有对晕厥、昏迷等危重病症的救治。易氏《集思医案》中有5例"昏不知人"病案，患者都表现有意识模糊不清，甚则意识丧失的凶险证候。

《金匮要略》云："吐血不止者，柏叶汤主之。""吐血衄血，泻心汤主之。"易氏临证从经典理论角度出发，治疗吐血证（包括咯血），多以旋覆代赭汤与柏叶汤合用，而瘀热之吐血证则多用大黄黄连泻心汤，可见易氏运用经方既遵循先哲要旨，又灵活多变。易氏治疗崩漏的另一个特色则是对附子、蕲艾、炮姜、鹿茸等温阳益火药的应用。他认为妇女月事下陷、崩漏不止多属"阳虚阴走"之证，提出："阳虚阴必走，故漏下，用大剂真武汤。……此症气不统血也。""惟温其阳气，塞其漏卮，俾阳气充足，得以磨化水谷，中焦取汁奉心化赤而成血。此即补火致水之义，道理最精。"可以说，易氏的这些理论及方药至今对妇产科临床某些出血性疾病仍有指导意义。

易氏记载病案的一个特点则是行文朴实、不尚浮华，尤其是对晕厥、昏迷等危重病症的症状与体征的描述十分直观，而治疗则谨守病机，善用经方，以吴茱萸汤、当归四逆加吴茱萸生姜汤、大柴胡汤、附子理中汤加减获效而愈。对诸种险症，则处方以大剂取效。对此，后人则评价易公"善能发前人所未发"。

2. 寒热互用，阐发经典

易氏在《集思医案》中尚有四案记载二加龙骨汤的临床使用，体现易氏对经典的阐发。二加龙骨汤出自《小品方》，源于《金匮要略·血痹虚劳病脉证并治》。其云："夫失精家少腹弦急，阴头寒，目眩（一作目眶痛），发落，脉极虚芤迟，为清谷、亡血、失精。脉得诸芤动微紧，男子失精，女子梦交，桂枝加龙骨牡蛎汤主之。"《小品方》云："虚羸浮热汗出者，除桂，加白薇、附子各三分，故曰二加龙骨汤。"

二加龙骨汤以白薇配附子、龙骨配牡蛎为两组主药，取附子温导浮阳，守而不走；白薇从阴中泄热，寒热互用，导火泄热，不治阴虚而阴自安。配以龙骨、牡蛎镇潜摄纳，咸降益阴，合为用阳和阴之法。易氏认为二加龙骨汤除针对下元虚弱外，更为引阳入阴法，可退热、止汗，用于少阴病。在《集思医案》中，用此方治疗失眠、久咳低热、背冷及杂病善后四案。

（三）临证经验

易氏所治病症主要有两大类：一是危重病症，二是急性流行性传染病（主要是鼠疫）。其运用升麻鳖甲汤治疫核，并非原方照搬，而是根据病情采用散剂、汤剂多种剂型及内服、外用不同给药途径，是对经方治疗鼠疫的创新突破。临证时，易氏将自行研制之散剂常规口服，汤剂随证加入红条紫草、金银花、桃仁、红花、竹茹、柴胡、枳实、桔梗等药，外用酒糟、蓖麻油、苏叶敷核上。以上述之散剂、汤剂、外敷三法合用防治鼠疫，救治患者无数。

可以说，易氏代表作《集思医案》集中近代岭南伤寒学派运用张仲景经方的智慧，论治鼠疫尤为突出，是近代岭南伤寒史上一本极具代表性的医籍，具有重要的医学文献价值。尤其敢于突破陈见，结合临床实际，在诸多温病派系中，提出伤寒法治疗大疫的思想，极大地丰富和发展了中医学。

三、陈伯坛

陈伯坛（1863—1938），名文炜，字英畦，广东新会外海乡（今属广东省江门市郊区）人，是清末民初岭南著名的中医伤寒学派宗师，与易巨荪、黎庇留、谭星缘被誉为"岭南伤寒四大金刚"。陈伯坛自幼禀赋独厚，刻苦好学不倦，少年学六经，习阴阳五行、四诊八纲，熟读经史义理，精通《周易》，尤笃好医学。他于21岁中秀才，22岁悬壶问世，潜心研究《伤寒杂病论》，运用张仲景的理论，救活了不少急、危、奇、顽症患者，声名远播。陈伯坛重视中医教育，先后受聘于广州陆军医学堂、广州中医夜学馆、广东中医药专门学校。1930年，他在香港开办"伯坛中医学校"，从游弟子甚众，桃李满门。

（一）治学方法

1. 以经解经诠释仲景学说

《伤寒论》作为中医学第一部系统论述外感热病及杂病辨证论治的巨著，奠定了中医临床理法方药的基础，乃业医者必读之书。但因其博大精深，内涵丰富，言简意赅，故绝非浅尝辄止者所能知，若学无门径，实难登堂入室。陈伯坛在《读过〈伤寒论〉》卷之首，专设"门径"一章，用以阐述《伤寒论》的重要理论和证治概念，立意深远，颇具创意。

陈伯坛认为《金匮要略》与《伤寒论》不仅在于"法"的层面是一以贯之，两者在方治方面也是互相联系为用的。他在《读过〈伤寒论〉》《读过〈金匮卷十九〉》二书中，皆使用以经解经、以经释论、以论释论的方法诠释经典。

以经解经的方法，始创于金代成无己。成氏所作《注解伤寒论》，首开全文逐条注解《伤寒论》之先河，引《内经》《难经》《神农本草经》等理论，阐释《伤寒论》原文。这一解读经典的方法也由陈伯坛所继承而研究注释《伤寒论》。陈伯坛说："内、难、伤寒杂病论可以一揆贯之……凡读伤寒而不能作阴阳大论读者，究未曾读叔和所读之书。"强调要用《内经》《难经》等古典医籍的理论去领会《伤寒论》的精神。陈伯坛主张研读《伤寒论》应从原著入手，而不要被注家拘定眼目，认为"伤寒毋庸注，原文自为注"。陈伯坛对张仲景汤证立法和应用均了然于心，在注解《伤寒论》时，每每列举有关方证进行比较，分析其异同，阐发其义理。

陈伯坛常常结合自己的临床经验注释经文，以经验经。如对于"太阳与阳明合病者，必自下利，葛根汤主之"的理解，陈伯坛结合临床实际解释用葛根汤义在"合病则合治，方足尽葛根之长，匪特变通麻桂也，且推广葛根也"。他认为："是证得诸幼龄为居多，俗传乳孩出牙，必自下利者，可与本证参看。以手足阳明脉入齿中，阳明欲反阖为开，当然泻而不存，俟太阴开则阳明自阖，勿治之可也。"陈伯坛指出医者治疗此证往往"防患太甚，遇下利动以急当救里为务，致虑中一失"。可以说，陈伯坛以经解经、以经释经、以经论经、以经验经一以贯之的思路，是从理论到临床不断阐发仲景学说的深刻内涵。

2. 不固守旧说，着意创新

自《伤寒论》问世以来，历代研究《伤寒论》者不乏其人，各家观点亦层出不穷。在《读过〈伤寒论〉》卷之首，陈伯坛则是独具创新地专列"读法"，阐述其长期研究《伤寒论》后的心得认识和理论观点。

陈伯坛尝谓："读仲景书当从原文上探讨，勿以注家先入为主所囿。"除了深究经典精髓，陈伯坛探索张仲景《伤寒论》的精神实质更多的是结合自己临床实践的体会。例如，陈伯坛认为有些注家主张"寒伤营、风中卫，寒伤肤表、风中肌腠，便是倒读伤寒"的观点是错误的。结合对经典的理解及临床实践，陈伯坛提出："心目中只知有寒，不知何物是伤寒。心目中只知有风，不知何物是中风。知区别在风、在寒，不知寒亦寒，风亦寒。只知区别在中、在伤，不知伤亦伤，中亦伤。知区别在营、在卫、在肤表、在肌腠，不知营卫、肤表、肌腠，俱是伤寒之被动，不是伤寒之主动。"

（二）学术思想与特色

1. 阴阳气化立论注解《伤寒论》

陈伯坛所著《读过〈伤寒论〉》《读过〈金匮卷十九〉》，均原是当年广州中医夜学馆的讲义。陈伯坛著此书的目的是"使世之为医者，自今伊始，其未读伤寒者当读伤寒，其已读伤寒者当读过伤寒"。

其中《读过〈伤寒论〉》共40余万字，以阴阳气化立论，独树一帜，在当时岭南地区影响颇大，具有很高的学术价值。全书共计18卷，卷首为张仲景原序，谈原序并释，后依次为叙言、序、凡例、门径、图形、读法；卷一至卷十八，依次为六经各篇及霍乱篇、阴阳易差、劳复篇、痉湿暍篇。而"门径"与"读法"两章，则为书中开宗明义的重点。"门径"用以贯串《伤寒论》的重要理论和证治概念，立意深远。"读法"提出《伤寒论》不是"寒伤论"，反对"三纲鼎立"学说，强调风寒一体，统一于"寒"，理解太阳病提纲，要从整个传变过程中理解太阳病等。陈伯坛还通过纠喻嘉言、黄元御、陈修园读法之偏，在《伤寒论》原文编次、温病、柴胡证、合病、并病、过经不解、传经、阴阳标本气化等理论问题上提出独到的见解。全书观点独特精粹，在当时广东伤寒派医著中无出其右。

2. 治卒病注重"风"

陈伯坛根据《金匮要略》各篇多言及风邪为患，在《读过〈金匮卷十九〉》开篇即提出"治伤寒则注重个'寒'字，治卒病则注重个'风'字"的学术论点。他认为《金匮要略》首篇"若五脏元真通畅，人即安和，客气邪风，中人多死"这段话揭示了人体生理及卒中病理。陈伯坛总结《金匮要略》涉及杂病虽多，但疾病的发生发展是由血脉相传所致，血脉之所以相传是由血脉壅塞不通所致。血脉之所以会壅塞不通，成为脏腑之害，"皆由人不能养慎，致邪风干忤经络，而波及其血脉"。而"不正当之客气邪风，其中人也，必客胜主负而后已，其多死也"。

由此陈伯坛对《伤寒论》之中风与《金匮要略》之中风进行了分析：《伤寒论》之中风是中寒气之标阳；《金匮要略》之中风是中客气之大风。《金匮要略》中阴邪之风，和寒湿为一类，虽互见于伤寒，究非《伤寒论》所谓风；寒伤中阳邪之风，合热燥火为一类，虽互见于《金匮要略》，究非《金匮要略》所谓风。因此，治伤寒则注重个"寒"字，治卒病则注重个"风"字，求合于阴阳之变化，是治伤寒之手眼，求合于五行之变化，是治卒病之手眼。

3. 注重五脏五行之传变

疾病在发生发展的过程中，传变是其内在规律。陈伯坛在《读过〈金匮卷十九〉》中指出读《金匮要略》要注意理解"传"字，提出了"伤寒但有经传经……金匮则脏传脏"的学术观点。他指出这种"传"的规律特点在于除五脏之间的传变，邪气也可以由表浅入内里脏腑，即所谓"风邪亦传脏"。而传变规律可用五行生克的关系来说明。因人体是以五脏为核心，故五脏元真通畅，则生克达到动态平衡。如果五脏有一偏盛或偏衰，则人体气血阴阳会失去平衡，进而发生相乘相侮的变化。所以，临床掌握泻实补虚、平调阴阳的前提就是参悟五行传变的规律。

五脏之中，陈伯坛又特别重视肝和脾，对"实脾"的意义进行了发挥。陈伯坛提道："知肝传脾一语，太耐人思，肝有肝之部分，脾有脾之部分，何所谓传？如曰肝属木，脾属土，肝胜脾，故木克土，此语更贻人以口实。"陈伯坛认为风气通于肝，与卒病的发生密切相关，且肝气为病，每易出现乘脾的传变。而脾为化生之源，脾旺则气血充足，不易受邪，或虽患病亦易康复，即"风之病之始，肝得气之先""土为万物之母，从无卒病起于四季常旺之脾"。换言之，脾能散精于肝，通过补肝之体而达到疏肝之用。

（三）临证经验

1. 从"燥"论治神志病

对于《金匮要略·妇人杂病脉证并治》中"妇人脏躁，喜悲伤欲哭，象如神灵所作，数欠伸，甘麦大枣汤主之"的长文，陈伯坛认为："存精于肝其谷麦，养肝精是本方真诠。何以舍大麦而取小麦，不君小麦而君草耶？题珠分明在个躁字也。如针对躁字以立方，大麦小麦均不克有其功矣。甘草则味同稼穑，麦又为五谷之长，此外如黍、如稷、如稻、如豆，其次焉者也。一升麦厚集其精英，非用以飨馈肝家为已足也。方下云亦补脾气，句中有眼矣，不曰补肺气，从何收回其燥金，还诸肝脏耶？脾又喜燥而恶湿，假令阳明之燥本无存在，则太阴无中见，不至湿伤肉不止矣。何以不助用焦苦，而后益用甘味之药调之耶？焦苦对于脏躁不适用，甘味则以本方为最当。……辛以生肺亦无取，法惟举地气之湿以承天，自能引天气之燥而降诸地。不特燥气为肝脏所不容也，亦非肺部所能私。……故覆诸脏者肺，而生万物者脾。燥金得以从革称者，以有最转化之水谷，能左右之也。盖上为金母，燥金实从土腹中来，更新燥气还诸脾，便是还诸肺。"因此，神志病治疗应注重治燥。

2. 胸痹心痛病重视"阳微不及"之病机

对于《金匮要略》胸痹心痛病的原文："师曰：夫脉当取太过不及，阳微阴弦，即胸痹而痛，所以然者，责其极虚也。今阳虚知在上焦，所以胸痹、心痛者，以其阴弦故也。"陈伯坛提出胸痹心痛短气属于微而不及者，阴弦乃微中不及之脉，微脉是责其虚，弦脉是责其极虚也，故胸痹心痛病之病机为阳微不及。

而对于胸痹心痛病的治疗，陈伯坛则强调用半夏。他认为："半夏察夏至之后而生者也，最能耐夏，转移盛夏减其半，大可以半冬名之也……心痛主心所生病，半夏诚中与矣，取其通于夏气也。"而对于心痛彻背、背痛彻心，归结为寒甚，所谓胸部之寒如积雪，治疗用峻药椒、姜、附等，更新其赤道，易寒带为热带，则冬而夏矣。陈伯坛认为治疗此等大寒大恶之痛病，更要使用生狼牙、巴豆之类，用以佐大热大毒之附子，行使气味辛温之干姜、吴茱萸，可谓峻药治大病。

3. 善用经方，用量加减均得张仲景用药精义

陈伯坛临证善用经方，对经方的加减掌握十分严谨。其认为使用经方，以不加减为宜，但辨证而须加减者，也注重与原方主旨符合。而经方药味数少，陈伯坛则以用量取胜，故有"陈大剂"之称。其处方附子常用三两甚至六两，干姜常用二两甚至四两，桂枝亦常用一两。但其用药时更多是务使药病相当，并根据患者的不同体质与病情调整，方剂分量应重则重，应轻则轻，适可而止，如麻黄、细辛类辛散之品，从未有超过六钱。

陈伯坛治学精勤，博览历代医书，知行合一，把仲景学说融会贯通，自成一家之言，对中医伤寒理论的形成颇有影响。

四、朱壶山

朱壶山（1864—1946），名绍显，字茀，河南桐柏人，以号"壶山"行。朱壶山早年以儒学入仕，曾任潼关太守，中年嗜医，师承晚清名医唐宗海，承其衣钵，主张中西汇通，详究张仲景《伤寒杂病论》，精于内科、妇科和儿科，兼治杂症。1930年，朱壶山于北平（今北京市）开办"壶山医庐"，晚年于华北国医学院执教，讲授《伤寒论》《内经》等课程，后因诊务繁忙且有感于著述不丰，遂辞却教授职务，专注于著书立说和悬壶济世。朱壶山以仲景学说为基础，潜心治学，著书立说，其代表性著作有《最新伤寒论精义折中》《最新杂病论精义折中》《伤寒论通注》《杂病论通注》《内经讲义》《内科讲义》《内经经释》等。在授徒方面，朱壶山所授弟子百余人，其中陈慎吾、胡希恕、陈伯咸均为当代中医大家。

（一）主要学术著作

《伤寒论通注》为注释性著作，不分卷，共30余万字。首为友人熊伯乾题诗，次为凡例、全书主旨、六经概论，分太阳篇、阳明篇、少阳篇、太阴篇、少阴篇、厥阴篇及附篇。是书于每条条文之前均冠以精练文字作为标题，使学者一目了然，得其指归。书中博采陈修园、唐容川、张锡纯等注家之精华而折中其说，解释明白，条理清楚，不为字句所拘而专注于临床为其特色，足资后学参考。

（二）学术思想与特色

1. 折中中西，促医学之发展

朱壶山于《伤寒论通注·凡例》中说："南阳非科学专门，建安非科学时代。论文说理施方自成统系，与近代医学立足为科学上者，虽不至全不贯彻，而实难融会之处亦夥，强使杂糅，势必两败。果于论文有深切发明，当然归纳于科学途径。若欲增新知，转失故步，假名改进，实自摧残。甚者，大肆门外之批评，致丧固有之声价。本编悉一一矫正之。有益民生，斯为国粹，既不同轨，何为倒车？期以并行不悖为主义，兼通并进为指归。"

关于中西医学的异同，朱壶山认为："中医所重者，为经络传变、气化升沉；西医所重者，为细胞组织、生理解剖。"二者各有所长，专习西医，则不知神化阴阳之妙，墨守中医，则无法适应时代的需要。朱壶山指出，中医理论以气血为立足点，而西医理论以神经器质为立足点，二者发端不同，故难以尽合，且"未病之先，全赖升降浮沉之气，维持生活之现状。既病之后，精神散乱，升降浮沉之气改其常度，各器官之机能因而发生障碍。此气化为病，实非解剖所能得其真相者"。此为中西医学之不同。然二者亦有相通者，如"中医言肺主皮毛，肺有开阖，皮毛亦因之开阖；西医言肺主气道，肺一呼吸，皮毛亦因之呼吸"。凡此种种，不胜枚举。

在对中西医学深入研究、详细比较后，朱壶山得出结论："若专重器质之科学，不深究气化之原理"，则无法解释膈膜如何司呼吸作用、肌肉如何司运动作用等问题。朱壶山于书中疾呼："科学之机械说明，已告智穷力竭，而哲学之精神理论，不能不应运而起。"

基于上述认识，朱壶山虽倡中西汇通之说，但仍强调中为体、西为用，坚持中医理论的主导地位。在书中，朱壶山参以当时的解剖、生理、病理知识，对中医学术做出新的解释，互相考究，互相补助，以达到促进中医药学术博大昌明于全世界的目的。

如在阐释"病人有寒，复发汗，胃中冷必吐蚘"一条时，朱壶山即结合西医认识指出："蚘，俗作蛔，为消化器官中之最大寄生虫，科学者叙述较详。蚘卵杂人粪中，农圃作为肥料，卵遂附着于菜蔬茎叶间，庖厨治理不洁，误食之卵入小肠而被吸收，经循环系而入肺泡，上出气管，自喉入咽，复至小肠，发育成群，自一二头至数十百头不等，游走无定处。若肠壁有病，有穿至腹膜腔者，在消化管，或群聚于输胆管附近，发生黄疸，或大群成团，充塞肠管，令人吐粪，或上入胃中，更上出咽头，或栖喉中，或入支气管，令人发肺坏疽，皆能致命，但少耳。其在胃或被呕出，在咽头或被取出，此即所谓蚘上入膈而吐蚘者。惟蚘上入膈，未必是胃寒。因蚘而厥，其肠胃未有不寒，古方用乌梅丸，后世用理中安蚘汤，即理中汤去甘草，加蜀椒、茯苓、乌梅。此节病人有寒是里寒。人有表证，法当先温其里，里不温不能托邪外出，强发其汗，伤中焦水谷之津液，胃阳外泄，寒冷愈甚。曰胃中者，当兼肠言，曰胃中冷，当发蚘厥，身虽发热，四肢必凉，以脾胃主四末耳。"

如在解释桂枝、芍药的药理作用时，朱壶山结合解剖、药理知识时指出："内脏血管之反应，与皮肤血管立于反对地位，内收缩则外扩张，外收缩则内扩张。汗液分泌正盛时，于实验上，得见肠内黏膜之毛细血管收缩，故用桂枝增加末梢血管血量，同时即增其汗量。外部如此扩张，所以必用芍药，以舒内部血管之挛急。"

2. 气化三焦，奉唐氏为圭臬

气化学说，首见于王冰补入《素问》的七篇大论，后世医家如刘河间、张从正、张介宾等，皆有所发明。但是从气化角度研究《伤寒论》者，当首推钱塘二张，而张志聪倡之尤甚。张志聪率先将《内经》标本中气的气化学说与天人相应等理论与《伤寒论》结合起来，认为"天有六气，地有五行，人秉天地之气而生，兼有此五行六气"。具体到六气与六经病的关系，张志聪指出："所谓六经伤寒者，病在六气而见于脉，不入于经输，有从气分而入于经者，什止二三。"按照他的观点解释《伤寒论》六经病，则太阳病脉浮、头项强痛则为太阳主寒水之气，阳明病胃家实则为阳明主燥热之气，少阳病口苦、咽干、目眩则为少阳主相火之气，太阴病腹满而吐则为太阴主湿土之气，少阴病脉微细、但欲寐则为少阴有标本寒热之气化，厥阴病消渴、气上撞心、心中疼热则为厥阴从中见少阳之火化，从而提出了六经气化学说。

其后，陈修园、唐容川、陆九芝等人继承了六经气化学说，并予以补充、完善。如陈修园在张介宾"标本中气图"的基础上将六经标本中气与脏腑经络结合起来论述；唐容川则批评了张志聪对六经气化形气相离的观点，强调了六经气化与六经所属经络脏腑的关系；陆九芝则以气化学说进一步阐述了六经病的病理特点和治疗大法。

三焦学说首见于《素问·灵兰秘典论》。其谓："三焦者，决渎之官，水道出焉。"自此以后，历代医家就三焦实质提出了种种不同的学说，促进了三焦理论的发展。至唐容川，则提出了油膜三焦说，他在《血证论·脏腑病机论》中说："三焦，古作膲，即人身上下内外相联之油膜也……两肾中一条油膜，为命门，即是三焦之源。上连肝气胆气，及胸膈而上入心为包络，下连小肠大肠，前连膀胱，下焦夹室，即血室气海也。循腔子为肉皮，透肉出外，为包裹周身之白膜，皆是三焦所司。"

朱壶山既尊唐氏为师，于唐氏所倡之六经气化学说、三焦油膜学说，均一概遵从，在《伤寒论通注》一书中，综合两种学说来解释相关的生理、病理及治疗问题。如在《伤寒论通注·六经概论》中开篇即指出："天地亦块然物耳，无所谓阴阳。人身亦块然物耳，更无所谓阴阳。然有物质即有气化，有气化即有生成。"在《伤寒论通注·太阳总论》中，朱壶山指出："太阳经气之论，当以天彭（即唐容川）为正。"随即他转述唐容川《伤寒论浅注补正》之语，以明气化学说和三焦学说在《伤寒论》研究中的意义。考《伤寒论通注·太阳总论》"所谓天阳之气者，乃日光透入地下，熏蒸地下寒水，化气上腾者也。人身应之而有寒水之腑，司人周身之水，称为寒水……三焦即是膜网，其根发于肾系，其上归结为心主"，与唐氏《伤寒论浅注补正·辨太阳病脉证》所补之语实有传承。

又如朱壶山在释"太阳之为病，脉浮，头项强痛而恶寒"一条时，其曰："此节是太阳经与气皆病也。经病则头项强痛，甚则由背连腿，其寒与痛，比周身重。气病则卫外之阳弱，不足抵御外界风邪，无论微甚，势必恶寒……盖脉者，血之府也。脉管之外皆是网膜。网膜为化气行水之道路，血液充足，热力之熏蒸，网膜中之气不致停而为水，所谓营血足则卫气强者以此。"诸如此类，在《伤寒论通注》全书中随处可见，其于唐氏学说之膺服，可见一斑。

3. 评点诸家，助百家之争鸣

"中西汇通"之名，得于唐氏，其后影响遍及全国，举凡医家著述，大多以此为指南。以《伤寒论》为例，自唐氏《伤寒论浅注补正》后，又有《伤寒质难》《伤寒论评释》《伤寒论研究》《伤寒论辑义》《医学衷中参西录·伤寒论讲义》《伤寒论新义》《伤寒论今释》《新伤寒证治庸言》等著作，或以西为主，或以中为主，或中西合璧，从不同的角度对《伤寒论》进行研究。20 世纪 30 年代，日本汉医巨擘汤本求真的《皇汉医学》传入中国，对伤寒学研究产生了极大影响。

朱壶山本着学术争鸣的态度，对上述部分著作进行点评，以达到促进学术进步的目的。如朱壶山在释"发汗过多，其人叉手自冒心，心下悸，欲得按者，桂枝甘草汤主之"时，其云："《伤寒论评释》者以心速证当之，非也。心速证脉数当正常两倍，或两倍以上，此节脉实得其反，不惟不数，且较正常微缓。《伤寒论今释》者谓发汗过多，血液衰少，心房大张大缩，以维持血压之低落，故病人自觉心悸亢进，欲得按者。虽于病理不大背驰，实属不谙脉学。至云用大量桂枝顿服，以收缩浅层动脉，血压不致低落，心悸自止者，却不如《伤寒论评释》者桂枝健胃之说，心阳一足，血自下行，胃阳一振，自然震摄群阴，无心悸、冒、按等症矣。"

又如释"发汗后，其人心下悸者，欲作奔豚，茯苓桂枝甘草大枣汤主之"时，朱壶山云："《伤寒论今释》者谓茯苓利水，桂枝降冲，最为简要。而此汤加入甘、枣者，以发汗大伤水谷之精，不能养阳，恃此二味以增阴液耳。《伤寒论评释》者谓胃下降于脐，承于腹部大动脉上，随腹部大动脉搏动而跃，故曰脐下悸。此西医病理，与此节论文字义，概不切合。"可见，朱壶山于学术上自有定见，不盲目跟风，随波逐流，有着极其优良的学风，足为后学表率。

五、刘世桢

刘世桢（1867—1943），字昆湘，湖南浏阳人。1916年，刘世桢开始在长沙行医，名噪当时，与弟元和共创长沙博爱医院。1935年，刘世桢任湖南国医分馆馆长。其代表作有《伤寒杂病论义疏》和《医理探源》。

（一）治学方法

1. 致力岐黄扁张之学

刘世桢自幼体弱，爱好读书，偏爱医学，在其父兄支持下，遂致力于学医。刘氏师从同乡蔺斗杓，博览群书，尤其偏爱学习岐黄扁张四圣之书，粗有所得。读《伤寒论》时，他见序中"上以疗君亲之疾，下以救贫贱之厄，中以保身长全，以养其生"之言，更坚定其学医之志。后在江西游玩时，刘世桢于一山谷中偶遇张姓老人，得其家藏古本《伤寒杂病论》，与好友刘瑞融共同钻研其奥旨，历经10余年，颇有心得，整理编著成《伤寒杂病论义疏》一书。

2. 推崇岐黄扁张之书

刘世桢对《伤寒论》之解释旁征博引，深入浅出，通俗易懂，尤其对脉诊加以发挥推广，为后世学习《伤寒论》提供了很好的借鉴。刘世桢晚年所著《医理探源》总结了其多年行医的宝贵经验，理法严谨，方药精准。刘世桢从八纲之要义、六淫致病、六气从化之本义等方面进行了深刻的阐述，给人启迪。

（二）学术思想与特色

1. 重视平脉辨证诊法

刘世桢学宗《内经》《难经》，精张仲景心法，尤其推崇平脉辨证。其认为脉乃气血之先见，平脉辨证，则能见病之源。正如其所言："血脉者，亦人身之江河也，荣行脉中，卫行脉外，气血和谐，脉道以行。故合之于人，凡脏气之内变，六淫之外伤，邪之及体，气血受病，气血扰动，病虽未见，脉象先形。"刘氏认为脉象为身体气血的外在反映，人体脏腑失调，或者外邪侵袭时，必然扰动气血，引起脉象之变化。因此，在临床中可以通过脉象诊察脏腑气血之变化，辨别疾病阴阳虚实、病情之轻重缓急。刘氏分论五脏之脉，通过脉诊辨别五脏疾病之虚实变化。刘世桢以五脉五色并治，将望诊与脉诊相结合，通过望诊观察人体五色之变化，结合脉象判断病情之浅深、预后之好坏。

刘世桢在《医理探源·平脉辨证见病知源论》中以问答形式深入阐述平脉辨证。例如，问曰："肥人责浮，瘦人责沉，其故何也？"答曰："肥人肌肉厚，脉动在中，故当沉。瘦人肌肉薄，脉动在外，故当浮。反此者病，故责之。"问曰："脉大有有病无病，何以别之？"答曰："脉大当病燥热，无燥热为无病，本脉大。"问曰："脉缓有有病无病，何以别之？"答曰："脉缓必兼他脉象为有病。如缓而浮为伤风之候，缓而细当病阳虚伤风。若无浮细为无病，知其人脉本缓。"医道之难难于脉，脉法之难难于贯通，微妙在脉，不可不察。刘氏认为，欲察微妙，必先明脉法一贯之道，而后临诊确有把握。不然，人本有虚实，同感此病，外证各具，亦有外证悉同，而虚实各别者。如能贯通，无论其人之本源虚实，外证所具若何，无不形诸脉象。故阴阳虚实，缓急轻重，吉凶存亡，皆了如指掌。刘世桢遵张仲景之脉法，反复研究30余年，加以经验，毫发不爽，遂将诸脉法之精微，推而一致，谓之"脉要贯一"。

"脉决生死，在胃气之有无，泛言胃气，则以和柔有神为胃气之诊。脉病以知愈与未愈。"刘世桢认为脉象可以反映胃气的有无，脉象柔和有神则为有胃气，正气尚能抗邪，其人病情轻浅，虽病易愈，若脉象失去其从容和缓之象，则胃气衰败，脾胃之气已绝，元气衰败，已无力抗邪，病情危重。

刘世桢论述了六淫侵袭时脉诊之变化。六淫者，风寒暑湿燥热也，六淫邪气各有特点，因此，六淫侵袭人体时，其脉象变化亦各有不同。风善行而数变，且风为病之长，致病则变化多端。正如刘氏所言："风生百病，难以悉举，因而应平脉辨证治之。"若风邪侵袭卫表，则脉浮缓，病邪在内则沉取以察是何脏之脉象，随脉证治之。寒性凝滞，寒邪侵袭人体，营先受之，则气血运行不畅，身体疼痛，脉以浮紧为主。暑性炎热，其性升散，易于伤津耗气，因此，暑邪伤人，脉象多呈弱象。燥性干涩，易伤津液，皮肤受燥则发热，燥在外，脉当浮短而数；燥在内，脉当沉短而数，若脉数，大小长短不齐，及喉中肿痛、生白膜者，为难治。热病多端，难以悉举，因而应平脉辨证治之。

2. 发展六气从化理论

刘世桢认为人体之发病与天气之变化息息相关，如张仲景在《金匮要略·脏腑经络先后病脉证》云："夫人禀五常，因风气而生长，风气虽能生万物，亦能害万物，如水能浮舟，亦能覆舟。"天有六气——风、寒、暑、湿、燥、火，皆能侵袭人体而致发病。人禀天地之气以生，受天气而生六腑，受地气而生五脏。刘氏认为，初之气厥阴风木，在人则肝应之；二之气少阴君火，在人则心应之；三之气少阳相火，在人则三焦应之；四之气太阴湿土，在人则脾应之；五之气阳明燥金，在人则大肠应之；六之气太阳寒水，在人则膀胱应之。于从化，足厥阴以风木主令，手厥阴属火，从母化气而为风；手少阳以相火主令，足少阳属木，从子化气而为暑；手少阴以君火主令，足少阴属水，从妻化气而为热；足太阳以寒水主令，手太阳属火，从夫化气而为寒；足太阴以湿土主令，手太阴属金，从母化气而为湿；手阳明以燥金主令，足阳明属土，从子化气而为燥。刘世桢认为，此皆以气不以质，天地之气从化之理，与人身相应，固不可不知。正如《医理探源·六气从化论》所云："究于致病之由，不悉本此，治病之要端，赖平脉辨证，随脉证治之，自归于中正。不然，六气所感，气有偏正，本原有虚实，同感此气，随人之本原虚实而变化。"（在了解六气从化的同时，因人之体质之不同，同感一气时，病情也会有所不同，因此在临床中应重视平脉辨证，随脉证治之）

3. 发挥八纲辨证要义

八纲指阴阳、表里、寒热、虚实，在《医理探源》中，刘氏将其总结并就要妙之处加以发挥。其论阴阳者有水为阴，火为阳，天地之总阴阳，一水一火而已。水火乃阴阳之征兆。刘氏认为，人应之，病应之，脉亦应之，故阴阳之理，合之则统于水火，散之则不可胜数。《医理探源·阴阳要论》云："此特举治病之不可不知者而申论之。以气血分阴阳，气为阳，血为阴。以表里分阴阳，表为阳，里为阴。以虚实分阴阳，实为阳，虚为阴。以内外分阴阳，外为阳，内为阴。以上下分阴阳，阳在上，阴居下。以人身分阴阳，背为阳，腹为阴。以左右分阴阳，左为阳，右为阴。以营卫分阴阳，卫为阳，营为阴。以脏腑分阴阳，腑为阳，脏为阴。以尺寸分阴阳，寸为阳，尺为阴。以浮沉分阴阳，浮为阳，沉为阴。此阴阳之区别。若论阴中之阳，阳中之阴，一阳二阴、一阴二阳之理，则又系阴阳之变化。"

刘世桢论虚实表里者：病在表，无论虚实，当求之表。表虚微发之，过发则损元气。表实急汗之，不汗则传经。病在里，无论虚实，当求之里。里虚急救之，里实急攻之。欲分虚实表里，必以脉为准绳。诸虚脉必迟弱，诸实脉必数大。在表脉必浮，在里脉必沉。能知此，则治病已得其要领。人本原有脏阴盛者，有腑阳盛者。脏阴盛者为虚，腑阳盛者为实。虚则为寒，实则为热，感于邪即随其人之本原虚实而变化。刘世桢在《医理探源·本原虚实论》中云："假令伤寒，虚者多变为阴证，实者多变为阳证，且阴盛不传经，阳盛多传，如伤寒所云：'脉若静者为不传，其人躁烦脉急数者为传也。'由是推之，诸邪所感皆然，岂独伤寒已哉？治者不明其人之本原虚实，谓能知病之传变，吾不信矣。"

刘世桢论寒热者：寒者，阴胜于阳；热者，阳胜于阴；往来寒热，阴阳相胜；先寒后热，为阴先至而阳不及；先热后寒，为阳先至而阴不及。热则脉数，寒则脉迟。故数在上热亦在上，数在下热亦在下，数在中热亦在中。迟在上寒亦在上，迟在下寒亦在下，迟在中寒亦在中。热以寒攻，寒以温取，此治寒热之大旨。

刘世桢进一步阐发六气太过、不及为六淫致病，在症状表现多样，难以悉举，应以内外分治之。如风邪所伤，假令在卫，脉必浮而缓，在上则浮缓在前，在下则浮缓在后，在左则浮缓在左，在右则浮缓在右。在内则脉不浮，当求之沉部，察其所呈何脏脉象、何脏外证，随脉证治之。

（三）临证经验

1. 治法随证须灵活

刘世桢认为人体之疾病乃是因为外感邪气及劳伤等引起，但因为感邪之人的体质不同，则治法亦不同。其人有阴阳的偏盛、偏衰，体质有虚实之异，脏腑气血亦有不同，其病位、病性、病势亦有不同，因此，在临床诊疗中，应根据患者体质之不同，做到因人制宜，重视患者的脉证，随证治之，灵活选用不同的治法，切不可拘泥不变。

2. 脾胃补泻宜适中

刘世桢认为人赖气血养成。脾胃为后天之本，气血生化之源，脾胃为脏腑之要领。脾胃是相连的一阴一阳。脾为阴脏，喜燥恶湿，胃为阳脏，喜润恶燥，脾胃燥湿相济，则脾胃功能正常，纳运相成，则气血生化有源。人体气血充足，不易感邪，即使感邪，机体亦有力抗邪，病情较轻。胃阳素盛易生燥，脾阴素盛易生湿。燥易化热，湿易化寒。胃素燥者，脾多不病湿，燥甚则必成病，不泻则波及脾，而成脾约，宜承气汤治之。胃素寒者，脾多病湿，寒甚亦必成病，不温则波及脾，而成脾寒，宜四逆汤治之。进而言之，六腑以胃为重，未有胃阳盛而诸腑反多寒者，未有胃寒而诸腑反多热者。五脏以脾为重，未有脾阴盛而诸脏反多热者，未有脾热而诸脏反多寒者。治病者固当以脾胃为要，若偏好补泻，又非至当之理。因此，在临床中，脾胃补泻宜适中，不可失于偏颇。

3. 病分缓急治有先后

刘世桢认为，病有轻重，治有缓急，方亦有轻重，证亦有缓急。凡身体欠安，不思饮食，或夜卧不宁，不恶寒，不发热，类此者，皆为轻病。若鼓胀一身尽肿，或咯血，或终夜不眠，肌肤减瘦，类此者，虽无寒热，皆为重病。一剂分作数服为缓治，一日服二三剂为急治。大补大泻及发汗之剂为重方，和平之剂为轻方。《医理探源·权轻重缓急论》云："凡病之轻重缓急，方之轻重及治之缓急，难以悉举，为医者，不可不知也。然而，病之轻与缓、重与急，以及方之轻与治之缓，方之重与治之急，其意似同而实异。"因人之禀赋不同，有本阳虚者，有本阴虚者，有的尚有痼疾，故同感此气，变化各别。诊治者处方不能拘一定治法，又不致囿于所习。如太阳中风，若恶风，头项强痛，脉浮缓，宜桂枝汤；若浮缓按之弦，恶风口苦，头晕目眩，兼往来寒热，为太阳少阳并病，宜柴胡桂枝汤；若左关独强，必本肝旺，宜桂枝汤加黄芩治之；若右关独强，必本胃燥，宜桂枝汤加葛根知母治之；若脉下坠气短，必本气虚，宜桂枝汤加人参治之；若两尺沉微，足下寒者，宜桂枝汤加附片治之；太阳伤寒，恶寒头痛，或身体疼痛，脉浮紧，宜麻黄汤；若浮而数为表实，必本阳盛，宜急汗之，恐其传经；若按之大，身滋润似有微汗者，宜大青龙汤；若但浮按之濡弱，其人必本虚，宜人参麻黄芍药汤；若浮紧按之涩，必其人血亏，虽发汗而汗不出，反口渴咽中干，宜麻黄汤加当归治之，汗自出而愈。病轻用轻方，病重用重方，缓病缓治，急病急治，此固然之理。刘氏认为，若病轻脉危，必有内损，宜用重方。病重脉平，根本巩固，宜用轻方。治之轻重缓急，权而已矣。

六、彭子益

彭子益（1871—1949），名承祖，云南大理鹤庆人，白族医学家。彭子益自幼学习经史，尤爱医学，时常苦读医经。其后游历北京，曾任职于清太医院，博览太医院藏书。辛亥革命之后，彭子益受阎锡山之邀来到山西，创办绵山中医院，设山西中医改进研究会，在太原开设中医专门学校，求医、从师者众。抗日战争爆发后，他辗转南京，任国医馆编辑员，后回到云南，在昆明继续开展中医教育，开办中医系统学特别研究班。后其又游历重庆、成都讲学，继至广西桂林等地行医授业。1949 年，彭子益受邀前往越南海防市应诊，不久病逝于越南。

（一）著作简介

彭子益以自己独特的视角对仲景学说进行深入的研究，主要体现在《古方篇》《金匮方解篇》《伤寒论方解篇》《伤寒论六经原文读法篇》《金匮读法篇》《伤寒理路篇》几部著作当中。这几部著作均收录于《圆运动的古中医学》一书中。彭子益学术中最突出的特点是秉持圆运动的基本观点，并以之分析人体生理、病理，乃至治法、方药。这种独特的圆运动观，同样也显著地体现在他对伤寒六经的论述中。

（二）学术思想与特色

1. 对六经本质的认识

对于六经本质认识的分歧由来已久，彭子益也有自己的看法。他首先认为六经是六气所化，而六气则是源于一年中大气的圆运动。他说："人身个体，表有荣卫，里有脏腑，而皆六气之所生。"这与历史上六经气化学说的观点是一致的。

彭子益进一步使用了更通俗的比喻来说明六经之间的关系。其曰："一部《伤寒论》，如内容六瓣之一橘。荣卫如橘皮，脏腑如六瓣，少阳经如橘络也。""整个《伤寒论》六经之组织，事实上如内容六瓣之一橘。荣卫如表皮，三阴脏、三阳腑如里瓣。"

对于六经的"经"字，《伤寒论》原文中本无，而是在后人研究时所提出的。彭子益认为，"经"应当作"家"字来理解。家有内宅也有外墙，脏腑相当于内宅，营卫相当于外墙，所以，六经中实际上包含了六气、脏腑、经络等内容。

2. 强调本气自病

在《伤寒论六经原文读法篇》中，彭子益指出："自来注《伤寒论》者，无不曰风中肌腠，寒伤皮毛。如不发汗将风寒发散出来，这风寒就会由太阳传入阳明而成阳明病，传入少阳而成少阳病。或风不中肌腠，寒不伤皮毛，风寒直中三阴之脏，而成三阴病。南北同风，古今一致。在事实上彻底研究起来，乃风寒伤人之后，人身本气自病，并非风寒入了人身为病。病成于人身的本气，而起因于风寒所伤耳。"此即彭子益所持的本气自病说，认为伤寒病的本质并非风寒进入人体，而是在风寒的影响下，人身本气自病。

这种认识可能来源于黄元御"病传阳腑为热，病入阴脏为寒，名病入，实里气之自病也"的观点。而近代以来，人们多以正气与邪气的辨证关系来解释说明这种观点。显然，彭子益、黄元御之说更强调了在疾病发生发展过程中正气的反应性，强调了正气的主导地位，从而决定了其在治疗上必然更加重视对人体正气的调节。然而彭氏过于强调正气在疾病过程中的主导性，而完全忽略邪气，亦多为后人所诟病。

3. 圆运动的营卫观

对于营卫的论述是《伤寒论》中的一个重要内容，也是历代医家十分重视的一个理论，但通常都是围绕太阳病进行讨论。而彭子益则将营卫放在整个六经中来审视，并结合圆运动来探讨营卫的运行，有其独特之处。

彭子益曰："荣卫为十二经之精华，降气足则卫气足，升气足则荣气足，降气司令在肺而根于胃，升气司令在肝而根于脾。调脾胃以升降肝肺，荣卫自旺也。"这是从气机升降的角度来说明营卫的生成，而气机升降则是彭氏圆运动说的基本观点。

对于营卫的分布，彭子益首先继承了前人的观点指出："荣内卫外，所以荣卫一病，必先寒后热。"但同时又推而广之，将对营卫的认识由单纯的太阳统营卫升华出来。他指出："荣卫者，十二脏腑公共组织以行于躯体之内、脏腑之外，通于经络，溢于皮肤之气也。"认为营卫为六经公共之表气。

对于营卫的运行，彭子益认为："中气如轴，四维如轮，轴运轮行，轮运轴灵。""中气者，荣卫之根本。荣卫者，中气之外维。"从圆运动的角度说明了营卫运行与心、肝、肺、肾四维的关系，并强调了中气对营卫运转的重要作用。

对于荣卫之病理，彭子益仍持本气自病之说，认为："荣卫病，乃荣卫被风寒所伤，而荣卫自病，并非风寒入了人身为病。"

七、祝味菊

祝味菊（1884—1951），祖籍浙江山阴（今浙江绍兴）祝家桥。其晚年以"菊残犹有傲霜枝"之意，自号"傲霜轩主"。祝味菊早年在四川求学，师从刘雨笙，推崇仲景、景岳诸家，并提倡"术无中西，真理是尚"。其先就读于军医学校，后又赴日考察，是近代我国较早在理论和实践上提倡中西医结合的医家之一。

1926年，祝味菊移居上海，以善用附子而闻名沪上，又被上海医界称为"祝附子"。其著有《伤寒新义》《伤寒方解》《病理发挥》《诊断提纲》等书，并以《伤寒质难》为其代表作。

《伤寒新义》重编了《伤寒论》原文394条，并加注文。注文分注和解两部分，注解不引前人之说，均属祝味菊心得体会。《伤寒方解》释析了《伤寒论》中的105首方。《伤寒论》原有方112首，祝味菊认为有治疗霍乱、阴阳易、差后劳复等7首成方与伤寒六经无关，因此没有收录。同时对于玄学染色太深的方剂，如青龙、白虎、真武等，则不予解释。

《伤寒质难》由祝味菊口述，陈苏生执笔合作完成。全书不分卷，分为发凡篇、客邪区分有机无机篇、潜伏期篇、前驱期篇、进行期篇、极期篇、少阳上篇、少阳下篇、阳明上篇、阳明下篇、少阴上篇、少阴下篇、厥阴上篇、厥阴下篇等。该书被认为是主张中西医结合的早期佳作，旨在促进中西医理论相融合。

（一）治学方法

1. 主张中西汇通，兼容并包，强调中医科学化

《伤寒质难·发凡篇》云："西医定名，实质病则从解剖学，是病灶部位而立名……其定名所

取之方式，较中医优良多矣。虽然，中医亦有其优良之处，不在病名而在治法。综合归纳，中医之长也。"祝味菊认为中西医各有优势，但中医存在"言之成理，视其所处之方"的现象。祝味菊觉得真理唯一，苟不明所以，又将何以取信于患者？祝味菊始终认为，真理唯一，无国族之别。这对当下的中医发展仍有借鉴意义。

2. 坚持真理，实事求是

祝味菊认为，真理只有一个，是非不能并存，医而合符真理，应无中西医之分。中医能够医好病是事实，事实里面就有真理，我们应当用科学的方法，去发掘说明事实背后的真理。世间没有毫无理由可言的事实，没有永远不能解释的奇迹。

（二）学术思想与特色

1. 主张伤寒、温病统一论

在《伤寒质难·发凡篇》中，祝味菊引《内经》，释义广义之伤寒包括一切热性传染病，并提出伤寒可以包括温病，但温病不得包括伤寒，故伤寒、温病的治法处方略异。其云："寒温之辨，其主要之区别，在证候不在原因。"伤寒者伤于寒，起病之源，温病者，逐渐趋于热病，春温是时令病，湿温则是温病夹湿，虽病名各异，但疾病趋势却不各异，故治法也可求同存异。

2. 邪分有机无机

《伤寒质难·客邪区分有机无机篇》云："邪有无机有机之别：无机之邪，六淫之偏盛也，风寒暑湿燥火，及乎疫疬尸腐不正之气，凡不适于人而有利于邪机之蕃殖者，皆是也；有机之邪，一切细菌原虫，有定形、具生机，可以检验而取证于人者，皆是也。"并提出："伤寒之成，有形之有机邪为主因，无形之无机邪为诱因。"

3. 五段学说释六经，八纲论杂病

五段学说体现了祝味菊在阐释《伤寒论》时以"正气"为核心的思想，同时也对六经学说的应用产生了积极而深远的影响。

祝味菊根据体力抗病的不同情况，把疾病分为五个阶段，即"五段"。他在《伤寒质难·厥阴伤寒》中说："五段为抗力消长之符号。"认为一切外感疾病，正气抗邪的趋势不外五种阶段，六经证候亦不出五段范围。六经代表了五种抵抗程序：太阳为开始抵抗，少阳为抵抗不济，阳明为抵抗太过，太阴、少阴为抵抗不足，厥阴为最后的抵抗。太阳之为病，正气因受邪激而开始适度的抵抗。抵抗的目的在于驱逐邪毒，使其不危害人体，或产生抗邪物质，或唤起人体自卫能力。少阳之为病，人体具有抗力，因障碍（水饮积滞）或药误（如误用寒凉）而使抗力未能及时发挥，抗能时断时续，病邪时进时退，抗力不能持续相继。阳明之为病，为体实气盛之人，反应过猛，或由于误治，如误用温补、失于汗下等，造成元气偾张，机能旺盛，抵抗太过。太阴、少阴之为病，为素体虚弱，或伤于药物，如误服寒凉，滥攻过汗，生冷无节，造成正气懦怯，全体或局部的抵抗不足。厥阴之为病，为疾病的危重阶段，此时人体得到药力之助，如予温热兴奋之药，使阳复苏，正气勃发，或因药误，如少阴误清则转入厥阴，或为自复即正邪相搏，是体力的最后反抗。

祝味菊认为中医的核心纲领即是"言杂病，以八纲（阴阳、表里、寒热、虚实）为指南；言伤寒，以六经为纲领（太阳、阳明、少阳、太阴、少阴、厥阴）"。虽自东汉至明清，有八纲辨证之实，却只有八要、八字、八者等称呼，祝味菊是直接提出"八纲"一词来概括这一辨证要领的第一人。

4. 注重人体自疗功能

人类在漫长的进化过程中，具备一定的抗病能力。正如祝味菊所说："夫邪机环绕于人体，而人体不即病者，乃有保护功能也。"故其治病首重人体自疗功能，其曰："吾治伤寒，着眼正邪相搏之趋势，随时予以匡扶之方，此协助自然之法，固非特效之法也。"又云："夫正邪不两立，凡一切有害于正者，无论其为细菌、为原虫、为无形疠气，皆邪也。邪正相搏，吾审察其进退消长之趋势，而予匡扶之道。此协助自然之疗法也。"

其次，祝味菊主张针对本体治疗为主，病原如细菌、病毒种类繁多，千变万化，而人类对疾病的反应则相对固定，有针对病原之特效药者自当选用。其云："若祛除主因之病原，而无特效之专药，则唯有调整其反应而已。"又云："疾病之要素，不全在外来病原之刺激，而在人身阙乏应付之能力。"因此，针对本体治疗尤为重要。正如祝味菊所说："病原治疗法仅能适用于狭义之病原，而本体疗法则应用无穷，历万古而不变者也。"今日越来越多的抗生素出现耐药菌，从而丧失疗效，可见其观点尤其具有现实指导意义。

5. 重阳理论

（1）阴常有余，阳常不足　《伤寒质难·退行期及恢复期篇》云："夫一切机能皆属阳气，损在形质，始曰阴虚。伤寒高热，诚然消耗物质，然机能健全，必有自救之道。……但得阳用彰明，调节有方，则病有自疗之趋势。"祝味菊引《内经》之"阳气者，若天与日，失其所，则折寿而不彰"，来说明重阳之理论古而有之。且人气有往复，升清降浊，是以阳动。而细胞之活跃，赖于阳气，人们每日劳作行动，百忧感于心，动气耗阳，故"阴常有余，阳常不足"。凡此种种，皆把阳气在生命中的作用提到了至高的位置。

（2）未病重阴，既病重阳　祝味菊虽重阳，但也注意到"阴"的重要性，因此提出了"未病重阴，既病重阳"的战略思想。祝味菊认为外感热病正邪相争，抵抗不足者危，毫无抵抗者死。"阳气者，抵抗之先锋也。"故平时中阳未衰者，不妨滋阴润泽，着意营养，及其既病，则当首重阳。譬如"承平之时，修文为主，荒乱之世，崇武为尚"。

祝味菊认为"阴常有余，阳常不足"，"但得阳用彰明，调节有方，则病有自疗之趋势"。因此，在临床治疗中，祝味菊倡导扶阳为主的治疗方式，好用温阳之品，并创立了许多调整阳用的方药。若疾病易于转机、向愈，而"阴"与"形质"之损，可稍缓处置。

（3）善用川乌、附子　在《上海名医医案选粹》中记载"祝味菊先生医案"21例及陈苏生所藏医案49例，共70例。有62例运用附子或川乌。其中，小儿附子的用量集中在每剂6～15g，成人多在每剂15～24g。以招荜华主编的《祝味菊医案经验集》（上海科学技术出版社，2007）作为研究资料来源，选取其中的方剂建立数据库，共选取91首方，涉及药物128种，其中附子使用频次达79次。

为发挥附子"劫病救变"的将帅作用，并避其毒副作用，使之能应用于不同体质、病症，祝味菊在前人的基础上又创立了许多附子的配伍方法，并将其总结归纳为"相佐、相制、相用、相得"。例如："加沙参、麦冬为清肺，人参、甘草为益气，白术、干姜为扶脾，是相佐；加地黄、龟板为滋阴，是阴阳相配合，相颉颃也；加石膏、知母为清上，黄连、犀角为凉营，龙胆、黄柏为清下，是相制也；以甘佐以温、佐辛，如甘草、大枣、生姜、桂枝、麻黄等，是相用相得也。"

（4）善用温药，配伍灵活多变　①温潜：附子与磁石、龙骨与牡蛎相伍，可用于治疗如虚劳、咳喘、失眠、心悸怔忡、肺痈、咯血、中风等临床病症。②温凉并用：附子与羚羊角同用，出自《医方大成》卷一引《简易》资寿解语汤，主治风中心脾，舌强不语。附子与石膏同用，附子性热，扶阳而固本；石膏性凉，既可以制炎解热，又能中和附子之性。③温补：附子与人参、熟地黄、枸杞子、淫羊藿、菟丝子同用，治疗久病虚损之人。或以紫河车、鹿茸等配合温补，倡导冬令久服膏方。④温下：附子、大黄、芍药、黄连、黄芩，当归、槟榔、木香、甘草、肉桂、桔梗等配伍，治疗肠胃积滞一类的病症。附子、大黄、白鲜皮、海桐皮、生姜皮、地肤子、苦参、生薏苡仁、陈皮配伍，治疗湿疹。附子、桑椹、黑芝麻、活磁石、火麻仁、制首乌、陈枳壳、酸枣仁配伍，治疗老年便秘。⑤温散：附子、磁石配阳和汤（熟地黄、鹿角胶、炒白芥子、肉桂、生甘草、姜炭、麻黄）治穿骨流注、缩脚阴痰、阴寒痹证等。⑥温开：附子加瓜蒌薤白白酒汤或附子加瓜蒌薤白半夏汤，治胸痹。

八、欧阳履钦

欧阳履钦 (1884—1951)，字煌，号逸休，湖南衡阳县（现属湖南小衡阳市衡南县）人。其幼年就读家塾，即有"不为良相，便为良医"之志。19 岁时，欧阳履钦留学日本，对日本人信仰我国医学，重视汉方研究深有感触。在日本留学期间，即读过丹波元坚等汉方名家著作。学成回国，欧阳履钦曾执教于湖南南路师范学院、湖南农学院，嗣后因母亲年老，奉养膝下，遂潜心医学，年近四十即医道大行。他擅长内科，而对妇、儿、眼、喉、针灸各科亦有丰富经验，行医于城乡之间，活人无数，声誉益隆。欧阳履钦常谓"一人救人不如使多数人救人"，遂与慈善道堂创办衡阳中医针灸医馆，传授圆利针、太乙灸治病之术，并任教于湖南国医专科学校，主讲《伤寒论》《金匮要略》。后来，欧阳履钦又与萧湘辑在耒阳举办中华医学讲习所。其代表作有《伤寒折中》《金匮折中》《药性表解串要》《增补时方歌括》《眼科歌括》。

（一）治学方法

1. 勤求经旨，规矩严谨

欧阳履钦认为："经者，正常之谓。"经典不但提供诊治疾病的理论方法，最重要的是示人以规矩，所以必须勤求经旨，先知其常而后才能达其变。他潜心研究仲景学说 30 余年，"旁搜古人注释，采取精粹"，结合临证经验，对《伤寒论》《金匮要略》条分缕析，"方后附汤头歌括，于病、脉、药品分量、煎法服法，赅括无遗"。欧阳履钦对《伤寒论》的研究，一是遵照《内经》的理论方法以经解经，一是把伤寒六经与杂病的辨证方法结合起来相互参证，一是根据自己的实际临床体会加以发挥。《伤寒折中》与《金匮折中》就是按照这个原则编撰的。他虽长于用经方，但仍能充分发挥时方的作用，并通过长期实践，筛选和创造一些处方来满足临床应用。所撰《增补时方歌括》一书，除陈修园《时方妙用歌括》原载的以外，其余约 60 个处方，就是经过筛选和创造而来的。他认为，无论经方、时方、经验方，临床运用都要绳之以理法，不能机械搬用。

欧阳履钦认为，中药、方剂与针灸等方法的运用，都需要以中医理法为准绳。所撰写的《药性表解串要》，每药除根据四气、五味、归经等理论解释分析其功能、主治外，各药的特殊用法，也是按阴阳升降补泻等理论分类进行介绍的。临床常用的时方，正因为缺少理法，欧阳履钦就在二十八个字的歌括中尽量补入病因、病机、治法、治则等词，如桑菊饮治"风温在肺"，甘露消毒丹治"气分湿温"，解毒活血汤治"瘟暑入营"，补中益气汤治"阳虚外感"等，对用方具有指导意义。尤其是圆利针法，欧阳履钦要求行针得气，认为根据其经脉感传，既可系统地反映十二经脉的客观存在，又能检验循经取穴的正确性。而《增补时方歌括》附载的经穴歌括，使十二经循行主病的理论方法更好地指导临床，寓意更为深刻。

2. 博采众方，以广应用

欧阳履钦行医城乡，各科各类疾病接触极广，故常对弟子提出"医之患在道少"的告诫。为满足临床需要，博采群长，广其应用，欧阳履钦除增补时方歌括外，编辑《备要方》一书。《增补时方歌括》增入清以后治疗温热病的常用方及用于妇科、儿科、五官科、外科疾病的经验方，都是长期应用有效而后收入的。《备要方》收集内容更为丰富，突出收载治疮疡的消痈、排脓、祛腐、生肌等内服、外用之方。其中不少膏药、丹药是历代相传的名方。常备临床需要的方药，也就是为后学广开其应用之门。

（二）学术思想与特色

1. 寒温并重，不偏不倚

温病学系从伤寒学逐渐脱胎而来，自温病学说兴起，在一定的范围内又形成与伤寒学说对立的局面。欧阳履钦认为，要纠正对立偏向，需要在理论上明确外感热病、伤寒发热与温病发热存在本质的不同。《伤寒折中·太阳上篇》指出："温邪从鼻而入肺胃，肺胃不受邪而仍出于表者，故亦发热，然因于热而发热，非比伤寒、中风由于寒，身内阳热外出与之抵抗而发热，故发热而渴不恶寒者为温病。"伤寒、温病发热病机不同，因而发热的性质亦各异，必须寒温并重，不能有所偏倚。欧阳履钦善于运用经方，认为经方药简力宏，规矩严谨，但需要运用温病方时，就不局限于伤寒方。如抗日战争时期，衡阳县一度流行副霍乱。此病剧烈吐泻，脱水休克，亦四肢厥冷，转筋入腹，用五苓散、理中汤多不效。欧阳履钦治此，随证采用王孟英《霍乱论》之黄芩定乱汤等方，用之多验。欧阳履钦在《增补时方歌括》中明确指出此病"口渴苔浊小水短，神情烦躁由温途"。此为寒温并重的实例。

2. 对比思辨，同中求异

古代医家限于历史条件，诊病察证只能凭依症状（包括舌苔、脉象）。而相同症状常可出现于不同病症之中，所以，临床必须通过逐病对比，进行思考辨别。《伤寒论》《金匮要略》历来被奉为辨证经典，欧阳履钦著《伤寒折中》《金匮折中》二书，就是根据对比思辨的方法，从伤寒与杂病，以及同症异证、同脉异证等方面进行汇合参证，辨其异同，明其主次，从而做出判断。所以，《伤寒折中》与《金匮折中》对张仲景全书的辨证经义，多发前人所未发。欧阳履钦尝谓："学医必先读经，而后博览群书，对证的辨别，方药的选择，经反复相互比较，辨其异同，明其主次，自能对一切证候包括疑难杂证了若指掌。此即辨证之要诀。"

欧阳履钦还以对比思辨的精神研究医药。如其谈及对四逆汤和四逆散的认识时云："少阴病起于下利清谷而四逆，则为下焦真阳之虚；不因下利清谷而逆，则以少阴为阴枢，少阳为阳枢。阴枢病，阳枢亦病，以致阴阳不相顺接，便为四逆。手少阳属火，火郁宜发；足少阳属木，木郁宜达，故以柴芍枳甘为散以散之。"欧阳履钦认为："柴胡主升，前胡主降，独活治阴，羌活治阳。"另外认为，同为养阴药，"鳖甲青，走肝益肾而退热；龟板黑，通心入肾而滋阴。"这些观点既突出了药物的特点，也有助于增加记忆，加深理解。

3. 抽添补泻，层次分明

中医逻辑推理，古有隔一隔二之法，实际上是分析客观事物的层次问题。如虚者补之，实者泻之，根据明显的虚实见证予以补虚泻实的治疗，这是单一层次的分析方法。如虚因邪实而致，当祛邪安正；实是虚的外表假象，当扶正祛邪；阳虚因外寒盛而致，当温散助阳；阴虚因阳热上亢所造成，当泄阳救阴。这就要用两个层次的分析方法。弄清病的主要方面，治疗才能中肯。《药性表解串要·补剂》特别提出："泻阳救阴而气血复，养阴配阳而寒热平……不明抽添法诀，未可与议补药。"这说明在病情复杂的情况下，补气血、平寒热，不是见寒治寒，见热治热，见虚即补，见实即泻，而是必须运用两个层次的分析方法进行推理。只有明确应抽应添，才能达到补与泻的目的。这也是欧阳履钦处理复杂证候的思想方法之一。

（三）临证经验

1. 临证善用经方，谨候病机

欧阳履钦认为："不管病症怎样复杂，只要能掌握伤寒杂病的辨证方法，有理有法，立方遣药，就不致越规，并要博采各家各科辨证之法相与比较，相互参证，才能对每一病症的发病机制、鉴别、治法有较全面的了解。"如其认为夏月小儿消渴失治，往往要迁延到秋凉之后，患儿形体消瘦，有似虚劳。根据《伤寒论·阳明病脉证并治》"气盛则溲数"之理，患儿小便频数清长不是肾气虚，而是阳明气盛，由此制订了小儿消渴方，拟用白虎汤减轻石膏的用量，加麦冬9g，使君肉3g，牡蛎3g，建菖蒲0.6g，胡黄连2.4g，并加入西瓜翠衣、梨皮、鲜荷叶之属，屡用效验。

欧阳履钦治血证，特别注意区分"气不足"和"气有余"两证，从而正确采用补泻之法。对"气不足"究为元气虚还是壮火食气，特别注意分辨。如在《金匮折中》中论述泻心汤治疗心气不足的吐血衄血时指出："火邪有余，壮火食气，心气遂觉不足，因而吐衄或兼见或单见，应先治其火邪之盛，用黄连泻心火，黄芩泻肺火，以治其属，尤妙在大黄之通，止其血，而不使其稍停余瘀，致血愈后酿成咳嗽虚劳之根。釜底抽薪则火邪得消而心气自足，少火又能生气矣。"欧阳履钦用三黄汤治血证，不但治从其本，而且在具体用法上，也力倡用酒蒸三黄作煎剂。他提出："余每用此取三味以蒸透阴干入煎，酒性上行，熟而性缓，肃清上焦不留遗孽，其效尤著。"根据这一经验治疗壮火食气、迫血妄行所致的吐血衄血，每收见效快、血止后不复发的良效。从学者无不佩服其独特见解。

欧阳履钦认为炙甘草汤系"养阴至正之方"，谓方中"姜桂参枣甘草，中焦取汁，本心化赤，而以麦冬、麻仁滋其燥，地黄、阿胶直接补血，而以清酒防其滞，虽辛燥、滋润同用，实有相辅相成之义"。若病烦渴、舌绛或舌中心无苔，当去姜桂；舌红不干不渴，宜减姜桂；心悸不眠，加远志、炒酸枣仁；舌紫绛、唇绀，加牡丹皮、桃仁；食少便溏，应去火麻仁、阿胶。总之应视其阴阳偏虚之多少，灵活变通。曾有一袁姓患者，原有失血证，入冬烦热，咳痰带血，怔忡不寐，日渐消瘦，脉细，苔薄白。经服炙甘草汤（参用沙参）去姜桂加远志、炒酸枣仁，仅烦热少退，余症未减，且见食少脘闷。欧阳履钦诊之谓："苔薄白有津，舌质淡红，证虽阴虚居多，从舌苔辨之，已露气虚之机，只能减姜桂，不宜去姜桂。"依法服之10余剂，诸症悉愈。

2. 妇科详察三因，纤毫勿失

《金匮要略·妇人杂病脉证并治》云："妇人之病，因虚、积冷、结气。"《金匮折中》指出："凡妇人三因之三十六病，即千变万端，亦不外此因虚、积冷、结气。"故《金匮折中》将此条作为妇人杂病之总纲，其余论妇人杂病条文，俱归纳于此三因条下。可见欧阳履钦依据张仲景原意以经解经，条分缕析，主旨明确，纲目分明。

欧阳履钦提出病因于虚者，应详审五脏气血阴阳，对张仲景因于虚所致病条文，进行较详细的分析。如妇人"腹中诸疾痛，当归芍药散主之"；"妇人腹中痛，小建中汤主之"，仲景书仅有主症及用方，欧阳履钦则提出"腹属脾""脾不能统血则痛"，明确指出两条原文所论腹痛从药测证，均属虚痛。又如"胞系了戾"致"妇人转胞不得溺"，欧阳履钦认为是胞宫之"水火俱不足"所致。因"其气不得直行而扭转，而膀胱亦被牵连，使输尿管不得与溺孔对，则不得溺"，明确指出"水火俱不足"为肾虚转胞的病机。欧阳履钦认为："妊妇流产，多与其人禀赋素弱，脏气偏虚有关。"虚者补之，以所以载丸（《妇科要旨》方：白术一斤，人参八两，桑寄生六两，茯苓六两，杜仲八两，研为末，以大枣一斤，煎水泛丸）治妊娠胎气不安不固、堕胎，前三月以当归散作汤送服，后七月以白术散作汤送服。如有明显的脏气偏虚之证，则当按经养之说（一、二月木气司养，三、四月火气司养，五、六月土气司养，七、八月金气司养，九、十月水气司养），据其见证，辨其阴阳气血之偏虚及所虚之脏，先期按证选方服送所以载丸，多获良效。欧阳履钦曾治一黄姓患者，孕届 3 月即堕，连堕 3 胎。每孕即恶心食少，怔忡失眠，服药无效。现第 4 胎未届 3 月，察其舌红，脉细数。斟酌病情，为血虚火旺（三月火气司养，心属火在血，为心火有余而心血不足），当着重补养心血，心火自戢而胎亦自安。以炙甘草汤去姜桂，加远志、炒酸枣仁送服所以载丸，连服 20 余剂而安，后果至期而产。

欧阳履钦认为寒邪凝积，有内外之别，临证亦宜详审。如"妇人之病，因禀赋之虚，偶感寒冷不化，而积冷气凝滞"，成"为诸经水断绝"，为外寒所致。初时尚微，至多历年所，"又乘经络之虚，而袭入经络，经络之气血被阻滞而凝坚，因所在之部分而病症各异"。再如"妇人陷经漏下，黑不解"，则属"肾寒不能生木"，致木郁血陷。盖"妇人经水温则升而赤，寒则陷而黑"，为内寒之病，当用温燥之剂。遂将《金匮要略》祛寒除湿之蛇床子散与除水却湿之矾石丸合而成方，制成阴道坐药，治疗寒湿带下之证，甚效。方法：将烧矾石、蛇床子仁分别研为细末，杏仁去皮尖，不沾水，捣烂如泥，调拌丸如枣核大，绵裹纳于阴中，每日一换，连用四五天后即可收效。本方虽属外治之法，由于祛寒除湿之品直接用于病所，寒湿去则胞宫得暖，白带自可得到控制。

欧阳履钦认为，结气须分辨结在气分还是血分。①气分：妇人之病，因气郁所致者犹多。因妇人"每遇刺激，不能自解，则火郁不发"，郁病由生。如梅核气一症，"咽中如有炙脔""吞之不下，吐之不出"，即因"火郁痰凝气不通"所致，当散郁火、解痰凝。"脏躁"一症，因肺津伤、阴血燥，亦属"胃之郁"。此皆结在气分之证。②血分：《金匮要略·妇人杂病脉证并治》论血结诸症条文较多，如"妇人中风七八日……经水适断者，此为热入血室，其血必结"。欧阳履钦认为"经水适断，余血为热所灼"，此血为热结。又如妇人"带下，经水不利，少腹满痛，经一月再见"者，为"胞中有宿瘀"，其病虽属血分，但有属寒、属热及寒热错杂之分。"从寒化则为白带，从热化则为赤带，从寒热错杂之化，则为杂色带"。再如妇人"腹中血气刺痛""少腹满如敦状，小便微难而不渴""经水闭不利，脏坚癖不止，下白物"，凡此皆为结在血分之证。结者散之。结包括湿、痰、瘀阻，使气机不利。结者散之，亦包括利湿、化痰、活血。如阴挺一症，初起湿滞气结，欧阳履钦用利湿行气开结诸方，"以五苓散加黄柏、小茴香、川椒、沙参、附子、川芎、红花蜜丸内服""外以花椒、苦参、苍术、槐花煎汤入芒硝熏洗"，再以飞白矾、铜绿、桃仁、五味子、雄黄等为末炼蜜如枣核大，临卧时"纳阴户中"。如此内服、熏洗、局部塞药三者结合，亦为综合用药利气开结之法。

欧阳履钦认为妇人杂病之虚、积冷、结气三因，不一定单一存在，亦可相互兼见与转化。如老年妇人带下病，"曾经半产，胞脉已虚，不能生新推陈，故使积结"，是为因虚致瘀。若妇人出现"寸口脉弦而大"之革脉，主"半产漏下"，则为寒、虚相搏所致。欧阳履钦认为，临床上对此类兼夹证，更应当详审。

综上，欧阳履钦所著《金匮折中》一书深刻地阐述了妇人杂病多由虚、积冷、结气三因所致，指出临证应详审阴阳、内外、气血。治疗上无论是经方新用，还是选用时方或自拟方，都不离张仲景妇人杂病三因之主旨，且多所发挥，见解独到，足为吾辈所效法。

九、黄竹斋

黄竹斋（1886—1960），名谦，字吉人，又名维翰、字竹斋，晚号中南山人，又号诚中子，祖籍陕西临潼，生于长安（今陕西省西安市）。黄竹斋幼年家贫，随父打铁，不能入塾读书，18岁时始发奋识字，冶铁之余，犹苦读不倦，博闻强识，知识涉猎广泛，且忧国忧民，抱负宏远。年逾弱冠，黄竹斋遂通经史、算数、理化等学，尤精于医。黄竹斋一生尊崇仲景学说，潜心钻研，为仲景学说的继承和发展作出了卓越贡献。黄竹斋著作颇丰，中医相关著述主要有《伤寒杂病论集注》《伤寒杂病论会通》《难经会通》《三阳三阴提纲》《针灸经穴图考》等，其中以对《伤寒论》和针灸学的研究最为深入。

（一）治学方法

黄竹斋博览群书，学识渊博，治学严谨，曾言："学无止境，著书立说是千秋大业，是一件非常慎重而严肃的工作，对自己的作品必须经常反复思考明辨，不断研究方能有所提高。"

1. 尊古不泥，中西汇通

黄竹斋年轻时正值西方医学大量传入我国，故其在研读中医典籍的同时，也兼容并蓄地通读中西汇通的著作。其在中医学方面的巨大成就之一，就是梳理并撰写《伤寒杂病论集注》。这部医学巨著是中国第一部"伤寒""杂病"合一而注的集注本。黄竹斋早年之作《三阳三阴提纲》，将中医理论联系现代医学知识，以中西医结合论述六经。黄竹斋崇尚仲景之学，但师古不泥，勤于思考，勇于创新，其见解自成一家，与中西汇通派的观点和具体见解并不类同，更加注意寻找西医学与中医学的结合点。

2. 注重校勘，考证集注

黄竹斋擅长考证集注，深谙版本、目录、校勘、注疏之学。黄竹斋尝谓仲景仁术教泽，功被万世，然而《后汉书》《三国志》等正史竟无仲景传记，遂遍搜诸家子集、野史杂记、历代名医评赞，撰成《医圣张仲景传》一册，后经赴南阳、宁波等地考察后，再做修订增损，臻于完善。全传虽仅 8000 余字，但内容之赅备、资料之丰富，为现存记载张仲景史事者所不及。这一传记及其所撰《祝告医圣文》，现已刻石立于河南南阳医圣祠（即张仲景博物院）。

3. 严谨治学，勇于正误

黄竹斋数十年如一日地致力于中医药的整理和传播工作，呕心沥血，治学严谨。在其早年撰著《伤寒杂病论集注》和增订《伤寒杂病论读本》时，曾误以为"伤寒例"为王叔和所作，故而删去。后来得见罗哲初所授白云阁藏本《伤寒杂病论》第十二稿时，意识到自己以前的认识不够周全，遂在后续撰著《伤寒杂病论会通》时，"仍依旧补注，以正己之前非"。黄竹斋严谨治学、勇于正误的精神永远值得我们学习和实践。

（二）学术思想与特色

1. 倡三阳三阴钤百病之说

黄竹斋勤勉善思，见解独到，不人云亦云，在其《伤寒杂病论集注·自序》中言："余年弱冠，即尝读玩而窃疑之，逮后详究张仲景以三阳三阴钤百病之义，乃能读论则触类咸通，临诊则见病知源。"黄竹斋此论，强调"三阳三阴钤百病"是深入研读《伤寒杂病论》的核心要义。黄竹斋认为，仲景所称的"三阳三阴"不同于《素问·热论》之说，在精研《伤寒杂病论》的基础上，结合现代医学知识，对于"三阳三阴"提出自己的见解。其曰："三阳标识其部位，阳虚而无形，以标识其部位。皮肤之表曰太阳，肠胃之里曰阳明，躯壳之内脏腑之外曰少阳。三阴标识其质体，阴实而有形，以标识其质体。筋肉脂肪为太阴，经络血液为少阴，神经脑髓为厥阴。立此六经以名篇，而辨其病证治法焉。"在此认识的基础上，黄竹斋强调："三阳三阴之界说明，以之读《伤寒杂病论》，则百病皆可得其源委。"黄竹斋以中医理论联系现代医学知识，探讨疾病的发病机理和治疗法则。"三阳三阴钤百病"之说，既是黄竹斋研究六经学说的重要成果，也是以中西医结合论述六经的创始之作。

2. 采集精华，著《伤寒杂病论集注》

黄竹斋详考古今中外研究《伤寒论》《金匮要略》的书籍，删繁去芜，去粗取精，参以心得，撰著《伤寒杂病论集注》18卷。该书以集注形式对《伤寒论》《金匮要略》全书进行诠释，对"古本伤寒"进行系统整理和详细注释。黄竹斋在《伤寒杂病论集注》中用脏腑学说揭示六经病的病位，用气化学说揭示六经病的病态，用八纲揭示六经病的性质，对疾病的辨证分析非常全面，为后世建立了规矩准绳。民国时期南京名中医陈逊斋评价该书时说："集注一书，即黄君毕生学术之结晶，亦即国医真正科学化之阶梯也。予识黄君，不敢谓秦无人矣。予读黄君之书，益愧从前所见之不广矣。"

3. 精研版本，著《伤寒杂病论会通》

黄竹斋虽然仰慕仲景学说，但在实际治学中，仍然秉持严谨的态度，非常重视版本之学，致力于搜集张仲景佚书以贡献医林。在研读《伤寒杂病论》的过程中，黄竹斋指出后世各家在注解该书方面存在谬误。据记载，1934年，黄竹斋得识桂林罗哲初，并抄得罗所珍藏其师左修之1894年所授之《伤寒杂病论》第十二稿手抄本共四册，并参照宋本《伤寒论》《金匮要略》及各家不同版本相互校勘，补缺正讹，采中外数百医家巨著之精华，条分缕析，撰成《伤寒杂病论会通》18卷，并捐资刻制木版印行，几经周折得以保存，现存河南南阳医圣祠。该书辑录历代注家之精华，集各家学说以彰经义，参以本人真知灼见而成。黄竹斋以"会通"名之，意在希望后世之人，能将张仲景之佚书搜辑整理，达到理会贯通。

4. 精通针灸，著《针灸经穴图考》

黄竹斋在医学方面，不仅对伤寒学说有创新研究，对针灸学说亦有深刻研究。黄竹斋根据多年的实践，在学习研究中医典籍的基础上，集古今诸家著作之精华，以十二经为纲，三百六十五穴为目，科学地总结整理了中国针灸学，并附奇穴拾遗，著成《针灸经穴图考》8卷。经穴图谱以正常人体点穴摄影，制铜版印行。该著作被认为是针灸学界的创新之作。

黄竹斋在艰苦的环境中，发奋读书，抱负宏远，不仅阅读哲学、历史、地理和文学方面的书籍，还涉猎数学、历法、中医及生物学等方面；不但研究中国哲学和自然科学，而且研究西方哲学和自然科学。但黄竹斋最感兴趣、最想深入钻研的是中医学。他常对人说："昔人言，不为良相，当为良医。良相济世，良医救死，同一仁也。"黄竹斋的学术思想，不但重视理论考古的整理研究，而且更重要的是学术创新。黄竹斋不但精研中医药理论，而且临床经验丰富，是一位中医临床实践家和针灸专家。但是其临证经验未能流传于世，甚为遗憾。

十、吴佩衡

吴佩衡（1888—1971），名钟权，四川会理人。吴佩衡自幼熟读儒学经典，18岁从彭恩溥学医，20岁听学于卢铸之的"扶阳讲坛"。1922年，吴佩衡来到昆明行医，深入研究《伤寒论》及郑钦安著作，结合当地的气候与发病特点，逐渐形成了以扶阳为主的临床特色。1930年，吴佩衡代表云南中医界，赴上海参与全国神州国医学会抗议"废止中医案"，在沪行医6年。吴佩衡于1937年返回昆明，1939年任昆明市中医师公会理事长，1942年任云南省中医师公会理事长，1945年创办《国医周刊》，1948年创立云南私立中医药专科学校。新中国成立后，吴佩衡历任昆明中医进修学校副校长、云南省中医学校校长和云南中医学院（现云南中医药大学）院长。他长期从事《伤寒论》的教学，著作有《中医病理学》《伤寒论条解》《伤寒与瘟疫之分辨》《麻疹发微》《医药简述》《伤寒论新注》《吴佩衡医案》《伤寒论讲义》等，目前正式出版的著作有《伤寒论讲义》《吴佩衡医案》《麻疹发微》《医药简述》。

（一）治学方法

1. 博采众长，由博返约

吴佩衡在《医药简述》中总结了中医的学习方法，认为首先要广泛地了解自然界四季寒暑、阴阳消长、五行生克的基本规律，并与人体阴阳、五行、六气相联系，进而"分析生理、病理、药物及治疗，如此则易升岐黄之堂奥矣"。开阔的思路能启发更深刻的体会和认识，广博的知识为精深约取要义提供了重要基础。他早年学习儒家经典，学医后广泛阅读经典医著，及至中年以后则集中精力研究仲景学说。他指出："盖凡一种学问，非寝馈其中数十年，斯难知其精义之所在。"通过反复推敲，深入研究，方能悟出精髓真谛。

2. 倡导中西并重

吴佩衡经常鼓励后辈要"掌握西医和中医知识，才能博采两家之长"。许多吴氏传人都是先毕业于西医院校，继而潜心学习中医。作为吴氏学术传承的代表，吴生元所取得的教学及学术成果最为突出。他自幼随父亲吴佩衡学习中医，1960年毕业于昆明医学院医疗专业，被选派作为吴佩衡学术继承人，在学术上既继承了吴佩衡的学术专长及实践经验，注重《伤寒论》的理论与实践，又有其自身独到之处，发展了云南吴氏扶阳学派。

（二）学术思想与特色

1. 传承仲景扶阳思想，善用四逆诸方

吴佩衡推崇《伤寒论》"温扶阳气"的学术思想，并深受郑钦安思想的影响，在治疗急危重症、疑难病症时，多从少阴考虑，先扶心肾阳气，使阳复阴消，克敌制胜。

吴氏善用经方，尤其善用四逆汤等附子方药。在《吴佩衡医案》中，含附子方剂的使用比例达到60%以上。因此，吴佩衡有"吴附子"之称。有人对其用药频数进行统计，位列前三的药物依次是附子、干姜、甘草，正是四逆汤的组成，充分体现了吴氏对张仲景扶阳思想的传承与发扬。吴佩衡的医案中，使用附子方药所治的疾病大多病情危重，此时大剂量运用附子属于"病大药大，病毒药毒"，如此方能拯救垂危。

使用附子方药需要明辨阴阳寒热，尤其当病势危重、证情复杂时，辨明寒热真假非常重要。吴佩衡将寒热辨证的纲领归纳为"十六字诀"，即热证"身轻恶热，张目不眠，声音洪亮，口臭气粗"，寒证"身重恶寒，目瞑嗜卧，声低气短，少气懒言"。此外他还提出以"口气蒸手与否"来辨别寒热真假。如患者身大热，虽着衣盖被，仍见恶寒，舌苔白滑，不渴饮，或渴喜热饮不多，甚则唇焦口燥，反喜冷饮一二口，多则不受，小便短少，大便秘结，时发郑声，口气不蒸手者，为真寒假热证；如患者身大寒，虽不着衣盖被，仍见恶热，脉沉数或沉伏欲绝，唇焦舌燥，消渴饮冷，甚或神志昏乱，时发谵语，口气蒸手者，为真热假寒证。此为吴氏多年实践经验所得，为危重病症的诊断补充了一个有效的诊察依据。

吴佩衡根据《伤寒论》第323条的少阴急温证，倡导早用四逆汤的思想，认为一见阳虚阴盛

之病即可以此方在分量上斟酌用之，若当用而用之不早，则恐追之不及。《伤寒论》扶阳抑阴诸方，如四逆汤、通脉四逆汤、白通汤、附子汤、真武汤、茯苓四逆汤、干姜附子汤等，皆为吴氏惯用方。甚至对于麻疹的治疗，亦不拘泥于常规的升提透疹及清热解毒之法。他认为小儿是稚阳之体，对于确属虚寒或过用寒凉而致疹毒内陷转为阴证者，常以四逆汤加味，或麻辛附子汤，或小青龙汤加附子而治愈。

2. 重视先天心肾与后天脾胃的辨证关系

吴佩衡重视先天心肾与后天脾胃的关系，将先天心肾比喻为人身中的主要生命线，将后天脾胃比喻为次要生命线，强调先后天是紧密联系、不可分割的整体。

生理上，先天心肾为元气的根源，后天脾胃则是滋养之源。心阳旺盛则心肾相交，元气生生不息。脾胃得此真元，可以腐熟水谷，运化精微，营养五脏六腑，密腠理，温肌肤，实四肢。脾胃化生之精气又源源不断地供给心肾，使水火既济而内脏安谧。

病理上，若心肾阳衰则火不暖土，脾胃失调，从而出现吐泻及痞满肿胀等症。症状虽属脾胃，但其病因为心肾之阳气内衰，所以应当扶心肾以健脾胃，先后天并固。如果疾病确属尚在脾胃，未影响心肾，病势较轻，也可仅从脾胃进行调治以供给真阳。

治疗上，吴氏常用先后天并重之法。如治久泻不愈、完谷不化或久痢红白等症，甚或因此而致足面浮肿或腹中鼓胀、食欲不振、精神倦怠等，用桂附理中汤则远超单纯理中汤的效果。吴氏常用四逆汤、桂附理中汤与通脉四逆汤等方剂以兼顾先后天，用以治疗寒湿、虚寒之沉疴痼疾。

3. 推崇中药十大"主帅"

吴佩衡在深入研究张仲景用药特点和组方规律的基础上，结合自己的临证经验，总结了中药十大"主帅"，即附子、干姜、肉桂、麻黄、桂枝、细辛、石膏、大黄、芒硝、黄连。这十味药力量峻猛，若用之得当，可以挽救危急重症，但若用之不当，也可能祸不旋踵。吴氏认为用药如用兵，药不胜病，犹兵不胜敌，能否胜敌，应视善不善用兵而定。他指出："病之当服，乌、附、硝、黄皆能起死回生；病不当服，参、芪、归、地亦可随便误人。"同时他还强调了使用药物的关键在于辨清寒热虚实，必须辨证准确，配伍得当，方能效如桴鼓。

吴佩衡在《中药十大"主帅"》一文中，将此十味药物的性味、归经、功效等进行了细致、透彻的分析，并列举方剂，其中绝大多数为经方，并用较大篇幅阐述了这些方剂的临床运用经验。从吴佩衡用药经验来看，中药十大"主帅"对于许多急证、顽证，可以起到药到病除的效果。

4. 重视药后反应

吴佩衡对于患者服用药物后出现的各种症状表现，常有详细的叙述，并深入分析出现这些现象的本质原因，从而为进一步的治疗提供依据。

在其医案中，药效反应多种多样，但总的来看不外两种情况：一种是服药之后症轻病退，如"汗出热退，脉静身凉""痛减其半，再剂而愈"等。另一种则比较特殊，如"发狂乱奔，大汗淋漓""鼻衄""大便溏泄""小便赤浊""呕吐涎水""疼痛增剧"等，看似症状变化或加重，在本质上则是反映了药病相攻，正是驱邪的征兆。

（三）临证经验

1. 重视附子与肉桂的配伍

吴佩衡重视附子与肉桂的配伍关系，将此二味直接组合定名为"桂附汤"。他认为本方以附子温肾水之寒，肉桂温肝木之郁，强心而暖血中之寒，能使水升火降，水火既济而交心肾，使肝木得温升而生心血。他论述了肉桂的功效及对姜附的增效作用："入足厥阴肝经，温肝暖血，破瘀消癥瘕，逐腰腿湿寒，驱腹胁疼痛，强心脏，温暖血分之寒湿。凡虚火上浮，有引火归原之效……加入姜附中，效力更大，有起死回生之功。"他还总结了附片中毒可用上等肉桂解毒的经验："如附片未煮透服之被中毒麻醉不安者，即以好肉桂三五钱泡水服之，轻者立解，重者渐愈。"强调了肉桂只宜泡水，不可入煎剂，多煎则油质挥发而失效。

吴佩衡常用的附子、肉桂配伍的方剂，除桂附汤外，还有坎离丹，用于心病心神不安；大回阳饮，用于阳虚阴盛危急之证；桂附理中汤，能大补先天心肾和后天脾胃之阳，用于久泄久痢、消化不良等肠胃病；阳八味地黄丸，用于治疗肾之阴阳两虚证。

2. 活用麻辛附子汤

麻黄细辛附子汤（简称麻辛附子汤）是《伤寒论》中用以治疗太阳少阴两感的主方。吴佩衡认为此方中三味药相互协调，性纯不烈，发汗而不伤正，稳妥之至，灵活辨证，可用于多种疾病的治疗。在其所编写的《伤寒论讲义》中拓展了麻辛附子汤的 12 种加减运用。

治偏头风痛或头痛如斧劈，久治不愈，精神欠佳，属寒伏少阴，清阳不升，头部经络不通，以此方加天麻、羌活。若浊阴不降，上逆于胃，心翻呕吐，再加干姜、吴茱萸、半夏。

治鼻流清涕，喷嚏不止，或兼恶寒、头痛，系寒入少阴，以此方加生姜。

治涕稠，鼻阻数月或数年，不闻香臭，属风寒内伏，阻遏肺肾之气机，以此方加葱白、干姜、辛夷。

治目疾，目痛初起，因外感风寒，凝滞目内血络不通，以致赤丝缕缕而肿痛，流泪多眵，涕清鼻阻，以此方加生姜、桂枝、羌活。

治咽喉疼痛，初起红肿，或恶寒头痛，舌苔白润，不渴饮，或痰涎清稀，属风寒闭束，少阴经络不通，以此方加桔梗、甘草、生姜，甚则加肉桂。

治骤患声哑失音，因寒入少阴，夹湿痰凝滞，壅闭声带，发音不宣，其证必痰多，恶寒，体困，舌苔白滑，不渴饮，脉沉细或沉紧，以此方加生姜、桂枝、半夏。

治牙痛，龈肿，并见恶寒，困倦无神，或涕清，舌苔白滑，不渴饮者，系寒入少阴，寒邪凝滞牙龈，血络不通，甚则腮颊亦肿痛，以此方加生姜、肉桂、甘草。

治初犯腰痛，寒入少阴，阻滞腰背经络不通，以致腰痛如折，畏寒体困，甚至难以转侧，舌苔白滑，不渴饮，脉沉细或沉紧，以此方加桂枝、生姜、茯苓、甘草。

治风湿关节痛，凡身体较虚之人，易得潮湿，复受风寒袭入，以致风寒湿三邪阻遏经络，关节不通而酸痛者，初起即以此方加桂枝、苍术、薏苡仁、羌活、独活、伸筋草、石风丹、五加皮、甘草等。

治妇人乳痈初起，产后气血较虚，哺乳时感受风寒，初起肿硬作痛，畏寒，体酸困，或发热，头体痛，舌苔白滑，不渴饮，涕清鼻阻。风寒较轻，肿痛不甚者，可用热敷；风寒较重，肿痛较甚者，以此方加桂枝、通草、生姜、甘草、香附。

治无论男妇老幼，感冒风寒，或已发热，或未发热，必恶寒，头昏或昏痛，体酸困，脉沉细，舌苔薄白而润，不渴饮，或喜热饮不多，神倦欲寐，甚则头体皆痛，脉沉而紧。此为太阳少阴两感证，用此方酌予加减分两，以温经解表，辅正除邪。体痛者加桂枝；舌白或呕，加生姜、甘草；咳嗽加陈皮、半夏。

治产后伤寒，产后气血较亏，腠理疏泄，一旦受寒，易入少阴，症见或已发热，或未发热，恶寒无汗，头昏痛，体酸困，脉沉细，精神欠佳，甚则头体均痛，脉沉而紧，舌苔白滑，不渴饮，即渴而喜热饮不多。此系太阳少阴两感证，即应以此方服 1 剂，汗出霍然而愈。

十一、蒲辅周

蒲辅周（1888—1975），原名启宇，生于四川省梓潼县长溪乡的世医之家。祖父蒲国祯和父亲蒲显聪都是精通医道、名闻乡里的医生。11 岁时，蒲辅周由其祖父讲授医术。15 岁起，他白天随祖父临床侍诊，晚上苦读经典医籍，以《内经》《难经》《伤寒论》《金匮要略》为基本研读之书，以《外台秘要》《备急千金要方》及历代诸家之书为参考之学。18 岁时，蒲辅周便悬壶乡里。1955 年，蒲辅周奉命调京，在中国中医研究院（现中国中医科学院）广安门医院内科工作。1965 年，蒲辅周任中国中医研究院副院长，并曾任全国政协第三、第四届常务委员，第四届全国人大代表，国家科委（现科学技术部）中医专题委员会委员等职务。

蒲辅周一生临证近 70 年，精于内、妇、儿科，尤擅治热病。伤寒、温病学说熔于一炉，经方、时方合宜而施。他强调辨证论治，认为治病必求其本，治病以胃气为本。而在立法用药上，他又贯彻"汗而毋伤，下而毋损，凉而毋凝，温而毋燥，补而毋滞，消而毋伐"的原则。在几次传染病流行时，他辨证论治，独辟蹊径，救治了大量危重患者，为丰富、发展中医临床医学作出了贡献。

蒲辅周的著作有《蒲辅周医案》《蒲辅周医疗经验》《流行性乙型脑炎》《中医对几种妇女病的治疗法》《中医对几种传染病的辨证论治》等。

（一）治学方法

1. 对待古人，一分为二

蒲辅周对古代医家绝非盲从。例如他对朱丹溪"阴常不足，阳常有余"著名学说提出自己的看法："阳为气、为火，气有余吗？火有余吗？值得怀疑。进一步分析，五脏六腑皆有阴阳，哪一个阴不足，哪一个阳有余呢？"他也指出"朱丹溪创立了一些补阴方，如大补阴丸等，这是他的主要贡献"；所"创五郁之治，六郁之治，越鞠丸可作临床规范"。他评论《医林改错》时说："王清任先生苦心于医药，积有心得，值得学习和尊敬。但仅观察数十具不完整的尸体，而确定古人皆非，实属自矜太过，其图证之现代解剖亦有未合。且将七情六淫为病一概抹杀，只论血滞血瘀，未免太简单化了。全书理论亦有可贵处，所创之方法，颇有深得《内经》之义者，有价值，可作临床、研究之参考。书中诸方，余采用多年，有效者，有不效者，未如所言之神也。"这样的治学态度和方法，富有教益。蒲辅周数十年的医疗生涯，是扬长弃短地对古今医疗经验不懈实践、再实践，乃有所创新的真实写照。

2. 刻苦学习，堪为人师

蒲辅周云："持数方应付百病，猎中者少，受误者众。"他虚怀若谷，除向典籍学习，对周围凡有所长，即往请益。如痛风验方、百损丸和治肺结核吐血经验方皆得之于当地老中医口授；白木通治痹得之于一位尝试百草的医生的口述；治疗和控制内眼病及白内障等眼病之九子地黄丸是同省一位龚姓眼科名中医于逝世前数月传授。蒲辅周如此不畏艰辛，虚心好学的精神令人肃然起敬。

3. 深思熟究，勤于实践

理论密切结合实践是蒲辅周孜孜以求的治学态度和作风。通过多年临床实践，他矫正有人对《内经》"冬伤于寒，春必病温"的错误认识时说："有人说，有伏邪者叫春温，无伏邪者不叫春温。他们对《内经》这句话理解错了。我认为经文原意，应是指人的体质衰弱，冬天不能抵御寒冷，春天也不能适应天气的变化，必然要生病。"这实际上乃内因论观点，不啻为真知灼见。"热闭包络（腺病毒肺炎）案"载：患者用牛黄散开其热闭、西洋参益气生津，未尽剂而出现皮肤红润，体温反升，蒲老断为"正邪相争的剧烈表现"。若邪胜正负则厥更深，不能妄用强烈退热法，遂以热水擦浴，促进皮肤血液循环，闭开汗出，热亦随之自然下降。若非蒲老胸有成竹，把握病机，岂能处之泰然而别出心裁？

（二）学术思想与特色

1. 擅用八法，多有发挥

蒲辅周在"八法运用"一文中提出："以法治病，不以方应病。若固执一病一方，则失辨证论治之精神。八法是治疗大法，当用而用，并得其法，自然应手取效。若不当用而用之，则为误治。误治尚易察觉，唯当用而用之，但不得其法，病情不得改善，往往因用法无误，终不解其何故。"并指出善用八法者，必须达到"汗而勿伤，下而勿损，温而勿燥，寒而勿凝，消而勿伐，补而勿滞，和而勿泛，吐而勿损"的境界。

2. 重视后天，顾护脾胃

蒲辅周调理脾胃，既取法于李东垣之升脾阳，又效法叶天士而保胃阴，升降润燥，权宜而施，融李东垣和叶天士之长，用补中益气汤和益胃汤加减，亦常用补益资生丸，既避免参苓白术散之补而壅滞，亦无香砂枳实丸消导香燥之弊。在治病求本的同时，蒲辅周十分强调治病必先察脾胃之强弱。他认为治疗外感病须助胃气，因为卫气来源于中焦，胃气强者，卫气始固，玉屏风散用白术即本于此。因此，蒲辅周每将调理脾胃作为外感病恢复期的治疗关键，治疗内伤杂病时必须时刻不忘胃气这一根本。

3. 强调治病求本，明辨邪正

蒲辅周对治病必求其本深有研究，并对在辨证求本过程中应注意处理的几个关系做了阐述：一是邪正关系。他认为从邪正关系上来看，"正气存内，邪不可干，邪之所凑，其气必虚"，邪气为标，正气为本。在治病过程中，注意患者的正气情况，掌握扶正祛邪、祛邪养正的辨证关系。若只见病，单纯以祛除病邪为务而不顾正气，则失去治病求本的意义。二是病因和症状的关系。他认为，疾病的病因是本，症状是标，所以，治病必须寻求病因，对因治疗，才能达到痊愈的目的。

4. 重视岁时，辨治时病

蒲辅周重视时病的季节气候，认为外感热病必须掌握季节性。一年十二个月，有六个气候上的变化，即风、火、暑、湿、燥、寒。蒲辅周认为，各种不同气候环境会产生各种不同的发病因素，因此要注意自然气候和季节等对疾病发生、发展和转归的影响，治病"必先岁气，毋伐天和"。如麻疹病，多发于春季，但其他三季也有发生，见症有所不同，治法亦有同有异。所同者，宜宣透；所异者，宜根据季节时令之暑、湿、燥、寒而酌增苦辛或苦辛微温之品。1945年近立秋，成都小儿麻疹流行。当时大雨连绵，街巷积水，病儿麻疹隐伏于皮下，医生用宣透无功。蒲辅周认为当时多雨，热从湿化，因而用通阳利湿法，俾湿开热越，疹毒豁然而出，虽不宣透，亦热退神清而愈。同道用之，亦皆应手。1956年，石家庄市曾流行乙型脑炎，用清热解毒、养阴法治疗，治愈率达90%以上。而次年北京流行此病时，用上述方法效果不显。蒲辅周从临床实践中发现，北京多年阴雨连绵，湿热交蒸，因此病属暑湿偏盛，遂用杏仁滑石汤、三仁汤等化裁以通阳利湿，收到了良好效果。在对内伤杂病的治疗中，他亦注意气候的影响，适当加入相应时令药。如治周期性发热，就按季节灵活处方用药，暑天选用四妙丸加茵陈、青蒿、木瓜、荷叶等清热利湿，入秋后用五积散合四妙丸加味以祛寒除湿，提高疗效。为配合季节，他还注意用药的剂型。

（三）临证经验

1. 精通内科，尤擅温病

蒲辅周治内科病，首崇仲景学说，常谓《金匮要略》《伤寒论》二书，理详法备，为方书之祖，临床医疗的准绳。他遵历代各家流派，博采刘河间之寒凉、张子和之攻下、李东垣之温阳、朱丹溪之滋阴，冶众长于一炉，以补仲景所未备，开后学之法门。他毫无偏见，集思广益，撷取精华，扬弃糟粕，大力倡导治疗以辨证论治为主，不必斤斤计较于经方派、时方派之争。

蒲辅周认为冠心病，以心脏功能不足为虚，营卫阻滞作疼为实，但毕竟虚多实少，故治法当以补为主、通为用，自制益气和血之双和散，临床证实安全有效，是通补兼施治疗本病的良方。蒲辅周还强调治疗本病，不宜胶执活血化瘀一法，以免蹈虚虚之戒。

蒲辅周对消化性溃疡的治疗，不单纯侧重在局部病变，而特别着眼于整体病情，往往按张仲景"随证治之"的原则，屡获奇效。如胃溃疡大出血时，急应止血，蒲辅周认为若因过劳、受寒、饮冷引起，应温通胃阳，佐以消瘀，继之理中温养脾阳以统其血。

对温病的治疗，蒲辅周认为应该摒弃温病学派与伤寒学派的论争，主张扬长避短。伤寒学说开温病学说之先河，温病学说补伤寒学说之未备，应当互为充实，并行不悖。蒲辅周主张要辨清伤寒与温病的同异。前人有始异终同之说，蒲辅周则谓始异中同终仍异。伤寒初起，寒邪侵犯太阳，其病在表，治法以辛温解表为主；温病初起，温邪首先犯卫，其病亦在表，但治法以辛凉透邪为主。可见二者之始，病因异、病证异，治则亦异，绝对不可混同。若伤寒入里，证属阳明，寒邪化热，治宜白虎汤、承气汤；温病顺传，证属气分，热邪益炽，治法自然一致。故二者之中，证治均相同，无须寻求其异。至于伤寒传入三阴，虚寒已见，则宜温宜补；温病热入营血，阴伤津灼，则宜清润。故二者之终，又见证治迥异，理应细加区别。

2. 兼长妇儿，独具特点

蒲辅周非只精内科，还兼长妇科、儿科。他不囿于分科的局限，而是综合具体情况，进行具体分析，根据辨证论治的理论原则，既有区别，又有同一，形成与内科并行不悖，独具特点的妇、儿科医疗经验。他对妇科疾病的诊治，颇多独到之处，积累的心得体会主要有三点：一是主张妇科以调理气血为主；二是强调妇女病以疏肝和脾为重要环节；三是倡导妇人杂病仍以辨证论治为根本原则。

对于儿科病，蒲辅周特别强调小儿的机体特点，认为小儿属稚阴稚阳，非纯阳之体，易虚易实，易寒易热，必须认真运用四诊的诊察手段，平脉息、察指纹、望面色、审苗窍、听声音、观动作，综合分析，以得出正确诊断，并注意稚阴稚阳之体不任攻伐。儿童无七情内伤症，但腠理不密，易感风寒咳嗽及急性烈性传染病，肠胃脆弱，易得伤食伤冷之症。蒲辅周诊治的儿科疾病均为危重急症，其救治之成功更体现了他在四诊方面娴熟的技术，其判断之准确、用药之精当，足堪效法。

蒲辅周对于儿科病的辨证论治有鲜明的独创性。他既承续张仲景《伤寒论》的理论体系和治疗法则，又饱读北宋以来儿科学家如钱乙、陈文中、陈复正等人的著作，择善而从，并科学地对待以钱乙、陈文中开始的寒温对立的两大学派。他认为善用寒凉的则诋毁温热，固属偏见，习用温热的则非议寒凉，亦失全面。他一贯主张汲取各派的优点，当清则清，当温则温，不存私念，运用自如，方为上工。

3. 处方用药，轻灵纯正

蒲辅周每处一方，不是拿古人成方原封不动去治病，也不是弃古法立奇炫异以制方。他在

40 余岁时自制二鲜饮，即鲜芦根、鲜竹叶。凡外感热病，肺胃津伤，不能达热外出，烧热不退，烦渴，不能再用表剂，亦不可用下法时，唯此方生津退热，轻宣透达，譬若久旱得甘雨，烦热顿消。如热及血分见鼻衄者，加鲜茅根，酌用童便为引亦佳。他所以教人不要妄加苦寒，亦于轻灵中求纯正，即便加味，也要避免庞杂。辛凉平剂银翘散，他加葱白一味，即复一葱豉汤，透发之力倍加，而纯正之义无损。

蒲辅周在用药方面，注意分寸，灵活之中有法度，讲求配伍，稳妥之下寓变化。他认为，一病有一病之特征，一药有一药之特性，临床之际，首宜辨证，尤要辨药，才能药与证合，丝丝入扣。大凡用药如用兵，贵精不贵多。蒲辅周用药很简练，通常六七味，少则二三味，至多不越十一二味，反对杂乱无章，甚则相互抵消。他选药极慎，无太过不及。蒲辅周处方用药的特点，轻灵有法、纯正无瑕而不流于呆板，智圆行方，灵活简便。

十二、李翰卿

李翰卿（1892—1972），名希缙，字翰卿，号华轩，以字行，山西省灵丘县上沙坡村人。舅父张玉玺乃当地有名的儒医，李氏自幼从其学医习文，尽得其传。27 岁时，他由本县推荐到山西省立医学传习所应试，以考试成绩第一名被录取。他不但系统钻研了中医经典，对历代各家各派学说亦多有涉猎。1922 年毕业后，他悬壶并州，以精于仲景之学享誉省城。因其医术精湛，医德高尚，被誉为山西四大名医之一，并被公推为太原国医公会执行委员。1956 年，山西省中国医学研究所（现山西省中医药研究院）成立，李翰卿任第一任所长。李氏治学，以《内经》《伤寒论》《金匮要略》《神农本草经》四大经典为基础，治病尤遵张仲景，精于《伤寒论》《金匮要略》，喜用经方、小剂，每能救危难、起沉疴。他不但精于中医内科、妇科，而且对儿科、外科及老年病学方面亦研究颇深。著作有《伤寒一百一十三方临床使用经验》《李翰卿伤寒讲义》。李翰卿以中学为体，西学为用，倡导中西合流，主张开拓创新，开中西医结合治疗急腹症之先河，创宫外孕非手术疗法之壮举。

（一）治学方法

1. 主张熟读中医经典，兼及后世各家流派

李翰卿熟读中医经典，将经典理论与后世各家流派加以融会贯通，并通过自己的临床实践以验证之。李翰卿认为："伤寒是百病的基础，伤寒之方，通治百病，善治伤寒者，杂证自易……关键在于掌握伤寒每一方剂之功能、主治病证和应用规律，临证运用才会得心应手。"他依据伤寒的特点，依六经病次序研究每经病的定义、病因、症状、诊断、治法、方剂、药物等，并加以阐述，对于伤寒用药在"症""证"及"方"的研究中均有涉及。在精研中医经典基础上，他还学习金、元、明、清及近代医学家的著作。他认为：《内经》重点论述了气候、人事、地域与发病的关系及望诊、闻声在诊断方面的意义；《伤寒论》《金匮要略》重在腹诊、脉诊和证候的对比，尤其注重辨证论治。王叔和、李濒湖在脉诊上，张介宾、陈修园在问诊的方法上，叶天士在诊舌、齿、斑疹、白㾦上，张介宾、吴又可等在真假证候的辨别上，《伤寒论》《金匮要略》《温病条辨》《瘟疫明辨》（又名《广瘟疫论》）等在辨治杂证的方法上，都有很多创见。而且李翰卿还汲取现代医学精华，融汇诸家，自成一体。

2. 用心细微，辨析细致

李翰卿认为中医最突出的特点是辨证，而辨证的准确与否，决定于检查的全面性和完整性，认清疾病的本质，排除假象，区别夹杂证，分清病之标本缓急轻重。因此，在临证时，他特别主

张在细字上下功夫。在诊断上，他尤其重视腹诊，以及观察色脉喜恶，务求辨证精确。在治疗上，他重视脾胃，认为难病多瘀，久病多瘀，善用活血祛瘀之法，用药配伍注重标本兼顾，寒热并用，攻补兼施，但攻而不猛、补而不滞，更强调用药力求精练。

（二）学术思想与特色

1. 重视伤寒方剂的临床广用

李翰卿对于经方尤其研究精深。他喜用经方，善用经方，却又不拘泥于经方。例如，他认为："承气汤不是单纯治伤寒的，当归四逆汤也不是单纯治伤寒的。人用当归四逆汤治冻疮，我曾用桃仁承气治宫外孕……这都是证明。关键在于掌握每一方、药的功能和应用规律，临证应用时才会得心应手。"他曾治一人月经闭止，用大承气汤而愈；一人神昏谵语，亦以承气汤而愈。二者均是认定病源在肠胃，所以取效。

2. 重视辨疾病之夹杂证情，重视疑似病症的鉴别诊断

李翰卿认为，张仲景是辨夹杂证、治夹杂证的模范，应仔细钻研《伤寒论》《金匮要略》的辨证论治方法。他说："一般来讲，慢性病、危重病夹杂证多，急性病、轻微病夹杂证少；身体素质较好的急性病患者夹杂证少，素质差或有慢性病的急性病患者夹杂证多。在夹杂证中有表里夹杂、寒热夹杂、虚实夹杂、阴阳夹杂，脏病兼腑，腑病兼脏，还有数脏之病同见，数腑之病共存，数经之病同现，数络之病共生等。"李翰卿并未局限于《伤寒论》原书明文记载的脉证、腹诊，认为："临床每见脉证夹杂模糊难于分辨者，专以舌苔为据。初起舌苔薄白或无苔而润，病在表；白苔厚或微黄或中黄边白或中黄尖白或二三色，邪在半表半里；黄苔舌绛或黑者，属在里；舌苔燥，不论何色，皆属里证屡经汗下；苔润而发热者，属阳虚；无苔而燥者，属阴虚。依此辨之，对临床帮助很大。"

重视疑似病症的鉴别诊断是李翰卿研究《伤寒论》尤其注重的特点之一。他认为辨病、辨证准确是临床得效的第一步，于此甚下功夫。其在《伤寒一百一十三方临床使用经验》中，每方均设有"禁忌证"和"类似方剂参考"两个栏目，"禁忌证"举出与主治证相反仅供个人教研的关键证，以进一步审查应用方剂是否正确；而"类似方剂参考"是为了加强用方的准确性，介绍了有关禁忌证的类似方剂和有关主治证或轻或重的类似方剂。

3. 用药精练，重视经方药精量当

李翰卿临证循规蹈矩，严于法度，从不用一味多余之药。其常言："用药如用兵，兵不在多而在精，开方用药，务求药证相投。"其曾治一老妇，患腹泻久治不愈，其处方仅为白术 6g，鸡内金 6g。患者虑其用药过简，未必能效，姑照方服用，不料竟获奇效。曾有一长期患慢性痢疾的患者，李翰卿诊后认为乃寒积不化，虽寒中夹热，但总属寒多热少，故治宜温中导滞。处方：附子 3g，党参 4.5g，干姜 4.5g，白术 7.5g，木香 4.5g，大黄 3g，焦山楂 6g，山药 9g。7 日后病情明显好转，遵前方前法 1 个月后而愈。

4. 中西结合，开宫外孕非手术疗法之先河

李翰卿既是中西医结合的倡导者，也是中西医结合的先行实践者。宫外孕是妇产科急腹症之一，发病急，演变快，如处理不及时或不得当，很容易危及患者生命。长期以来，宫外孕患者一经确诊即行手术治疗已成定论。但手术给患者造成的创伤较大，并对患者术后再孕有负面影响。李翰卿亲自观察宫外孕疾病不同类型的手术，通过对宫外孕解剖、病理的分析，根据手术中所见病灶、病位等，结合患者发病急、少腹痛、拒按、出血等主症，认定宫外孕属于中医学"少腹血瘀证"的范畴，遂采用活血祛瘀为治则，以活络效灵丹为主方的研究方案。经过大量病例的研究

观察，中西医结合非手术治疗宫外孕获得成功。该项研究的成功开创了中西医结合治疗急腹症之先河，改写了宫外孕必须手术治疗的历史，先后获得多个国家级奖项。"宫外孕Ⅰ号方""宫外孕Ⅱ号方"作为该项成果的标志，被载入各种医药学辞典及教科书中。

（三）临证经验

1. 湿痰咳嗽治疗七法

李翰卿认为，湿痰咳嗽是咳嗽的一种常见证候，多因饮食生冷过度，伤及脾阳，或素体脾肾阳虚，复感寒湿之邪，使脾失健运，聚湿生痰，上渍于肺，肺失宣降，发为咳嗽。证候表现以咳嗽、痰多而稀且易于排出、胸闷、苔腻、脉滑、饮食减少、不喜冷性饮食等为特点。他治疗湿痰咳嗽主要从利水、燥湿、温阳、健脾、理气、散寒、补肾七方面入手。案例：翟某，女，45岁。1962年11月13日初诊。患者咳嗽、胸闷、气短、头痛、口不渴、大便溏1周。舌苔白腻，脉弦滑。诊为中阳不振，水湿停聚。治用温阳（温化痰饮）法。方用加味苓桂术甘汤：茯苓9g，桂枝6g，生白术6g，陈皮7.5g，川贝母4.5g，甘草3g，水煎服。1剂见效，3剂痊愈。苓桂术甘汤为《伤寒杂病论》原方，广泛运用于外感变证及内伤杂证。本方治证，不论伤寒吐下之后，或是内伤杂证，究其成因，皆为中阳不振，水湿停聚所致。治法属于温阳化饮的温法，即《金匮要略·痰饮咳嗽病脉证并治》中"病痰饮者，当以温药和之"之法。方中以甘淡之茯苓为君，取其健脾利水、渗湿化饮之功。但湿饮为阴邪，得温方可消散，故臣以辛温之桂枝，以温阳降冲，与茯苓相伍，既可温阳以助化饮，又可通阳化气，内通阳气，外解肌表，实为本方温阳化饮法之核心。佐以白术健脾燥湿，以助运化。佐使以甘草，一者调和诸药，益气和中，一者以复脾胃升降之权。加陈皮理气燥湿，和中化痰，以助苓、术之功；川贝母止咳化痰，为治肺止咳之要药。全方药味精当，配伍严谨，温而不热，利而不峻，诚为以温法治湿痰咳嗽之良方。

2. 审证入微，精析夹杂比例

李翰卿在临床科研工作中经常告诫后辈：临床检查疾病时一定要全面细致，要注意病史，注意客观指标的探查，决不可被假象所迷惑，要善于在复杂的证候表现中找出起决定作用的因素和各种复杂原因中的比例关系，找出哪些是标、哪些是本，哪些应缓、哪些应急的处理方法。他常常因为加减一味药物、加减药物的一分一厘而审思再三，也常常因寻找病因病机的有无、多少而久思数日，务求找出其问题的所在。他曾治一风湿性心脏病、心力衰竭日益加重的病例：该女性患者29岁，患风湿性心脏病二尖瓣狭窄与闭锁不全、全心衰竭，经过中西药物治疗后，很快好转。但突然有一天出现气短浮肿，呼吸困难加重，西医诊断为肺部感染、心力衰竭，急以抗生素、地高辛与中药真武汤加清热解毒药进行治疗。10天后，不但诸症不减，反更趋严重，乃邀李翰卿往治。李翰卿审其诸症，乃真武汤证无疑，急予真武汤加减2剂，不效。李翰卿再察脉症，均无特殊表现，细审周围环境，其病床适在房门之侧，乃悟：此乃受门缝之寒风也。急挪床，并在其侧放置屏风以御复感。同时在真武汤中加细辛、麻黄少许以散风寒，次日其病果然大减。他常说："中医的一部发展史就是一部唯物辩证法应用于医学上的发展史，所以，我们研究中医时就得从有目的、有意识地应用唯物辩证法上开始，并深化。至于《内经》之论气候、人事、地域与发病的关系，以及望诊、闻声在诊断方面的意义，《伤寒论》《金匮要略》在腹诊、脉诊上的发现，以及如何应用腹诊、脉诊和证候对比去审证，理解张介宾、李时珍、王叔和如何审脉及叶天士如何察舌、验齿、辨斑疹白痦等，都是检查方法的深化，而在应用辩证法方面却是没有区别的。所以，我们无论在临床上、研究上都要遵循唯物辩证法这一指导思想。"

十三、胡希恕

胡希恕（1898—1984），又名胡禧绪，辽宁沈阳人。胡希恕早年学医于当地名医王详徵，尽得其传。1919 年，他经沈阳市政公所中医考试获取中医士证，同年考入北京通才商业专门学校（现北京交通大学），就读期间常与人诊病，疗效明显。1936 年，胡希恕拜河南儒医朱壶山为师。新中国成立前，他曾在北京自设诊所行医，擅用经方，疗效卓著。新中国成立初期，他曾同陈慎吾、谢海洲老中医共同办学。1952 年，他于北京私立中医学校系统传授《伤寒论》《金匮要略》《神农本草经》《内经》、温病学等，深受学员喜爱。1958 年，胡希恕受聘为北京中医学院（现北京中医药大学）中医内科副教授、北京中医学院附属医院学术委员会顾问等。胡希恕一生治学严谨，是伤寒研究"谨守病机派"的代表，著有《伤寒论解说》《金匮要略解说》《经方理论与实践》《经方实践录》《温病条辨按》等著作。

（一）治学方法

1. 博览勤思，独出新悟

胡希恕酷爱读书，除《伤寒论》《金匮要略》《内经》《神农本草经》等中医经典著作和古今医书外，又常读文史书籍，如《周易》《后汉书》《老子》等。胡希恕文字功底深厚，读书有方，因古文简奥难懂，每读一书必做笔记，并参考相关书籍贯通分析，不读则已，读则必穷其究竟。经过数十年潜心读书临证，胡希恕在《伤寒论》理论研究方面有独特的认识，认为《伤寒论》不只论治伤寒，而是借伤寒之治以示万病辨证施治大法。他还提出辨证施治不是张仲景个人独出心裁的创造，而是古代医家在长久的年代中和在众多的人体上，历经千百万次的反复观察、实践和总结，逐渐积累起来的伟大成果，而张仲景是辨证施治方法的杰出传人。因此，他特别强调辨证施治是《伤寒论》的精髓。

2. 博采众长，为我所用

胡希恕极为重视吸收其他医学研究成果，广泛从西医学中摄取营养，紧密把握同时代的医学脉搏，在学术塑造上不断进取。受巴甫洛夫高级神经活动学说等影响，提出疾病现象是人体病理反应的观点，在临床工作、教学和著作中常引现代医学理论阐释经方学说，并主张随着现代科学技术的发展，应当使用更符合可观测事实的科学学说解释经典理论，颇能借鉴新说，为我所用。

（二）学术思想与特色

1. 对《伤寒论》的独到见解

（1）《伤寒论》取法于伊尹《汤液经法》，与《内经》无关，故研究伤寒应重视与《内经》体系有别。

（2）《伤寒论》三阳篇、三阴篇均把半表半里置于最末，是论述上的需要或安排，并不代表传变次序如此。临证也绝无阳明再传少阳，尤其传变又复回太阳之证，强调厥阴不是伤寒的最后阶段，只是重要的转归或枢纽。

（3）《伤寒论》六经辨证不是脏腑经络辨证，而是八纲辨证。太阳少阴为表，阳明太阴为里，少阳厥阴为半表半里。太阳为表之阳，少阴为表之阴；阳明为里之阳，太阴为里之阴；少阳为半表半里之阳，厥阴为半表半里之阴。

（4）顺势利导是论治伤寒的核心。因此，他要求学生"细玩而熟记"条文，并积极实践于临床，通过掌握蕴含在证与证之间的变化规律，通过把握病"势"论治疾病。

（5）温病是不同于伤寒、中风的另一种病，不是"太阳病"。胡希恕认为，《伤寒论》第6条"太阳病，发热而渴，不恶寒者，为温病"，因表现和"阳明四大症"相似，故温病和阳明外证的治法是一样的。

（6）从"津液"角度解释仲景脉学。如桂枝汤"阳浮而阴弱"，能量有余而津液相对不足。麻黄汤"脉阴阳俱紧"，是津液和能量都比较充足。少阴病"脉微细"，"细"是津液不足，"微"是能量不足，人体"津液""能量"都不足，就出现"但欲寐"的情况。

2. 创立独特的辨治体系

（1）提出"六经－八纲－方证"辨证体系　胡希恕认为六经并非经络，由于虚、实、寒、热从属于阴阳，故无论病位在表、在里及在半表半里，均有阴阳两类不同反应，三而二为之六，即可见六种基本病证类型，所谓六经病（证）。总之，疾病不出阴阳、表里、寒热、虚实八纲（加上半表半里，实为九纲，但仍习惯称八纲）范畴，所以，六经辨证亦可称为八纲辨证。六经和八纲，虽然是辨证的基础，还须选用适应病情的方剂方可收到确切疗效。他说："中医治病有无疗效，其主要关键就在于方证是否辨得正确。"

（2）经方辨证的依据主要是症状反应　《伤寒论》中六经证名以症状反映命名，如太阳病指"脉浮，头项强痛而恶寒"一类在表的阳证。书中所举病证、传变与否、判定疾病的轻重，皆以症状反应而定。如"太阳病，发热，汗出，恶风，脉缓者，名为中风""伤寒二三日，阳明少阳证不见者，为不传也""少阴病，恶寒身蜷而利，手足逆冷者，不治"。因此，胡希恕通过长期临床实践总结出有是证用是药的方证对应经验，认为不论急性病、慢性病，不论外感病、内伤杂病，皆可方证对应治愈疾病。

（3）经方治病的方法是"原因疗法"　经方是根据症状反应辨证，即根据人患病后正邪相争出现的症状、呈现的抗病机制辨证论治，而不是根据致病因素辨证。他认为："于患病人体一般规律反应的基础上，而适应整体，讲求疾病的通治方法。"

（三）临证经验

1. 肝病辨治经验

胡希恕认为肝藏血而喜疏泄，肝病气郁不疏，肝气久郁，则血脉凝滞而致血液凝滞。因恶血在内，复因感受湿热邪气，湿热相郁于里，不得外越，而形成黄疸。若热胜于湿，同见大便难等症为阳明证，古人谓为阳黄。阳黄宜下，但因此病缠绵不愈，胡希恕采用疏肝、祛瘀、和胃，为治慢性肝炎的原则大法。但胡希恕特别强调具体证治还须细辨方证，有是证用是方，随证选用大柴胡汤合己椒苈黄汤、四逆散合当归芍药散、柴胡桂枝干姜汤合当归芍药散等加减，常获佳效。胡希恕善用大柴胡汤远近闻名。他将该方运用得出神入化，加上他的姓氏和嗜茶的爱好，友人给他一个雅号——"大柴（茶）壶"。

2. 咳喘辨治经验

胡希恕认为咳嗽与痰饮关系密切，临床治疗咳嗽多从痰施治。根据张仲景提出的"病痰饮者，当以温药和之"治疗原则，抓住痰饮上犯致咳病机，胡希恕常用半夏厚朴汤化痰降气治疗咳嗽，效果出奇。胡希恕认为干咳未必无痰饮，部分干咳患者亦可考虑痰饮致咳，多用化痰降逆之方药，如半夏厚朴汤、苓甘五味姜辛夏汤。如患者有大便溏、舌苔厚腻、脉滑等症状，看似干咳无痰，实则皆为痰饮作祟，治疗仍遵循"病痰饮者，当以温药和之"，用苓甘五味姜辛夏汤加减。

胡希恕认为哮喘的主因是痰饮、瘀血，即所谓"宿根"。诱因是外感、伤食、物理、化学、七情等其他刺激。根据病因将哮喘依证分为三类：以痰饮为主因、以瘀血为主因及痰饮瘀血二因具备。根据病因主次，确定祛痰与祛瘀之治疗主次。以痰饮为主因的哮喘，常用射干麻黄汤、小青龙汤、葛根合小陷胸汤、苓甘五味姜辛夏杏汤、麻黄附子细辛汤。以瘀血为主因的哮喘，常用大柴胡汤合桂枝茯苓丸、大柴胡汤合桃核承气汤。痰饮瘀血二因具备的哮喘，治疗时多方应用，或解表蠲饮、和解泄热、活血逐瘀同用，或平喘止哮、通腑泄热、祛瘀活血兼施，常以小青龙汤、大柴胡汤、桂枝茯苓丸三方合方主之。大便干燥者可易桂枝茯苓丸为桃核承气汤。另外，哮喘实证多见，以三阳合病为多，采用通腑泄热、祛瘀活血法较多，常用大黄、枳实、桃仁等峻厉之药，而以大枣、甘草、茯苓、生姜等常药和之。

3. 痹证辨治经验

胡希恕辨治痹证多以六经八纲为基础，确定痹证之六经归属，再行方证辨证，进一步精确用方。根据六经八纲辨证将痹证分为三类：初感风邪即为表证，发为太阳病类；表虚寒证则属少阴病类；里虚寒证、湿邪侵体则属太阴病类。胡希恕提出"痹证多在少阴"，认为多数患者找中医治疗时已转为慢性病，患者的机体往往呈现出衰退、抑制、虚弱等不及（阴性）的症状反应。因此，痹证在中医临床中更多见到的是病位在表、病性为阴性的表阴证，即少阴病（证）。太阳病类常用方有葛根汤、越婢汤、桂枝芍药知母汤等。少阴病类常用方有葛根加术附汤、桂枝加附子汤、甘草附子汤、桂枝芍药知母汤等。太阴病类常用方有附子汤、真武汤、甘姜苓术汤等。临床痹证纯粹的太阳病类不多见，但太阳病类方加术附则变为少阴病类方，需在方证辨证的基础上再次进行六经辨证，用药遣方，才能效如桴鼓。胡希恕治疗痹证用药多以散寒和祛湿为主，常用附子、吴茱萸、生姜、干姜等祛除寒邪；祛湿常遵《金匮要略》提出的"湿痹但当利其小便"，用苍术、白术、茯苓等利水祛湿。此外，治疗太阳病类时，胡希恕常用苍术、附子引药至项背及头后。

4. 癫痫辨治经验

癫痫病史较长，迁延反复，病情复杂，症状多寒热错杂、表里同病、虚实夹杂。在胡希恕临证验案中，以单经病者少见，多见于两经、三经乃至多经合病。三阳合病常用大柴胡汤、桂枝甘草龙骨牡蛎汤、防己地黄汤等；三阴合病常用真武汤、柴胡桂枝干姜汤等；三阳与三阴合病常用五苓散、苓桂术甘汤、四逆散合当归芍药散、柴胡加龙骨牡蛎汤等。癫痫可见于多种方证，以半表半里者多见，柴胡类方多有应用机会。临床中若仅伴有口干口苦、心烦、头晕、胸闷、纳差、耳鸣等上热之症，为半表半里阳证，即少阳证，可用小柴胡汤、四逆散等；若同时见到四逆、乏力、胃胀、尿频、大便溏或干等下寒症状，则为半表半里阴证，即厥阴证，则用柴胡桂枝干姜汤等；若兼有他经病症，则当随证而治，如柴胡加龙骨牡蛎汤方证。癫痫多病程较久，因而痰饮、瘀血内生，怪病多痰，久病多瘀，多兼夹痰饮、瘀血为患。发作时多见于外邪里饮，治疗上则当解表利饮同治，常用苓桂剂。

5. 下利辨治经验

胡希恕治疗下利以六经辨证与八纲辨证相结合，效如桴鼓。表证分阳实热证即太阳病（证）、阴虚寒证即少阴病（证），半表半里证分阳实热证即少阳病（证）、阴虚寒证即厥阴病（证），里证分阳实热证即阳明病（证）、阴虚寒证即太阴病（证）。胡希恕指出："下利属于里证，而里证分阴阳，则阳证为阳明里证，阴证则为太阴里证，同时辨六经合并症。阳明下利本质为实热证，治疗清泄实热为法，方选葛根黄芩黄连汤、白头翁汤、大承气汤、大黄黄连泻心汤等；太阴下利本质为虚寒证，治疗温中散寒为法，方选理中汤、吴茱萸汤等。勿忘辨六经合并症，若与太阳、少阳、少阴、厥阴合病者，则用葛根汤、半夏泻心汤、真武汤、乌梅丸等治疗。"

十四、孙鼎宜

孙鼎宜生活于清末至民国年间，湖南湘潭人。孙氏"少时承师之教，求通经致用之学"。1899年，因其母为庸医误治而丧命，孙鼎宜悲庸医之术劣，遂弃儒业而转攻岐黄，未及数年，医术精湛。1905年，其世丈湘阴郭复初"猝发疾，几殆，为处方得瘥，因言于巡抚端公，咨送日本，俾参知西法"。后因国内取缔中医事件发生，孙鼎宜愤然曰："中法独不能活人耶！"遂拂衣自日本归国。归国后，他一直致力于中医事业，悬壶济世，著书立说，晚年任教于湖南国医专科学校，为培养中医人才贡献毕生精力。其代表作有《孙氏医学丛书》（包括《伤寒杂病论章句》《伤寒杂病论读本》《难经章句》《明堂孔穴针灸治要》《脉经钞》《医学三言》）。

（一）治学方法

1. 溯源穷流，辨疑不苟

孙鼎宜治学，"上稽《灵枢》《素问》《难经》，下逮隋、唐以来之籍"，尤究心于仲景之学，对《伤寒杂病论》有独特心悟。虽尊崇经典，然其对原文阙疑错讹之处却大胆质疑，综合各家版本，旁参诸家注解，小心求证以窥探奥旨。其所著《伤寒杂病论章句》《难经章句》，立足临证实际，旁涉各家，对原书进行了重新编次，逐字逐句引经据典以析疑难，若有阙疑、增补之处亦以朱笔标示，令读者一目了然，顿解疑惑。

2. 汇博中西，著书立说

孙鼎宜治学一丝不苟，勤求古训，不辞繁琐为经典注释，生平著述颇丰。孙鼎宜曾留学日本学习西医，批判当时翻译西医著作有"杂取灵素，牵合粉饰"之弊，并认为中医式微缘于"在今之中医尽失其传"，鼓励大家"穷古道之精微"，取长补短，发明创新"。孙鼎宜著书立足于实际需要，尤其重视中医教材的编写。其撰《伤寒杂病论章句》以授学者，因嫌其繁重，不便于读，遂"专录经文，略标章旨"而著《伤寒杂病论读本》。他又为普及中医教学而编写《医学三言》作为中医启蒙读物。他强调医者应"仁爱""淳良"，还要"勤读""渊博"。

（二）学术思想与特色

1. 重视经典，强调训诂

（1）分类编次，若网在纲　古代典籍多罹厄难，惨遭水火兵灾之祸，编目杂乱。孙氏为使典籍更便于检索利用，呕心沥血重加分类编次。例如，古代《明堂孔穴针灸治要》早佚，其内容仅散见于《针灸甲乙经》。孙氏乃据《针灸甲乙经》所载汇为2卷。卷一曰《明堂孔穴》，"皆以部为次"，凡头部五十穴，面部四十九穴，颈项部十七穴，肩部二十八穴，腋部八穴，胁部十二穴，胸部四十三穴，腹部四十三穴，背部四十一穴，手部一百一十八穴，足部一百五十八穴，并附经穴八图；卷二名《针灸治要》，归纳伤寒热病、阳明发热狂走、内科杂病、妇人杂病、小儿杂病等病症主穴，并列"刺禁"十四穴、"禁灸"二十四穴，辑佚钩沉，对研究《明堂孔穴针灸治要》有重要意义。又如，其所著《伤寒杂病论章句》，将《伤寒论》和《金匮要略》两书内容合为一书并分类编次，提出："首伤寒六经及兼病，次天气、内伤、血气、身体、脏腑、痈创、虫病，次治妇人，次平脉辨证，次汇其方，次救急，次食忌，次仲景序注，次仲景传略，次王熙伤寒序例驳正，次伤寒删存，次仲景逸文，终以目录。"其六经分证，又仿孙思邈、柯琴、徐灵胎之例，采取以方类证、证以方叙。譬若太阳经病，列桂枝汤正治13章，桂枝汤禁用3章；麻黄汤正治8章，麻黄汤禁用7章；小青龙正治2章；大青龙正治2章。又列桂枝辈救误，凡误汗下

9章、误火4章、误灸4章、误烧针2章；桂麻相合救误并正治如疟证4章；救误总论桂枝汤禁用1章。如此不仅条理清晰，而且便于比较分析。再如《难经章句》将《难经》原文"择其优者列为上卷"，"其驳杂者"为中卷，"其杂录经文不足存者"为下卷。每卷又分叙人、疾病、诊治术三篇，类聚群分，不落俗套。

（2）校勘正误，真伪分明　医籍浩瀚，辗转传抄，难免有脱简繁杂、讹误错谬之处。孙氏广泛收集资料，重加校勘，去伪存真。以《伤寒杂病论章句》为例：①删其重复。孙氏考据诸家之说，对论中"者字及其人二字，非别著一证者，尽删之"。"所以然者"亦多删之。如《太阳病篇》云："太阳病，脉浮紧，无汗，发热，身疼痛，八九日不解，表证仍在，此当发其汗。服药已微除，其人发烦，目瞑，剧者必衄，衄乃解，所以然者，阳气重故也。麻黄汤主之。""此当发其汗"之"其"字，非别着一证，则直接删之。"其人发烦"之"其人"二字，因《脉经》无二字"，故删而朱书之。"所以然者"四字，亦删而朱书之。②补其阙夺。如依据《脉经》卷六，"内中有引仲景文者，有似仲景文而不见于《伤寒》《金匮》者，今择其与仲景文相连接者，与前后诸篇互相对勘可推测知者，补入二十三章"。依据《脉经》卷九，"此卷中文义为仲景文，仲景原有治妇人方三卷，仅于此略存矣，今补入六十章"。共计据《脉经》补入143章；又据《备急千金要方》第九、第十四两卷所载，补入酒疸苦参散、女劳疸滑石石膏散、风湿葳蕤汤三方，以及湿疸滑石矾石散一章。③正其亥豕。例如："病如桂枝证，头不痛，项不强，寸脉微浮，胸中痞硬，气上冲咽喉不得息者。此为胸中有寒也，当吐之，宜瓜蒂散。"孙氏认为"此为胸中有寒也"之"寒"字当作"淡"字，即"古痰字"。从全文分析，病如桂枝证，但"头不痛，项不强"，则非桂枝证；"寸脉微浮者"，病在上焦；"胸中痞硬"者，痰涎壅塞；"气上冲咽喉不得息"者，则痰必兼咳逆。此为痰涎盘踞胸中，故用瓜蒂散酸苦涌泄痰涎。④辨其真伪。如《伤寒论》中之《平脉法》《辨脉法》二篇、诸可与不可八篇，以及《伤寒例》一篇，后世医家或谓王叔和所增，或谓仲景原文，聚讼纷纭。孙氏均详细考证，真伪自明。对于《平脉法》篇，孙氏引钱熙祚语云："《脉经》五引仲景论脉，二条在《伤寒论·平脉篇》中，可证此篇为仲景原文是也。注家以为叔和，不知叔和不能撰此文。删之者妄也。"因此。孙氏认为《平脉法》乃仲景所撰原文，并存而列于《伤寒杂病论章句》卷十。并谓《辨脉法》"旧作辨脉，误"，故易为《辨证法》篇，亦列于卷十。关于可与不可八篇，孙氏认为其"系叔和重集，且其文大半已见六经及《金匮》，所未见者，仅四十余条，皆芜杂不足观"，但"此四十余条亦多仲景文，故曰重集，非叔和自撰"，故散入存之，凡二十八条。孙氏认为《伤寒例》篇，系王叔和撰辑，故于卷十四中专列《王熙伤寒序例驳正》一篇，对其内容一一批驳。孙氏校勘经典，"删其重复，补其阙夺，正其亥豕，辨其真伪"，其《伤寒杂病论章句》共计勘误3349字，居勘误者之冠。

（3）诠明经义，简要准确　历代注家对深奥之古典医籍仁智各见，然议论纷纭，学者多莫衷一是。孙鼎宜则汲取庞安时、滑寿、成无己、赵以德、喻嘉言、柯琴、徐灵胎、尤在泾、汪琥、方有执、吴谦、唐宗海等诸家注释之长，对《伤寒杂病论》和《难经》两书"分章逐节复加注释，更觉大义犁然"，颇具特色。孙鼎宜更有集各家注解加以评注者，如《平脉篇》"荣气盛，名曰章"，成无己注："章者，暴泽而光。"张卿子谓："此暴字，责其暴著也。成注暴泽而光，安得为病脉？"孙鼎宜选张卿子之注予以评注曰："章亦大也，以其大而明著，故曰章。章非病名，即气血俱盛之谓，虽为大过，然无所苦也。张卿子以为病脉，非。"其亦有自注复加选注者，如"阳明病，若能食，名中风；不能食，名中寒。"后世医家多认为"以能食与否辨中风中寒，于义未明，当存疑待考"。孙氏注曰："能食亦非健饭，不过胃气强，糜粥尚可入口；风即热也，凡风热及胃实证皆统在内。胃者主收藏水谷，故即能食一端言之。"并引："成云：'风为阳邪，阳能杀谷。'陈云:'此特初病则然,久则化热成满等证,虽能食,亦归于不能食矣。'"能食"理解为可以食,并不是"健饭"。"风"理解为"风热",则经义冰释。其"不能食,名中寒"句,孙鼎宜则独选诸家之注释,说道:"成云:'寒为阴邪,不能杀谷。'汪琥曰:'若胃中虚冷,药宜治中之类。'"诠明经义,简要准确。孙氏还独抒己见,发前人未尽之旨者。如六经传变,宋、元注家每以"直中为寒,传经为热"。孙鼎宜则谓:"三阴经中,寒入则寒,热入则热。"根据临床辨证发微,甚有至理。孙鼎宜在医学上取得了卓越成就,名震三湘,颇为人所称赞。他广涉历代医家著述,手不离卷,笔不停书,以毕生精力从事古典医籍的编次、校订、疏证,对中医学作出了一定的贡献。

2. 病证结合,精细辨证

孙鼎宜重视对《伤寒杂病论》的研究,其穷经数年深入探讨《伤寒论》和《金匮要略》之理法方药。孙鼎宜认为《伤寒论》之六经辨证,强调方证相符,而《金匮要略》之脏腑辨证,着重病证结合。临证治病须"病 – 证 – 方"契合,精细辨证,丝丝入扣,不能宽泛。孙鼎宜重视对经方和疾病的分类精细化,只有将经方运用之主证对比鉴别清楚,把握适应病证,才能做到顿起沉疴;也只有深入了解不同疾病的发生、发展及演变规律,才能探索出疾病的一般治疗方法。孙鼎宜认为疾病万变,不能偏执一端,故在《伤寒杂病论章句》一书中,以张仲景经方为基石,并搜罗汉唐相关方药,与张仲景之法相契合者录入书中以备捡用,从而系统探讨病证结合、精细辨证的诊治思路。如书中论"越婢辈",不仅探讨了越婢汤、越婢加术汤、越婢加半夏汤,更纳入麻杏甘石汤、文蛤汤互相比较发挥;关于"水饮"的证治,孙鼎宜细致划分为"水饮脉证""五脏水饮""伏饮辨证""留饮证治""微饮治法""肠间水气""膈间有水""瘦人水气""心悸治法""心中无奈治法"而分别阐述其证治。

(三)临证经验

1. 便血之病分寒热,虚证下血重脾肾

孙鼎宜深入探讨张仲景学说,《金匮要略·惊悸吐衄下血胸满瘀血病脉证治》中虽对便血证治已分为近血和远血,并有赤小豆当归散和黄土汤分别治之。然而孙鼎宜认为,便血虽言近、远,观张仲景用方,无外强调一实一虚、一热一寒。便血之病虽属热居多,亦不可忽视虚寒、寒湿所致便血之例,不尔临证动手便错。如《伤寒论》中提及因寒湿下血之桃花汤和热实下痢之白头翁汤,便是寒热殊异之两端。孙鼎宜更从《脉经》补入下血条文"男子盛大,脉阴阳微,跌阳亦微,独少阴浮大,必便血而失精",认为此乃"下血由肾热者"。因肾司二阴之开阖,肾热相火妄动则血从下溢;又脾主统血,脾虚不摄则血出肠络,血色暗淡,以治中丸(理中丸)加减治之。若脾胃虚弱,元气不足,复加阴火沸腾,则不唯下血,更有吐衄之变。此时上下交损,当治其中,则小建中汤可加减治之。

2. 杂证辨用方药难,针刺艾灸勿轻视

孙鼎宜认为:"疾病多端,有非方药所能尽治者。"其根据仲景之学悟出,复杂病症难投方药时,针灸、方药并行效果更佳。如《伤寒论》第24条言:"初服桂枝汤,反烦不解者,先刺风池、风府,却与桂枝汤则愈。"原文第231条面对诸多复杂病症一时难以选方时,先"刺之小差",再"与小柴胡汤",方能取效。原文第117条"灸其核上各一壮"后再"与桂枝加桂汤",以治疗奔豚兼表有疮肿之证。孙氏临床既擅用汉唐经方,又长于针灸,其重新编次的《明堂孔穴针灸治要》以病为纲,辨证取穴,尤契合临床。

十五、戴丽三

戴丽三（1901—1967），字曦，号徐生，云南昆明人。随其父戴显臣学习中医，于 1919 年开业行医。新中国成立后，戴丽三任云南省卫生厅总门诊部主任，并先后在当地中医进修班、中医进修学校、云南省中医学校任教，讲授《内经》《伤寒论》等课程。1955 年，戴丽三任云南省卫生厅副厅长。戴丽三除继承家学之外，又吸收各家学术之长，而其中尤尊张仲景，善于运用《伤寒论》《金匮要略》理论辨证论治。其著有《中医学辨证原理》一书，集中论述了《伤寒论》的辨证论治思想，惜未正式出版。在《戴丽三医疗经验选》一书中收录了戴丽三的部分医论和验案，反映了其在《伤寒论》研究与应用方面的造诣。

（一）学术思想与特色

1. 重视扶阳，善用附子

戴丽三擅长使用扶阳方药，其验案中所用扶阳经方包括白通汤、麻黄细辛附子汤、四逆汤、干姜附子汤等，常为原方应用。其应用附子剂量均较大，一般小剂量为 30g，中剂量为 60g，大剂量用到 90～120g，均要求使用四川所产之熟附子，强调开水先煎 2～3 小时，口尝无麻味者，再入余药同煎。

在戴丽三的医案中，舌脉记录极为详细，其以舌淡，苔薄白、白腻，质青、紫，伴润、滑者，为典型的阳虚舌。而认为脉象的变异系数较大，受外界的影响较大，变化也较快。戴丽三认为脉沉、细、紧、弦、无力为典型的阴证之脉，但部分脉反映出的滑、空而无力、浮而无力、芤、代、不整齐等特殊脉象之时，一定要结合舌质情况与全身表现来判断阳虚的程度。从其医案来看，当舌脉较为一致，均表现为明显阴证时，其附子用量较大，反之则附子用量较小。在附子应用过程中，观察舌脉变化情况，是调整附子用量的重用参考指标。

2. 强调两法——"开门法"与"转阳法"

"开门法"与"转阳法"为戴氏临证中最具特色的两种方法。

"开门法"即开太阳气机之门，使表气通畅。太阳为人体一身之藩篱，外邪入侵必经太阳，而邪气开解亦经太阳。外邪由表及里，邪气郁结于里，用温阳类药物使邪气由里达表，透表而出，往往太阳气机一开而达"表里通、里气和"之效。用药最忌"闭门留寇"。戴氏除常使用经方麻辛附子汤、白通汤以外，亦常用姜桂苓半汤、桂枝独活寄生汤、小白附子天麻汤等以外，还常用具有宣通表里、引邪外达功效的类方。

"转阳法"是使疾病由阴转阳，或防止病势由阳转阴的治法。戴丽三认为"阳病易治，阴病难疗"，病势由阳转阴则重，反之则轻。在治疗阴寒过盛、阳气大虚的疑难重症时，选择使用温阳药物逼阴邪以外出，对某些慢性病也可有意识地先用温阳之剂，促使疾病由阴转阳，阴消阳回，使其阳热外显后，再以清热、凉血、泻下之剂，使疾患顺势而解。

（二）临证经验

1. 桂枝汤类方之应用

戴丽三的医案中使用最为广泛的是桂枝汤。桂枝汤为《伤寒论》调和营卫之代表方。对于营卫的关系，戴丽三认为，营中有卫，卫中有营，二者均与五脏有密切的关系。营卫调和，则外邪难犯，因此，营卫是否调和常为疾病转归的关键。戴丽三认为桂枝汤在调动机体卫阳的同时又可滋养营阴，发汗的同时又可止汗，可以使腠理开阖有度，不仅为解表之剂，更为和里之剂。

戴丽三将桂枝汤用于多种疾病的治疗。如更年期营卫失调，表现为月经紊乱；营血不足，时而潮热、出汗，时而畏寒、恶风；血不养心，时而心悸，时而虚烦不眠；营虚不与卫和，见肌肉跳动、四肢酸胀、浮肿等症；舌多淡润，脉多弦虚或浮虚。方用桂枝汤倍芍药，加香附、麦芽、乌梅、冰糖，进而使用新加汤加香附、麦芽。

外伤或术后营卫虚损，营虚不与卫和所致低热，用桂枝汤倍芍药加乌梅、知母、冰糖。

营虚肌肉跳动，状似风湿，但与风湿有别。风湿麻木、跳动疼痛多在关节，营血不足之麻木跳动多在肌肉与筋膜；风湿多有苔，营血不足多无苔。处方以大剂新加汤加桑枝，或用参芪桂枝汤。

营卫俱虚肌肤发痒，但无疹块，遇风更甚，舌润无苔，脉多沉弱。方用桂枝汤，杭芍改赤芍，并加重赤芍用量，再加葛根、防风。若属津枯血燥，舌红质干、脉弦细而数者，则非此方所宜。

胃肠型感冒和腹泻痢疾，出现寒热、呕吐、恶心、舌腻、脉紧者，用藿香桂枝汤。如病在肠，出现寒热、腹痛、泄泻、脉紧或浮紧，用桂枝汤加葛根、防风。若出现里急腹痛泻痢，用桂枝汤加葛根、香附、黄连、木香、焦山楂。

妊娠期营卫不调，胃气虚弱，出现畏寒、疲乏、食少、呕吐，则本《金匮要略》用桂枝汤为妊娠第一方之旨，重用生姜。如兼肝胃郁热，或胆气上逆者，则非本方所宜，当用小柴胡汤。

营卫受损所致痹证，若"营虚不仁"，是病邪伤及营分，血中营气不足，肢体感觉麻痹，宜以桂枝汤倍芍药为第一步，进而用新加汤为第二步，新加汤再加当归为第三步。若"卫虚不用"，是病邪伤及卫分，局部真气去而邪气独留，因而肢体运动受限，以黄芪桂枝五物汤为第一步，进而用桂枝汤加附片为第二步，或再加黄芪为第三步。若营卫两虚，常以新加汤加重附片而取效。

营卫不调之失眠，或老年，或病后，营气虚衰，营卫失常，卫气内伐，难于入眠，或多梦易醒，用桂枝汤倍芍药加山茱萸、枸杞子、橘络。

中风后遗症，若属虚证，以桂枝汤合补阳还五汤，可明显提高疗效。

外邪或里寒之气导致的营卫失调，经气阻滞，出现胸、腹、背、腰及上下肢疼痛，用桂枝汤加防风、香附、麦芽，上肢痛加桑枝，下肢痛加牛膝。

体弱、病后，或产后营卫失调，患者常感时而微寒，时而微热，自汗，疲乏，脉缓，可用桂枝汤加党参，或用桂枝汤与生脉散合用。

小儿麻疹、水痘初期，审无唇红舌赤等热象者，可用桂枝汤加川芎、葛根，以增强营卫，鼓舞肺胃之阳，促痘疹外现。若兼寒邪外束，亦可加麻绒少许，使之宣发外透。

2. 白通汤及白通加猪胆汁汤运用经验

戴丽三使用白通汤及白通加猪胆汁汤，常用于交通阴阳，收纳元气，与《伤寒论》之旨同。对于阴阳格拒、元阳浮越的戴阳发热，患者常伴冷汗淋漓、四肢逆冷、不思饮，舌脉皆为阴证表现，予白通加猪胆汁汤常获良效。

戴丽三亦将其用于"阴阳交"证。此为阳邪交于阴分，交而不结，消耗阴气所致。戴氏曾治"阴阳交"一案。患者表现为发热不退月余，夜重昼轻，汗出不止，时汗干而热不退，目上视不瞑，烦躁不安，喘促气微，汗出如洗，舌紫而腻，脉浮大而劲，壮热汗出，热不为汗衰。先以益元汤加猪胆汁，后投以白通汤而愈。戴氏云："对阴阳交证，亦可先投白通汤，若服药拒纳，以益元加童便反佐为治。"此处益元汤亦为白通汤之加味，出自《张氏医通》，内有干姜、附子、葱白，并加滋阴清热之品。

戴丽三"转阳法"中，对于纯阴无阳之证，常投以大剂量白通汤，使阳气来复，阳盛阴消，再使用清热养阴之法收功。如其曾治"夹阴伤寒"案。患者高热无汗，面色晦滞，声低懒言，项背强痛，时见惊惧，舌苔厚腻而滑，口不渴，脉沉迟而紧。先以附子桂枝独活寄生汤温扶肾阳，引病邪由里达外，后用大剂白通汤鼓舞气机以交通心肾之阳。1 剂后出现溅然汗出，脉洪有力，烦渴思饮，虽发热未退，而神气转佳，面色润泽，为阳回阴消，再用清热、泻下随证治之而痊愈。

戴丽三亦将此方用于温阳利水。如其治"肾虚全身浮肿"案。患者 8 岁，全身肿胀 3 月余，面目及四肢为甚，面青暗滞，精神委顿，四肢不温，口不渴，浮肿，按之凹陷，久而不起，舌白滑，脉沉细。先用茯苓四逆汤去人参、理中汤等方，肿胀续减，而小便量尚少，遂予白通汤交通阴阳，宣达气机。2 剂后小便通畅，症状大减。

十六、刘绍武

刘绍武（1907—2004），山西襄垣县人。刘绍武 18 岁独立行医，24 岁在山西长治市西街创办了山西省第一家私人医院——友仁医院和友仁医社。抗日战争期间，刘绍武先后移壶陕西西安，甘肃天水、武威，山西太原等地，1959 年参与筹建"太原市中医研究所"，聘为研究员、内科主任。刘绍武业医八十载，深入学习研究中西医学知识，熟练运用自然科学的思维方法，对《伤寒论》理解深刻而透彻。因其觉察到自己思想活跃，观点常新，往往感叹"昨是而今非"，故一生奉行"述而不著"的原则。其学术观点均为弟子所整理。

（一）治学方法

1. 继承创新，兼容并蓄

刘绍武最初学习使用的是时方，受《皇汉医学》启发开始研习经方，对《伤寒论》研究有很高造诣。但他不排斥使用时方，而是将时方与经方融会贯通。他对西医学秉持学习和尊重的态度，在其理论创新过程中大量借鉴西医学知识。刘绍武对同时代其他医家及其他领域专业人士的学术观点抱有开放态度，曾先后在长治市和天水市创立"友仁学社"，以便相互学习交流。新中国成立后，他积极学习毛泽东著作《实践论》《矛盾论》，以及系统论、信息论、控制论、耗散结构论、生物全息论等现代自然科学知识，并用以阐释学术思想，指导临床。他总结毕生的治学思想，认为"学术是古往今来人类智慧的结晶，应当无古今，无中外，无尔我，以是者为是，非者为非，永远以先进代替落后"。

2. 注重实践，反对空谈

刘绍武重视患者的西医诊断，认为明确诊断有助于确定疗程，判断预后。临证处方时，他不盲信医籍，亲身实践，有意识地主动探索最佳用药剂量。他开设病房，观察患者用药后的反应，总结专病专方经验。他反对空谈，反对云里雾里讲一大套理论，将患者和学生绕晕，使其不明所以。他常讲："医学，就是准确的诊断和有效的治疗，而不是空洞的说教。"

（二）学术思想与特色

1. 以"六病"解读《伤寒论》

刘绍武认为《伤寒论》的辨证方法为三阴三阳六病辨证，而非六经辨证。六经辨证的提法始于朱肱《南阳活人书》，历代医家有人赞同也有人反对。刘绍武认为，《伤寒论》原著中言"经"者有 14 条，其中 3 条指代"月经"；4 条指代界限或范围；4 条指代"经脉"者，或谈药理，或讲病理，或叙症状，都不能作为辨证之"经"的依据。还有 3 条提出日传一经，拘于日数而略于脉证，与张仲景"观其脉证，知犯何逆"的精神相违背。但同时《伤寒论》中有137个条文谈"病"，各篇章的标题也都谈"病"。因此，《伤寒论》的辨证方法为六病辨证而非六经辨证。

2. 立纲、归类、正误、补缺

刘绍武认为整理研究《伤寒论》应采取立纲、归类、正误、补缺的方法。

立纲：《伤寒论》纲领证应符合概括性和特异性两个标准，但原文中的六条纲领证都或多或少存在缺憾。因此，《伤寒论》整理研究工作的关键不在于对条文的注释，而在于解决原书纲不系目的问题。而重新立纲要有理有据，以临床事实为依据。

归类：《伤寒论》方证排序存在寒热不分、表里不分、汗清下不分等诸多问题，厘清方证的关键在于分清三部、辨明六病。三部指表部、半表半里部、里部。对三阳来说，邪欲外达为太阳证；邪热内结为阳明证；邪热弥漫，无外达内结之势为少阳证。对三阴来说，虚寒于里为太阴证；虚寒于半表半里为少阴证；虚寒于表为厥阴证。

正误：从汉末成书至宋代校订，朝代更替，战乱破坏，《伤寒论》几经显隐，错简繁多，但研究《伤寒论》要尊重原文，不能随意修改。正误是要正医理之误，改文字之谬，以六病解伤寒，阐释方证规律，便于临床使用。

补缺：汉末时代遥远，彼时的阅读习惯和时代背景与今天差异巨大。张仲景在著述《伤寒论》时有许多留白，造成现代读者理解障碍。整理《伤寒论》时要将原文未提及的疾病背景和方证补全。比如《伤寒论》第6条提及"温病""风温"，但未给出方剂。刘绍武结合第168条，补充温病主方为白虎汤，结合第219条，补充风温主方为白虎加人参汤。

3. 定方、定证、定疗程

刘绍武认为积于体内多年的慢性病变，时好时坏，多年少变，属顽固证。对顽固证须打持久战，顽证不愈，方不可更。因为任何一种病变，都有其致病的本质因素决定疗程的始终，非到该证本质消除之日，疾病不会痊愈。这如同走路，差一步也不能到达。确定疗程能使患者建立治愈疾病的信心，发挥其主观能动性。因此，需要定证、定方、定疗程。临床诊疗首先定证，然后据证定方，再根据病情定疗程。定疗程是根据经验预计，具有重要的参考价值。

4. 协调疗法的创立

刘绍武认为，针对疾病发生、发展过程中表现出寒热错杂、虚实互现的非阴非阳的"证态"，治疗上不能采取"寒者热之、热者寒之、虚者补之、实者泻之"的纠偏疗法，需要寒热并用、虚实同施的"和解法"。他常用小柴胡汤的变方作为协调整体的代表性方剂。

（三）临证经验

1. 四脉定证，以脉定方

刘绍武创造性地发现了四个病理脉象。这四脉的脉形特征明显，易于掌握，临床意义鲜明，对临床的指导作用极强，分别是溢脉、紊脉、聚脉、覆脉。

（1）溢脉　也称上鱼际脉，表现为脉过寸口直到腕横纹，达上鱼际，轻可切之跳动，重可望见搏动，为阳气亢盛之脉。脉见溢脉者，出现易怒、失眠、多梦、记忆力减退、头昏脑涨、目花耳鸣等，属中医肝阳上亢范畴，提示患者性格刚强，脾气急躁，对自己的性格采取压制态度，用理智克制自己冲动的性情。长此以往，大脑皮质的功能失调，植物神经功能紊乱，长期处于交感神经的兴奋状态，血管收缩。久而久之，在寸口脉上出现了脉管向上移位，突破腕横纹以上，甚至达到掌侧大鱼际的脉象。治疗选用调神平亢汤。方剂组成：柴胡 15g，黄芩 15g，党参 30g，苏子 30g，川椒 10g，炙甘草 10g，大枣 10 枚，石膏 30g，牡蛎 30g，桂枝 10g，大黄 10g，车前子30g。

（2）萦脉　也称涩脉，表现为脉律不齐、艰涩难行、大小不等、快慢不等、有力无力不等，简称三不等脉。萦脉可作为血行不畅，心脏功能障碍的早期诊断。脉见萦脉者，出现心烦、心慌、胸闷、气短、头晕、眼黑、腰膝酸软、疲乏无力、下肢浮肿、手足夏热冬冷等。萦脉的出现标志着心脏功能的减低和有效循环血量的减少。此脉多为患者在主观上长期采取自我克制、忍让的态度，导致大脑皮质功能紊乱，扰乱心脏的传导系统，心肌收缩力和传导速度均受到干扰，失去正常的功能，使寸口的脉象出现节律不齐、快慢不等、有力无力不等。治疗选用调心理乱汤。方剂组成：柴胡15g，黄芩15g，党参30g，苏子30g，川椒10g，炙甘草10g，大枣10枚，百合30g，乌药10g，丹参30g，郁金15g，瓜蒌30g，五味子15g，牡蛎30g。

（3）聚脉　也称聚关脉，表现为寸口脉关部独大，寸尺弱而不显，有甚者，关脉聚而如豆，如杏核，如蚯蚓盘行，高出皮肤，时而跳动，提示气郁的病理变化。脉见聚脉者，出现多疑善叹息、胸胁苦满、心下痞硬等。聚脉的出现，属肝气郁结的范畴。凡有聚脉者，性格内向，性情压抑，沉默寡言，至少在三年以上为一件事反复考虑，不能言之于口，不愿告之于人，反反复复，百思不得其解，长此以往则引起交感神经功能抑制，迷走神经功能占优势，呈现一种抑制性证候。反映在脉象上，由于迷走神经兴奋，引起血管的纵向收缩、横向扩张，在关部聚而增大，甚者关部如豆状。治疗选用调胃舒郁汤。方剂组成：柴胡15g，黄芩15g，党参30g，苏子30g，川椒10g，炙甘草10g，大枣10枚，陈皮30g，白芍30g，大黄10g。

（4）覆脉　也称长弦脉，表现为脉管弦而长，可超出尺部向后延续数寸。凡奔豚疝气、寒实内结、痰浊积滞于下腹部，多见此脉。脉见覆脉者，出现腹满肠鸣、腹泻腹痛、食欲不振、消化不良、皮肤萎黄、性功能障碍、白带清稀等。此类患者多为个性固执，或者得之惊恐，或者平素嗜食生冷、油腻，致使大量寒湿性黏液积于肠内，尤以结肠袋的皱褶处为甚。由于升结肠的蠕动是由下而上，在地心引力的作用下，黏液得不到顺利排空而积聚升结肠内，形成"痰饮证"，时常腹中雷鸣，辘辘有声。黏液潴留被吸收入血，顺血循环而逐渐沉积于血管壁。年复一年，血管壁变厚、变硬，而呈现长而弦的弦细脉，覆于尺后。黏液潴留于肠道则可影响结肠、直肠，形成慢性肠炎；凝滞于下焦可引起前列腺炎、盆腔炎等。治疗选用调肠解凝汤。方剂组成：柴胡15g，黄芩15g，党参30g，苏子30g，川椒10g，炙甘草10g，大枣10枚，陈皮30g，白芍30g，川楝子15g，小茴香10g，大黄10g。

2. 系列方剂治疗慢性胃炎

在太原市中医研究所（现太原市中医医院）工作期间，刘绍武管理30张消化性溃疡专病病床，总结了大量经验和治疗胃肠病的系列方剂。

（1）调胃汤（即调胃舒郁汤）　由小柴胡汤加陈皮、白芍、大黄化裁而来。小柴胡汤协调整体，调整植物神经功能紊乱。并取大柴胡汤中的枳实、芍药和大黄三味药，以解决胃病局部的问题。白芍平肝缓急，解痉止痛，养肝血，益脾阴。陈皮增强胃肠紧张度，以助消化。大黄推陈致新，通便则陈除，陈除而新生。伴胃酸者加蛤粉30g，不效加左金丸；伴嗳气加代赭石30g；伴太息加瓜蒌30g；纳食即泻者合甘姜苓术汤加黄连。本方适用于慢性胃炎患者。

（2）溃疡一号方　由调胃汤加五灵脂15g、川楝子30g、败酱草30g组成。本方实为小柴胡汤、枳实芍药散、芍药甘草汤、失笑散、金铃子散和大黄甘草汤6个方剂的合方。其中小柴胡汤协调整体，调整植物神经功能紊乱。金铃子散消除局部炎症，只取川楝子不用延胡索是因为延胡索的作用弱于川椒，用川椒代延胡索；枳实芍药散、芍药甘草汤解痉止痛；五灵脂活血祛瘀，改善局部循环；大黄推陈致新；败酱草清热解毒，活血化瘀。服药期间绝对禁止吃肉类、蛋类、乳类、糖类、酒类、辛辣和生冷等食物，只宜吃馒头或烤馍干、稀饭和煮烂的蔬菜；不可过度劳累，以防正在愈合的溃疡面被撕裂；避免动气，不可房事。本方适用于消化性溃疡体质较强者。

（3）溃疡二号方 黄芪30g，党参30g，丹参30g，郁金15g，五灵脂10g，仙鹤草30g，陈皮15g，神曲15g，川楝子30g，川椒10g，甘草10g。本方偏于温补，方选川椒以解脾胃之寒；陈皮、神曲以助消化健胃；五灵脂、丹参行血祛瘀；仙鹤草收敛止血；黄芪、党参补气；郁金行气活血，理气去壅滞；川楝子止痛消炎。本方适用于消化性溃疡体质较弱者。

（4）复健散 黄芪60g，党参60g，郁金30g，神曲60g，丹参30g，五灵脂30g，川楝子30g，陈皮60g，鸡内金120g，人参30g，甘草30g。以上共成粉末，分300包，一日3次，一次1包口服。本方系溃疡二号方去仙鹤草加人参、鸡内金而成。人参扶正，助气复健；鸡内金含胃激素，可促进新生，帮助消化。关于人参配五灵脂，历代有多个处方有人参、五灵脂共用。如定坤丹、续嗣降生丹、沉香丸子等，两者配伍，相辅相成。清代余听鸿在《外证医案汇编》中言："正虚血凝，灵脂遇人参，其攻瘀之力更速。瘀去正安，恐正气不接，故赖人参以续之。"本方适用于消化性溃疡愈合后巩固疗效。

十七、李克绍

李克绍（1910—1996），字君复，山东牟平人。李克绍于私塾修学，自学中医典籍近10年，后经考试正式行医。1956年，李克绍调入山东中医学院（现山东中医药大学）任教。1978年，李克绍成为全国首批伤寒专业硕士研究生导师。李克绍从事临床与教学工作50余载，精研医理，对伤寒学研究中的疑点争论问题有深入分析，提出了打破传统的观点。他采众家之长，临床辨证精准，立法处方灵活，药简量轻。其著作有《伤寒解惑论》《伤寒论串讲》《伤寒论语释》《伤寒百问》《胃肠病漫话》等，其中《伤寒解惑论》为其学术代表作。该书以观点鲜明、逻辑缜密、大胆创新在伤寒学术界享有盛誉。

（一）治学方法

1. 自学成才，独立思考

李克绍为人正直，治学严谨，学识渊博，勤于医学，著述甚丰。李克绍他在20多岁时打算自学医学，最初是想学西医。他阅读了浙江汤尔和翻译的西医《诊断学》，在序中有一段话："吾固知中医之已疾，有时且胜于西医，但此系结果，而非其所以然。图以结果与人争，无以时。"这段话原本是要说明中医不科学，鼓励大家学习西医。李克绍读过后反而有了不同的想法：作为医生，治好病是最重要的，既然中医能治好病，那我就要学中医。可见李克绍具有批判精神，善于独立思考，不盲从，不迷信。正是因为李克绍的勤奋、严谨、不盲从、不守旧的治学风格，使得他的学术研究成果丰硕，特点鲜明。

2. 治学严谨，提携后学

李克绍先后指导研究生10人，其中有多人成为著名中医药专家、学科带头人。很多学生在回忆他时，都提到治学严谨，提携后学。李克绍到晚年仍坚持读书，笔耕不辍。学生每次拜访老师，总见到他手不释卷，还时常找出笔记与学生分享学习心得。李克绍的儿子李树沛在《李克绍医学文集》的序当中，提到很多李克绍工作、学习的细节。比如爱惜书籍，从不乱写乱画；买来的字典有缺页，自己用毛笔抄写，几可乱真；读书一定要穿戴整齐，在桌前端坐；读书写笔记，病案记录有按语。姜建国也曾经谈及李克绍生活简朴，喜欢读书，喜欢和学生讨论。

（二）学术思想与特色

李克绍重视从治学方法的角度入手，分析疑点争论问题。其主要学术观点：①六经发病前驱期理论，提出"传"为本经相传，六经皆有表证。②以发展的眼光看待寒温之争，认为温病从伤寒分科，是知识积累、学科发展的必然结果。③三阴三阳用以代表疾病类型，和六气、脏腑、经络都有着密切的关系。④中风与伤寒的两种含义，一是以风寒致病特点分类太阳证型，二是以风寒相对属性分类六经证型。⑤结合十二支的时空内涵及《汉书·律历志》阐释"六经病欲解时"的机理、运用与局限性。此外，还有蓄水病位在三焦，太阴大实痛为脾络壅实，胃家实单指有形邪结的承气汤证，分清厥阴病与一般伤寒进而理顺《厥阴病篇》等，有代表性的观点有二十余项。其学术特色可概括为以下几个方面。

1. 重视辨证思维方法

《伤寒论》研究中历来有诸多疑难争论问题，李克绍对这些问题的分析不盲从专家、不折中是非，旗帜鲜明地提出自己的观点，独树一帜地从学习方法的角度入手写成了《伤寒解惑论》。该书是李克绍的学术代表作，它的出版确立了李克绍在伤寒学术界的地位。40多年来，该书不断再版，关注度依然。这本不足9万字的专著，最核心的内容是提出了伤寒研究的9种方法，大致分为4个方面。

第一，《伤寒论》是一部古书，学习过程中要注意古文的语言文字特点。具体来说就是"要正确理解当时医学上的名词术语"，注意"读于无字处和语法上的一些问题"，做到"内容不同的条文要有不同的阅读法"。

第二，《伤寒论》有完整的辨证论治体系，理法方药一线相贯，要注意内容上的前后联系。不能把《伤寒论》的各篇、各段条文割裂开来，而是"要有机地把有关条文联系在一起"，"解剖方剂注意方后注"。

第三，《伤寒论》是张仲景融汇医经与经方两家，理论与临床相结合而成。要读懂它，既"要和《内经》《本草经》《金匮要略》结合起来"，还需"与临床相结合"，这样才能加深了解，融会贯通。

第四，《伤寒论》的研究中历来有许多疑难争论问题，面对争议，要坚持独立思考，有理有据，做到"对传统的错误看法要敢破敢立"，"对原文要一分为二"。

学习《伤寒论》的目的是学以致用，"要与临床相结合"是根本所在。"敢破敢立""对原文要一分为二"强调了治学态度。正如李克绍在《伤寒解惑论》前言中所说："能否理论联系实际，在临床医疗中能否灵活运用，这是检验学习《伤寒论》成功与否的重要标志。"

2. 胸无半点尘者方可临床

李克绍自学中医，背诵方歌、经典，没有师傅引导不敢轻易临床。李克绍发现单靠熟记原文，对症用方有时有效、有时无效，发出"医之病病方少"的感慨。经过临床多年的体悟，李克绍终于认识到好的医生应当灵活辨治，不囿于书本上的条条框框、治病的所谓常法，并引用柯韵伯的话提出"胸无半点尘者方可为医"，只有抛开框框与教条的东西，才能体现出中医变、灵、动的辨证论治思维的精髓。

（三）临证经验

在临证上，李克绍用药轻而活，方小而简。他强调治外感不在祛邪，而在调和营卫；治内伤杂病重在理顺、调整阴阳关系；温阳不宜刚燥，补阴不宜凝重。如自拟迁肝方，养肝不用白芍而用酸温之乌梅、木瓜，疏肝不用柴胡而用麦芽，化瘀不用桃仁而用生山楂，健脾不用白术而用扁豆，并加玉竹和胃，从中足见李克绍用药之道。

1. 外感发热用药经验

李克绍观察发现，阴虚、热结是导致风热外感的病理因素。热邪内结，复为风热外束，治宜清凉宣透。外感热邪治需清透，内蕴热邪亦可清透，所谓"火郁发之"。清热药物颇多，李克绍首选青蒿、白薇。常用药物组成：青蒿 15 ～ 30g，白薇 12 ～ 15g，玄参 12 ～ 30g。小儿用量酌减。

玄参味甘苦咸，性微寒，具有清热凉血、养阴生津、解毒散结、润肠通便之效。玄参虽为养阴之品，却是清热要药，善治风热外感、火热上扰诸证；青蒿味苦辛，性寒，气味芬芳，既能清透气分，又善清血分热邪，其苦能燥，芬芳透达，善于除湿、醒脾、化浊、解暑，清热无寒凝之弊，辛透无伤阴之虞，芬芳之气味使苦寒不伤胃气；白薇苦咸，性寒，具有清热凉血、利尿通淋、解毒疗疮之效，长于治疗阴虚内热、阴虚血热、阴虚风动诸证，临床多作清退虚热药用，也是阴虚外感风热常用药。三药合用，则能清透外感风热，清泄内结蕴热，清退阴虚之热，养阴降火凉血，适于阴虚内热之体复感风热、暑热、暑湿在上焦或影响血分诸证。又因内蕴郁热复感温热之邪，易伤阴液，用玄参甘寒、咸寒滋阴增液，有顾护其阴之妙。李克绍选用这三味药，是依据患者的体质特点，参以季节气候的变化。

2. 胃肠病辨治经验

应《山东中医杂志》约稿，李克绍总结了 15 种胃肠病常用方，自 1981 年开始连续刊载于《山东中医杂志》，后结集出版，名为《胃肠病漫话》。该书分为 7 章，全部疾病均以症状命名，共记载了 15 种脾胃病症及其辨证治疗，内容简洁、易读、易懂、实用，可操作性强。李克绍临床处方用药，药物一般六七味，用量大致 3g、6g、9g，可谓用药简练精到。关于脾胃病的治疗方药，自古至今流传甚多。书中引诸多医家的医案与方药，可以看出李克绍明显偏爱实用精练的小方，体现了他一贯的处方用药主旨和习惯。

（1）半夏泻心汤调胃肠以安心神　《胃肠病漫话》第六章标题是"胃肠病引起精神、神经症状的治法"，其中记载了一个医案：一位老年女性患者，春季发作失眠，久治不愈。李克绍根据"脉涩而不流利，舌苔黄厚黏腻"，考虑其为湿热结滞，经过有针对性的问诊，了解到患者"胃脘痞闷，丝毫不愿进食，多日未大便，但腹部并不胀痛"，确定其病位在胃脘部。考虑此为"胃不和则卧不安"，要想安眠，先要和胃。处以半夏泻心汤。患者傍晚服药，当晚就能酣睡，满闷烦躁都明显好转。本患者治愈 1 年后，失眠症又发作一次，也是伴随肠胃症状出现。这足以证明，其失眠的根本原因在于肠胃不和。

除《素问·逆调论》所说的"胃不和则卧不安"之外，《素问·通评虚实论》还提出："头痛，耳鸣，九窍不利，肠胃之所生也。"胃肠气机和畅，浊气下行，营卫调和，则人体脏腑百骸、五官九窍和利。这就告诉我们，头面官窍，乃至精神心理疾病可以从阳明胃肠论治。

（2）"五更泻"不等同于肾泻　"五更泻"是根据泄泻发生的时间特点来命名的。因为是在半夜以后，天未亮以前，必腹泻 1 ～ 2 次或多次，每天如此，丝毫不减。教材中一般认为"五更泻"属于肾泻，临床常用四神丸温阳涩肠。李克绍提出，"五更泻"的病机在肝肾失调。肝肾协调，互相制约，疏泄和闭藏统一，大便就会正常。反之，如果肝气太强，疏泄太过，肾气太弱，不能闭藏，就会不分昼夜，大便频繁。另一方面，如果肾闭藏太过，肝不能疏泄，又会大便闭而不行。这都是病态。肾阳虚的"五更泻"，发病于半夜之间，或刚过夜半，即肝气始生萌动之时便急不可待，须马上腹泻。这说明"五更泻"的关键，在于肝而不在于肾，提示虽然病机关键在肾失闭藏，但更要从整体上认识导致肾失闭藏的原因。

李克绍强调"五更泻"不能等同于肾泻，不要把所有起床以前腹泻的人，都认为肾阳虚。"五更泻"只是强调了发病时间有规律性，临床辨证不能只看时间，还需整体辨证。李克绍列举了两种临床常见的晨起腹泻。首先是脾湿太盛型。患者白天尚好，时至傍晚就腹部胀满，一夜不安，天将明时腹泻，泻后症状减轻。此类患者没有大便鸭溏、手足发凉、精神疲惫等肾阳虚的症状，而且在夜半之前已有胃肠不适，可用胃苓汤加木香、砂仁，或理苓汤加木香。此外，内有酒积之人，早晨未起床就欲大便。大便溏黏，或夹杂粪块，午后大便粪质接近正常，患者没有手足发凉、脐下冷等肾阳虚的症状，需用二陈汤加酒煮黄连、红曲，研末，再用陈酒曲打糊为丸，乌梅煎汤送服，即可逐渐治愈。不同原因引起的"五更泻"，在治疗上亦有共同之处。李克绍提出治疗"五更泻"的服药时间需要特别注意："凡治五更泻，必须在临睡前服药。若服在起床以后，距离腹泻时间太长，效果就差。"这符合《伤寒论》第54条中对于"时发"的病症提出的"先其时"服药的方法。

（3）便秘的调治规律　便秘可单独出现，而更多的情况是与其他疾病伴随而来，临床各科疾病，皆可见便秘。李克绍在《胃肠病漫话》中对便秘的症状描述得非常准确，对便秘处方规律的概括恰如其分，临床颇为实用。李克绍提出："'秘'，有'闭'的含义。便秘，就是大便不畅快。"李克绍指出通常认为只有粪块干硬难出，才算便秘，这是不对的。其实，只要排便时感觉困难、费力，不论粪块干硬与否，都称便秘。

古人对于便秘，有风秘、湿秘、气秘、寒秘、热秘之分，称为"五秘"。李克绍在《胃肠病漫话》中，分别介绍了五秘的病机、治法与处方、加减运用，并附有验案，临证疗效可靠。如滋燥养荣方对肠燥便秘，特别是伴有皮肤干燥者，尤为适宜。滋燥养荣汤（《证治准绳》）的组成：生地黄、熟地黄、白芍、黄芩、秦艽各5g，当归6g，防风3g，甘草1.5g，水煎服。

十八、华廷芳

华廷芳（1911—1985），辽宁庄河人。华廷芳出生于中医世家，后师从齐齐哈尔名医林子宣，1934年开始独立行医，历任齐齐哈尔市中医联合诊所所长、第一医院中医科主任。1959年，华廷芳调入黑龙江中医学院（现黑龙江中医药大学），任基础部伤寒教研室主任，为该校建校元老之一。华廷芳博览群书，经验宏富，内外妇儿无不精通，尤以擅长治疗红斑狼疮、血小板减少性紫癜等疾病而驰名中外。其治学勤奋，毕生致力于《伤寒论》的研究，平素笔耕不辍，保存下来的教案达200万字，积累病案记录近百册，先后发表高水平论文数十篇，并于1980年出版个人专著《华廷芳医案选》，引起海内外轰动。

（一）治学方法

1. 天赋聪慧，弃文从医

华廷芳的家庭，既是书香门第，又是中医世家。华廷芳的父亲在其幼时即教授古文诗词，令其背诵"汤头歌"，并讲解药性。1929年，华廷芳考入北京朝阳大学学习法学。1931年夏，其以优异的成绩毕业。然而，"九一八"事变爆发，时局动荡，报国无门，华廷芳只得奉父命返乡，弃文学医，师从齐齐哈尔名医林子宣先生，并深得其真传。

2. 教坛耕耘，诲人不倦

1959年，黑龙江中医学院成立，先生奉调来到哈尔滨工作。他先后承担四大经典、中医各家学说、中医医学史、中医基础理论、中医诊断学，以及临床各科等十余门课程的教学工作，后在伤寒教研室任主任。华廷芳传授学生临床经验，常教导学生看病时虽应四诊合参，但应着重问诊。疾病生于患者之身，必当详细询问，既不能诱导询问，又不可漏掉任何细节，以防被假象蒙蔽，导致误诊。然后再佐以切脉。华廷芳强调切脉时一定要全神贯注，不可分心，边切脉边问诊，误诊之始，欺人欺己，不可取也。

3. 严谨治学，文以载道

华廷芳从医长达半个多世纪，其治学严谨，认真负责，有案必录，有验必书，现保存下来的教案有 34 册，达 200 万字，内容丰富，字迹工整；保存下来的病情记录有 90 册，病例上万。华廷芳先后在国内期刊发表论文数十篇。1981 年，时任上海中医学院（现上海中医药大学）院长黄文东主编的《中国现代医学家丛书·著名中医学家的学术经验》一书，将华廷芳的经验收入，为后人留下了宝贵的医学资料。

华廷芳长期执教伤寒，对《伤寒论》研究甚深。其强调要认真领会原书条文的实质，并将相类原文条分缕析，同中求异，异中存同，这样方能成竹在胸，取验于临床。华廷芳对《伤寒论》处方的运用，主张既不随意改动，又不拘泥于古人。其言："合乎经方之病，即以原方与之，不必妄行加减，反减疗效；病与原方有出入者，以经方为基础，略行加减，亦可达到疗效。"

（二）学术思想与特色

华廷芳长期从事《伤寒论》教学，对仲景学说极为熟悉，对于《伤寒论》研究中的诸多问题都有自己的独到见解。华廷芳认为，古今"注释伤寒者，不下百数十家之多，各执己见，争论不休，增损原义者有之，挪章移句者有之，附以己见，乱行编辑者有之。汉文古奥，言简意赅，解释不通，即任意删减者有之，几经翻印，错字遗漏，颠倒词句者在所难免"。是以"学习研究伤寒者，必须熟读之后，前后对照，在无字之处求之，领会其实质精神，验之临床，方不致误。设逐文嚼字，刻舟求剑，则失之远矣"。

华廷芳在长期的经典理论教学和临床实践中，对《伤寒论》中诸多问题形成的一套见解是有重要意义的，是其医学思想中极为重要的一部分。此部分内容集中于他的未刊稿《伤寒释疑》当中。虽为未刊稿，但从中仍可看出华廷芳对《伤寒论》中重点、难点问题的观点，体会到其治伤寒用力之深。

以《伤寒论》研究中广有争议的"六经实质"为例，历代医家说法不一，尤其民国以来新说迭出，有证候群说、分类说、区域说、层次说、阶段说、脏腑经络说、气化说、八纲说、八法说、时空说等，不一而足。华廷芳认为，以上各种看法各有其正确的一面，属于个人体会不同，仁智各见，但都不够全面，有挂一漏万之嫌。《伤寒论》之六经，是在《素问·热论》六经分证基础上发挥完善而成。但"《素问·热论》的六经，只是作为分证纲领，未具体辨证论治，未论及六经的虚证、寒证。而《伤寒论》的六经则就伤寒六经所系脏腑经络的病理机制进行了辨证论治，根据人体抗病能力的强弱、病势的进退缓急等各个方面的因素，将伤寒所表现的各种证候进行了分析综合，按其证候特点、病变部位、损及何脏何腑、寒热趋向、正邪盛衰等，作为诊断治疗的依据"。应该说，华廷芳对六经实质的认识是极为正确的，明确指出了《伤寒论》六经辨证体系的理论渊源、六经的含义和临床指导作用等重要问题。《伤寒论》中的所谓六经与脏腑经络气化有关，也可用八纲理论来认识，若单纯以某一学说为本，忽视其他学说的合理部分，是很难对《伤寒论》六经辨证体系的实质有准确认识的。

（三）临证经验

1. 系统性红斑狼疮辨治经验

华廷芳深研历代中医典籍，根据系统性红斑狼疮患者最常出现皮疹症状，且半数出现面部蝶形红斑，怕日光暴晒，认为本病属"阳疮"范畴，可从毒论治，创立清热解毒、凉血养阴之治疗大法，同时注意兼顾他脏，随证治之。

（1）红斑狼疮当从毒论治　华廷芳结合本病好发头面、痒甚且痛、怕晒日光等现象，断其基本病机为热毒侵袭，血瘀经络。认为系统性红斑狼疮之热毒即以毒自内发者多，其病因多为感受毒热之邪。毒热之邪蕴于血分，燔灼营血发为皮肤红斑，灼伤血络，血溢肌肤则发为紫斑；气血凝滞，经络阻塞，则发为结节，并伴皮肤痒痛；热盛肉腐，则皮肤破溃流脓；毒邪炽盛，进一步侵犯脏腑，脏腑功能失调，则可累及心、肺、肾等，出现癫痫、心悸、胸痛、咳嗽、咳血、水肿等症。

（2）急性期以清热解毒、凉血养阴为主　华廷芳认为本病急性期辨证应以热毒为主，故当以清热解毒为主要治法。甘草性甘，草木之甘者，至甘草为极，以甘解百毒，行其中和也。犀角常居水中，其性寒凉，喜食毒棘，角生鼻上，得肺气最盛，是因寒气而解毒也。升麻纹如车辐，通行经络，其性上升，是以蛊毒入口皆吐出，以吐而解毒也。其他如金银花、连翘、大青叶、牛蒡子等皆有解毒作用，以其寒凉也。本病为毒自内发者多，常用山慈菇、金银花、连翘、蚕沙、重楼、苦参、马齿苋、半枝莲、土茯苓、菊花、川贝等性寒之清热解毒药治疗本病。瘀则为毒，通则不痛，故清热解毒的同时应辅以川芎、鸡血藤等行气活血散瘀之品。

血脉流行全身，故血中之风毒蕴热随处可到。阳损及阴，热毒之邪伤及阴液，又见阴虚之证。故在清热解毒的同时，应辅以凉血养阴祛风之法。华廷芳常用当归、白芍、生地黄、牡丹皮、紫草活血凉血，玄参、麦冬等凉血养阴；血虚生风，故本病常见皮疹处瘙痒，是以又常配以蒺藜、防风、荆芥等除风止痒；本病病位在面部，故以菊花、白芷引药上行，达于病所。由此得出常用于治疗系统性红斑狼疮之基本方：山慈菇10g，蛇床子10g，半枝莲10g，重楼10～15g，蝉蜕15g，蛇蜕5～15g，当归15～25g，生地黄15～25g，白芍15～25g，川芎15～25g，甘草5～15g。

本病以面部红斑、皮疹为主，同时伴见发热、瘙痒等，若症见高热则用犀角、羚羊角、生石膏；五心烦热或低热，则用紫草、龟甲、鳖甲、地骨皮、青蒿、生地、玄参、麦冬；痒者加防风、荆芥、蒺藜、僵蚕、蝉蜕、蛇床子；关节痛则用桑枝、老节、乳香、没药、秦艽、白花蛇、全蝎、蜈蚣；湿盛者加防己、薏苡仁、茯苓、木瓜，或白术、苍术；失眠者加酸枣仁、柏子仁、合欢皮、首乌藤等。总之，当随证加减，不可执一。

（3）慢性期应扶正祛邪，随证治之　本病初治之时，应以清热解毒、活血养阴之法为主，但此病迁延难愈，患病日久，虽热清毒解，狼疮减轻，但亦有少数体弱无力、食减消瘦者，久病正气日耗，而见气阴两伤之象，正虚邪恋，余热难清，故应施以攻补兼施之法。华廷芳治疗本病，在以清热解毒、活血养阴为治疗大法的基础上，每随其正虚之不同见症而施以相应的扶正之法，如气虚甚则用人参、黄芪补之；若脾虚食欲不振则用白术、莲子、山药、鸡内金、扁豆、砂仁、豆蔻；若肺阴虚则用沙参、百合、川贝等。

2. 血小板减少性紫癜辨治经验

华廷芳根据数十年治疗血小板减少性紫癜的临床体会，将本病分为以下几种类型进行中药治疗，大部分有效，多数痊愈。

（1）前阴流血型　①病因：血热妄行。②症状：先有鼻衄或齿衄，后即前阴流血，有腹痛者，有紫块者，周身有大小不同散在紫斑，小者如帽钉，大者如豆，不隆起，不痛痒，按之不退色，伴有瘀血斑成片，大小不等，部位不定，口腔、舌表面有紫疱数个，面色苍白，贫血外观，心悸气短，倦怠乏力，食欲不振。③脉象：滑数。④舌象：苔白少津，并有紫疱。⑤血象检查：红细胞、白细胞、血红蛋白、血小板下降。出血时间延长，束臂试验强阳性。⑥治法：清热止血。⑦处方：犀角5～10g，生地黄20g，白芍15g，牡丹皮15g，当归15g，川芎10g，阿胶15g（后下），甘草10g，地榆炭20g，生龙骨25g，生牡蛎25g，水煎服。

（2）紫斑鼻衄型　①病因：热伤阳经。②症状：鼻衄，头晕目黑，口苦咽干，渴欲饮冷，小便黄少，大便不爽，紫斑、瘀血斑同上。③脉象：弦数。④舌象：苔薄白舌根黄。⑤血象检查：同上。⑥治法：重镇之法。⑦处方：生地黄15g，生柏叶20g，生荷叶15g，艾叶炭5g，大黄10g，生代赭石25g，川牛膝15g，黄芩15g，菊花15g，红花15g，甘草5g，水煎服。

（3）齿龈出血型　①病因：血热上行。②症状：齿龈出血，即使睡眠时亦向外渗出，齿龈腐烂，口臭而苦，食欲不振，乏力欲眠，紫斑、瘀血斑同上。③脉象：细数。④舌象：舌尖红苔白腻。⑤血象检查：同上。⑥治法：养阴清热，收敛止血。⑦处方：菊花15g，龙齿20g，生代赭石25g，川牛膝15g，山茱萸15g，生地黄20g，白芍15g，玄参15g，麦冬15g，生石膏40g，红花15g，甘草5g，水煎服。

（4）全身紫斑型　①病因：血热互结。②症状：无鼻衄、齿衄、前阴出血等症状，唯全身有散在大小不等紫斑及瘀血斑，口腔、舌表面有紫疱者，多伴有头晕目眩，口舌干燥，渴喜饮冷，小便红少，大便虚秘，失眠心烦，口苦不欲食。③脉象：洪大。④舌象：干燥少津。⑤血象检查：同上。⑥治法：清热通络，活血行瘀。⑦处方：当归15g，白芍15g，生地黄20g，川芎5g，桃仁15g，红花15g，丝瓜络15g，竹茹15g，川牛膝15g，大黄5g，黄芩20g，甘草5g，水煎服。

（5）血小板减少型　①病因：失血之后，脏气虚损。②症状：仅有少量出血点，时起时没，多在双下肢，唯血小板不上升，多属经各地中西医治疗不效，而转成后期慢性者。③治法：可分为阴虚、阳虚，而施以不同治法。④处方：阴虚者，用杞菊地黄丸、天王补心丹。阳虚者，用圣愈汤、归脾丸。

十九、姚荷生

姚荷生（1911—1997），江西南昌姚家湾人，曾悬壶行医于南昌、吉安等地区，年轻时即医名鹊起。抗战期间，姚荷生曾任吉安启轩中医学校教务主任兼《伤寒论》教员。新中国成立之后，即任江西省康复医院管理局中医医疗组长。1950年，在中央与地方政府的支持下，江西成立了全国首家江西中医实验院，姚荷生担任业务副院长。后来，姚荷生号召社会贤达集资创办新中国成立后首个中医杂志《江西中医药》，担任实际主编。1980年，姚荷生任江西中医学院（现江西中医药大学）院长，后为名誉院长。姚荷生为全国知名的伤寒学教授，在江西省及中南地区乃至全国的中医界享有极高的声誉。名医蒲辅周先生称他是"专家的专家"。1990年，姚荷生被国务院授予"国家有突出贡献专家"称号，获批享受国务院政府特殊津贴专家。其代表著作有《〈伤寒论〉证候分类纲目》《症候简释》《三年来的中医药实验研究》《脏象学说与诊断应用的文献探讨》《中医内科学评讲》等。

（一）治学方法

1. 始于家学熏陶，更得名医师承

姚荷生一家七代业医，出现三代名医，受家庭中医氛围影响，自少时即拜清江名医谢双湖为师，后跟江西首牌名医、叔父姚国美侍诊，并遵叔父命考入"江西中医专门学校"，5年后以优等生毕业。因此，姚荷生既进行了中医理论的系统学习，更得到两位名医的师授亲传。

2. 遵行先熟经典，后乃兼及百家

姚荷生在学医之初，遵谢师教诲，先专修经典，不滥读其他，以立好中医理论之正法眼。在学校学习期间，进一步众览历代诸家著作，并对方书、本草亦广为涉猎，进而得以广开思路，使其学术思想能在经典理论的基础上将百家众长熔于一炉。

3. 理论紧系临床，务求学用合一

姚荷生读书期间，即常跟叔父姚国美临证侍诊，体会经典学理之实义，并借协助叔父编写教材之际，养成了"所写理论概念务必有实际事实为证，所述诊治经验力求有理论支持"的习惯，形成了中医理用互证、实践检验之思维风格。他常说："中医学的科学性，正在于其理论指导实践是能够取得预期效果的。"他不仅这样教育学生，更是身体力行在学习和研究中始终贯彻这种信念。

4. 亲身传承，培育后继名医

姚荷生不仅自己做到了理论与实践相结合、科研为临床服务，还把临床经验、科研成果贯穿中医教学当中。他极力提倡"学以致用"原则，使得课堂教学既生动又实用，深受学生的好评。凡听过他讲课的学生与学者，没有不钦佩他"不仅言之有理，还要言必有据"的讲授风格，并从中得到较大的思想启迪。他于20世纪60年代就是省级"名师带高徒"老师，80年代成为江西中医学院中医学第一批硕士研究生导师。由于姚荷生的中医鉴别诊断清晰、诊治思路缜密，后学们能较好地将其理论运用于临床，又加之他诲人不倦，甘做人梯，凡经他指导的学生后来几乎成为中医临床高手，其中不乏国医大师、国家级名医、省级名中医等。

（二）学术思想与特色

1. 学术渊博，专于病证分类

姚荷生不仅精通《内经》《难经》《伤寒论》《金匮要略》及温病经典，还谙熟金元四大家等众多医家的重要医著，善以辨证为本，上溯经典，旁及诸家，更参以亲身临证之所得，发先贤未尽之意。于学术研究，他首重《伤寒论》，认为它是中医临床诊断治疗学的纲要，尤其专于其辨证之系统分类、精于其证候之鉴别方法的研究，撰有《〈伤寒论〉证候分类纲目》《症候简释》等专著。

2. 注重气化，力倡寒温沟通

姚荷生注重中医生理病理气化学说，力倡伤寒温病辨证在脏腑经络上的共同基础，诊断主张病证分类融合汇通，论治善于活用经方、合用时方、化裁新方。姚荷生临床辨证论治，已达到入伤寒而出温病、辨六经而治杂病的较高境界。

3. 辨证求本，严格界定内涵

姚荷生不仅注重中医辨证论治的特点，更对其实质内涵与基本过程进行了深入思考，进而给出了精准定义。他提出：祖国医学于有限的历史条件下，能通过临床直觉感官，收集患者病因干扰机体的异常现象（信息）——即"有诸内，必形诸外"的症状，综合分析其是否符合一定病因

（如六淫、七情、痰、水、瘀、虫、中毒、外伤、饥饱、劳逸等）特性，干扰机体某部（即脏腑、经脉、器官等）生理功能（分营卫、气血、津液、精神等），影响整体的阴、阳、寒、热、表、里（上、中、下）、虚、实，产生各有偏差的病理变化，其间规律不容混淆，如有不符之处，必有待于临证"问所当问"的反复追求，务必达到对整体病机全面通解，乃能初步得出比较合理与近是的结论（诊断），而后则须针对病势发展的轻重缓急，立足补偏救弊、因势利导的原则，设立具体对策（治法、战略），选方择药（战术、阵容、兵种），以求取得"知所自来，明所自去"的预期效果（全程预后与阶段预后）。这才是祖国医学"辨证论治"的正规要求。

4. 界定三焦，终破解历代争议

姚荷生本着学以致用的精神，对中医历代争论存疑的三焦学说进行了集成总结，首次从理论与实践紧密结合、证理法方一贯到底的层面，发挥性地提出了"三焦腑病辨证"的系统框架，认定三焦乃一有形脏器，其实质就是在遍布胸腹腔内的一大网膜，所有脏腑分居其上、中、下三个地带，受到它的包裹与保卫。同时心包络与之相为表里，肌腠（腠理）为其体表外应。三焦之腑的功能主要是游行水火。水在其上、中、下的不同历程中，产生"上焦如雾（如水之蒸）、中焦如沤（如水之泡沫）、下焦如渎（如水之沟渠）"的不同生理状态，同时作为肾之火腑，又能游行相火，以温化宣通气血津液。所以，三焦的病理变化，多数为水饮泛滥，形成肿胀，其中也夹杂火热为病，少数为"气郁（气分）""血瘀（血分）"。但气郁则水不行，"血不利则为水"，仍与"水分"密切相关。其发病虽有上、中、下的侧重不同，但每每互相牵涉，甚则弥漫三焦。

5. 思维严谨，力求系统规范

姚荷生倡导《伤寒论》的辨证分类，以六经分纲、表里为目（各经均分表里），再以病因病机为子目，分列得出各种证治单元；对每一证治单元，内容应具体列述，包括相关原文、发病经过、临床表现、病因病机、鉴别诊断、治疗方法、护理宜忌、预后转归和问题讨论等项，如此才算详尽而实用地揭示了《伤寒论》辨证论治法则的完整内涵。

6. 重视实证，自设严格记录

姚荷生基于实践检验理论的要求，早自抗日战争时期开始，就自订了一套合乎中医辨证论治规范需要的病历记录表格。病历对四诊则突出审问所得，对诊断则将病名列于附属地位，而于效果一项则有意分为"预测"与"事实"两栏，分别于每次治疗前后记载其症状的应有变化是否相符，以便从铁的事实当中考察自己运用中医理论指导实践的符合程度，检验自己理论学术的真实水平。姚荷生所记的部分病历资料，因战争动荡、颠沛流离而散失，而在"江西中医实验院"工作五年期间的病历资料得以保留。作为中医名家的亲笔所写（近万份病历），病历之记录详实完备，可谓前无古人，后也少有来者，故已成为江西中医药大学的镇校之宝。

7. 力攻藏象，完善系统理论

1959年，姚荷生接受"江西中医药研究所"的任务——系统收集、整理、阐发藏象学说。他凭借当时有限的文献，结合以往自己日积月累的卡片资料，夜以继日地汇辑一篇论文——《脏象学说的文献探讨——肝脏》，获得江西省医学科学院论文奖。在此基础上，由他牵头，联合潘佛岩和廖家兴，承担了当时中南区卫生部重点科研课题"脏象学说的文献研究"，用了三年多的时间，先后完成了肝（胆）、肺（大肠）、脾（胃）、肾（命门、膀胱）、心（小肠）共计五脏五腑的《脏象学说与诊断应用的文献探讨》著作。每一脏腑均按生理、病理、诊断三大内容，收集了500部左右的古代及现代文献，在注明文献出处的同时按内容分章节汇辑成文。在每部分内容中，按具体内容和专题分子目，详细阐发和解释中医有关藏象学说的传统理论及后世在这方面的发展，不但结合了病证的发病机理丰富了基础理论，而且解决了其中许多理论难题（如命门实质考证、三焦实质及其与各脏的关系等）。最为可贵的是，通过"诊断部分"的内容阐述，使"脏象学说"的基础理论与临床紧密联系。因此，此项研究从其内容的丰富程度和全面性、系统性、实用性，以及文献选择的代表性和全面性方面，不但前无古人，而且后无来者。可惜，由于"文革"爆发，该课题一直未能结题，以致所有卡片初稿散失已尽，"肺脏"与"心脏"初稿失窃，仅剩"三脏"的铅印稿，后经整理正式出版。

（三）临证经验

1. 医术精湛，聚焦于辨证要素

姚荷生能将《伤寒论》体悟的辨证方法运用于临床各科，临床善于四诊鉴别之时，紧扣病因、病机、病所三大目标，使临床诊断能与中医病因病机理论、脏腑经络学说紧密结合，总结了许多证候鉴别要点，因而得出的辨证结论清晰准确，确诊率极高，疗效甚佳，预判生死的失误率也甚低。

2. 通于内科，尤擅急重疑难

姚荷生临床能通治中医内、妇、儿科，不仅解决常见病和多发病，尤长于解决时病、急危重症及疑难杂症。其一生救治危重急症甚众，而对时令病和疑难病的疗效之高、取效之速，更是有口皆碑，令同行佩服，乃至与他同时会诊的西医专家，都会高度评价他的治疗效果和预判准确性。

3. 治有所本，务求以平为期

由于姚荷生精通藏象学说有关解剖、生理病理及诊断治疗等诸多内容，对"阴阳失调"的病证内涵有着深刻而清晰的理解，因而于治疗中，能始终围绕着让患者的身体回归到生理的平衡状态，真正做到"以平为期"，使许多顽症得以根治。

4. 善断病后，原贵在发病机理

姚荷生于辨证结论之后，还注重分析发病机理和发展趋势，进而辨识出患者病变之来龙去脉，做到"见病知源"，故而用药虽然不多，却能屡起沉疴。

5. 医术高超，医德高尚

姚荷生一直坚持半天门诊、半天读书与研究的生活习惯，诊病之际力求做到认证准确、治疗正确、处方简单、药价便宜。临证之间强调理论与实践紧密结合、科学研究为临床服务，力倡学以致用，且一贯坚持把临床经验、科研成果有效地贯穿于中医教学之中。因为其有高尚医德，能放弃利益的诱惑，才能潜心专注于学术，达到极高的诊疗水平，也才写出大量严谨实用、理论深厚、知识系统、创见甚多的著作。

总之，姚荷生的一生，是执着追求认识疾病和探求人类生命奥秘的一生，是怀着崇高人道主义精神、克服疾病和挽救生命的一生，是严谨治学、传承文化和传授技艺的一生，是淡泊名利、甘愿奉献的一生。他不但对中医学的继承发展作出了巨大贡献，而且堪称中医后学敬仰与效法的楷模。

二十、何志雄

何志雄（1913—1983），原名何炳皓，印度尼西亚归国华侨，当代岭南伤寒名家，中医学界首批伤寒专业硕士研究生导师，广州中医药大学教授，广州中医药大学伤寒论教研室创始人。何志雄于1913年10月4日出生于印尼西婆罗洲（西加里曼丹）山口洋市，父母为华侨，祖籍广东省大埔县。1932年，何志雄怀济世之志，持远大抱负，只身来到广州，考入广东中医专门学校，开启了岐黄之学的人生旅途，与当代中医名宿邓铁涛、李藻云、关汝耀等为同班同学。1934年，他从学校肄业，前往当时中国的医学中心上海，考入上海中国医学院，成为近代"海派中医名家"朱鹤皋、薛文元的学生，同时深受"海派中医"大师恽铁樵、丁甘仁等的影响。1937年6月，何志雄顺利完成学业。何志雄主编《伤寒论选读》《〈伤寒论〉选读参考资料》《伤寒论选释和题答》《伤寒论概要》等著作。发表论文30篇。

（一）治学方法

1. 纳言百家，重视实践

何志雄强调伤寒理论研究要纳百家言，条文解读要结合临床实践。他不囿于某一流派的学术思想，一切理论必须服务于临床，通过不断的临床实践反证理论的合理性。他以科学的实证精神运用于《伤寒论》的研究之中，相对崇尚的是辨证论治派的学术风格，但并未排斥错简重订派及维护旧论派的学术争鸣。在其著作《伤寒论选释和题答》中，他以唯物主义的客观精神对《伤寒论》条文进行了科学的阐释，对一些经方，除了以中医理论进行解释外，还附有医案加以验证，力求做到辨证与方药的一致性。

2. 学需执一，理辨方明

《道德经》有"圣人抱一为天下式"之言，何志雄认为张仲景之论为中医实证典范，是医门之规矩，在学习及研究《伤寒论》时强调先守仲师之道。但对《伤寒论》一些条文与实证不一致时又能够深入细致地辨析，提出新见。他非常重视《伤寒论》中理论问题的深入探讨，并多次发表学术论文，如对于《伤寒论》六经实质与六经病，曾先后发表了《六经病辨证论治》《对〈伤寒论〉厥阴病篇的认识》《论〈伤寒论〉的少阳和少阳病》《太阳和太阳病》《〈伤寒论〉六经实质探讨》等多篇论文对理论问题进行深入的探讨研究。

3. 寓教于医，教学相长

何志雄认为学伤寒要在施教中学习，在临证时施教，才能不断提高自身的医、教、学各方面的能力。他常在临证时与跟诊学生对某一症状、某一用药等展开讨论，印证经文，既提高了个人的临证水平，也培养了一批善于学习、长于思辨的学生。

4. 普及中医，传承文化

何志雄特别重视中医教育，重视中医文化传承。早年他在国内接受院校式的中医教育，学成之后，远涉南洋，在当地开展现代中医教育，为当地培养了中医人才，同时亦借教育的力量普及中医文化，对当地中医的发展起到了积极的作用。回国后，他亦投身于新中国的中医药教育事业，为当代中医药的传承和发展作出了自己的贡献。何志雄在中医教育、中医普及等方面为现代中医药的发展提供了一定的借鉴。

（二）学术思想与特色

1. 六经实质，脏腑经络功能论

何志雄认为，伤寒六经主要是指人体脏腑经络功能活动所产生之气，是脏腑经络功能的综合体现，是对人体生理功能做出的概括，亦是为认识外感疾病的需要，在藏象学说的基础上，对人体功能做出的另一层次的概括：首先将脏腑功能分为阴阳两大类，五脏属阴，六腑属阳；然后再根据各脏腑不同的功能及所属经络的不同循行部位分为三阴三阳，即为伤寒六经。张仲景将外感疾病发生发展规律归纳为三阴三阳之六经，不但是对《内经》有关理论的继承和发展，同时在实践中亦有执简驭繁的作用。

何志雄认为，太阳之气为膀胱气化与肺合皮毛的综合体现，是对人体卫外功能的综合概括。阳明之气是对胃、小肠、大肠功能的概括，以胃为主导；少阳之气是对胆和三焦功能的概括，强调的是少阳枢转气液的功能；太阴之气主要是对脾阳而言，强调其运化的功能，与胃阳和肾阳密切相关；少阴之气主要是心肾功能的概括，以肾为主；厥阴之气是对肝主疏泄和肝内藏相火的功能概括。

相对于《伤寒论》六经病而言，何志雄将六经实质定义为人体正常生理状态，明确了六经实质是对人体生理状态的另一层次的概括。生理与病理是相对的概念，生理状态属常，病理状态属变，知常才可达变。因此，为了更准确地阐释六经病的病机，首先应将六经生理状态阐发明确，才能由六经实质出发，更好地研究六经病证。

2. 伤寒胃气，五脏六腑正气论

何志雄认为《伤寒论》中之胃气即是"居中主土"的脾胃功能概括，更是五脏六腑正气的概括，是人体正气的总括。

"胃气"强弱决定六经发病类型：太阳表证虚实源于"胃气"强弱，脾胃功能正常，阳气和津液充足，抗邪激烈则为太阳病表实证；脾胃之气不足，阳气与津液化生乏源，正气抗邪相对不足则为太阳病表虚证。"胃气"强弱致阳明寒热二端。胃气强则致阳明热实证，胃气弱则生阳明寒证。少阳病多以"胃气"先虚为首要条件。胃气先虚，三焦失疏，从而导致胆气内郁。"胃气"虚弱是太阴病发病的主要原因。脾阳主要来源于肾阳与胃阳。所谓脾阳，是肾阳和胃阳的综合体现。"胃气"虚衰为少阴病的病理基础。心肾属少阴之脏，先天之本，先天之气靠后天脾胃的不断滋养方能不断充盛以发挥正常的生理功能。少阴病多以太阴为基础。"胃气"恢复与否决定厥阴寒热胜复。厥阴病是在少阴阳气与阴精俱受到损伤，加之中焦脾胃之气虚衰的基础上产生的，病理表现为阴阳往复，寒热胜复，其转归取决于"胃气"。

"胃气"强弱决定六经传变及预后：脾胃功能尚可，则病多于三阳之分传变，而传入三阴者较为少见，若病入三阴则易于由阴出阳，向三阳传经。若脾胃虚衰，起病之初即可由三阳入三阴，病多在三阴之间传变，而由阴出阳者较为少见。

顾护"胃气"是伤寒立法施治之本：汗、吐、下、和、温、清、补、消各法之基础均不离"胃气"。病在三阳者，以胃气强弱而分虚实，治法亦据胃气而施祛邪、扶正、攻补兼施；病在三阴者，以"胃气"而定死生，而张仲景之"万物所归，无所复传"，示人不但邪气终并归于胃气，且治疗之指归在于胃气，死生之判亦在于胃气。

3. 外感与杂病，六经脏腑分治论

何志雄认为张仲景六经辨证与脏腑辨证可相互为用，但在临床时，外感病多以六经辨证为主，内伤杂病多以脏腑辨证为要。

外感六淫邪气的致病特征，无论是风寒还是温热，病机变化规律均有其共同点。从邪气角度来看，均为由表及里、由浅入深的方式进行发展变化；从正气角度来看，人体均会出现阴阳气血、脏腑经络等功能的失调。伤寒六经辨证的实质是对外感邪气后人体脏腑经络、阴阳气血所发生的病理变化的综合概括，而六淫邪气致病均在某些阶段存在病机的相似性。因此，六经辨证体系运用于外感疾病的辨证论治，不但适用于风寒邪气，而且对温病同样适用。

脏腑辨证方法理论基础来源于《内经》《难经》等经典著作，医圣张仲景在继承的基础上，开创脏腑辨证之先河并成功地指导了临床的实践。张仲景虽于六经辨证论述颇详，但在《伤寒论》六经病中包含大量的脏腑经络脉证治法的描述，尤其在《金匮要略》中，首篇冠以"脏腑经络先后病脉证"，并为全书的总论部分，从而肯定了张仲景是以整体观念为指导思想，以六经辨证及脏腑学说为两大辨证方法的理论体系。二者在理论上相互印证，临床实践中又可相互为用，而在内伤杂病的诊疗中以脏腑辨证为基础更贴合临床。

（三）临证经验

何志雄临证经验丰富，善于用经方加减治疗各类疾病。其使用经方的原则：治病求本，见证知机；擅抓主症，依症施方；随证治之，灵活应变；标本缓急，次序分明；万法一宗，不离脾胃。限于篇幅，此处仅列何志雄治病重脾胃的临床经验。

1. 里虚外感建中气

如胃气虚弱，营卫不充，反复感受外邪，何志雄每以桂枝汤加四君子汤，变通桂枝法为建中法。

2. 麻疹下利温脾阳

桂枝人参汤原用治表证误下，脾阳受伤致里虚寒夹表的"协热利"，何志雄变通其法，原方加车前子用治麻疹脾虚下利，麻毒内陷之证而奏效。

3. 肝阳上亢可培土

土虚则木乘。胃燥脾不散精，轻则为胀为痞，重则为呕为逆。对肝阳上亢，何志雄则注意辨舌，舌淡白而胖大、舌边有齿印为脾虚之征，不可纯用滋腻阴柔之品，以碍脾之运化，宜平肝潜阳之品中加黄芪、人参、白术、茯苓、法半夏等健脾助运之品，每每药到病除。

4. 肺热喘咳须滋胃

《伤寒论》中治痰饮喘咳之证，理法颇多，如小青龙汤之解表化饮平喘、麻杏甘石汤之清热宣肺平喘、苓桂术甘汤之健脾化饮等。对寒饮久郁化热，蒸迫肺气之喘咳，何志雄往往肺胃同治，于清热平喘方中加入石斛、玉竹、麦冬等滋养胃阴之品，亦培土生金之意。

5. 心虚痰阻当健脾

心悸、胸痹等病症，在临床颇为常见，治疗亦较为棘手。心悸以虚居多，胸痹则虚实相因。何志雄治这类病症，处处注意脾运，善用苓桂术甘汤合生脉散为基本方，随证增损。如属肺心病，选加细辛、干姜、五味子、葶苈子等温化豁痰；如属冠心病，加三七、丹参、川芎、黄芪等温通活血；如属高血压病，选用钩藤、石决明、牛膝等平肝降逆；如属心律失常，选加人参、黄芪、丹参、浮小麦等益气宁神，均能收到良效。

6. 肾气不固养后天

肾为先天之本，肾精需后天水谷精微不断补充，才不致匮乏而能发挥其正常的生理功能。若脾胃久虚，则进而导致肾精不足，故何志雄治肾虚诸证，每每在温补肾阳或滋填真阴之剂中加入益气健脾之品，使后天水谷之气得以充养先天而奏效。

二十一、李培生

李培生（1914—2009），字佐辅，湖北汉阳人，全国著名中医学家、伤寒学家，《伤寒论》现代教育的奠基人之一，曾任湖北中医学院（现湖北中医药大学）伤寒教研室主任。李培生自幼随父读书习医，弱冠之年又拜近代名医恽铁樵先生为师。他熟识中医经典，精通伤寒之学，撰有《柯氏伤寒论注疏正》《柯氏伤寒论翼笺正》《柯氏伤寒附翼笺正》《温病证治概要》（合称《李培生医书四种》），以及《李培生医学文集》等，主编《伤寒论选读》《伤寒论讲义》教材与教学参考书《伤寒论》等。李培生行医80余年，擅用经方辨治疑难杂病，具有丰富的教学与临床经验，为中医伤寒学界之一代宗师。

（一）治学方法

李培生认为，做一名好医生，必须多闻博识，勤学苦练，精通医理。他主张"基本书籍反复读，实用书籍重点读"。基本书籍如《内经》《难经》《神农本草经》《伤寒论》《金匮要略》《脉经》《本草从新》《医宗金鉴》《温病条辨》《温热经纬》等，务必反复熟读，书中的重点内容，要能熟练背诵，不但初学者应如此，即使从医多年者也不可有半点松懈。实用书籍，如当时民间流传的明清八大家的临床书籍等，既有理论方面的丰富知识，又有临床方面的实用价值，须重点阅读。又由于某些中医临床书籍篇幅甚繁，学习时还可以采取重点阅读的方法。有些书籍，如《诸病源候论》《备急千金要方》《千金翼方》《外台秘要》，以及金元四大家等医学名著，因博大精深，则应在学好中医基础之后，再反复研读。另有中医小本书籍，如吴又可的《温疫论》、葛可久的《十药神书》等，专科性质颇强，或确有独到之处，亦应研读。此外，多阅读古人医案，如江瓘的《名医类案》、魏之琇的《续名医类案》、俞震的《古今医案按》等，都是从前人实践中得来的经验，应认真学习，汲取精髓。

读中医书，不仅要眼到、口到，而且要脑到、手到。眼到、口到，即仔细阅读，辅以背诵。脑到，即将读过的内容反复思考，充分理解，加深记忆，司马迁谓之"好学深思，心知其意"。手到，即勤做笔记，略有心得，则眉批于字里行间，获一良方，辄记录于薄页，既备他日问难之资料，又为自习之章本，于临证、写作殊有妙用。李培生认为一个中医学者，既是书生，又是医生。书生，必多读书、多写书，能由博返约，食能消化；医生，就要学以致用，服务于临床，替群众解除疾苦。

李培生认为，汉代张仲景之《伤寒论》，是中医理法方药俱全的第一书，强调《伤寒论》的精髓是六经辨证。明辨六经辨证之理，则于外感热病及内伤杂病之辨治均有实际意义。在《伤寒论》研究中，李培生力倡"平正通达"的原则，即在忠实原义、符合临床、不曲解、不捏造的前提下阐释、注解《伤寒论》，归纳其理论体系，不求古奥、深邃，务求真实。针对《伤寒论》文字古朴、义理深奥、注家繁多、实用性强的特点，李培生提出其学习方法要注意4个方面：①熟读原文，重点掌握；②注重文法，理解本义；③参考注本，择善而从；④结合临床，学以致用。对于众多《伤寒论》注本，李培生较推崇清代柯韵伯的《伤寒来苏集》，谓大量伤寒注家中，"唯柯氏心思独高，手眼尤细。其议脉论证，诚多精辟处，自来脍炙人口，为后学所乐诵。然因限于当时条件，属文间有偏激，大醇之中不无小疵。"故于"公余之暇，见其议论明畅，说理入微，能发前人所未发者，必力为表彰之；文字晦涩，义理难明，细循其说，又确有见地，不惜多方疏通而证明之；间有不合事实，势不能辗转附会者，不揣愚蒙僭为正之"（《柯氏伤寒论翼笺正·自序》）。李培生先后撰成《柯氏伤寒论翼笺正》《柯氏伤寒附翼笺正》《柯氏伤寒论注疏正》，分别于1965年、1986年、1996年由人民卫生出版社出版。三部著作，前后联袂，互为羽翼，某种程度上反映了李培生研究仲景学说的成就，在学术上有较高的价值。

（二）学术思想与特色

1. 改变伤寒教材体例，突出六经辨证与辨病相结合

李培生作为主编，主持了五版《伤寒论》教材的编写，即高等医药院校教材《伤寒论讲义》。教材以明代赵开美本《伤寒论》为蓝本，尽量呈现宋本之原貌，对于条文的编排方式进行了重大创新，建立了以六经为纲，本证、兼证、变证、类似证为目的系统化编写体例。教材以六经病为编写总纲，在每经开篇设纲要，以提纲证开篇，在突出六经分证的基础上，按辨病的方式进行编

写，把同一病证的有关条文及类似证的有关条文集中编排，总体上揭示本经病的证候特点与病理本质，并结合原文总结了本经病的病因病机、脉证、传变、治疗禁例等。

2. 推动寒温融合学说的发展

《伤寒论》的六经辨证、温病的卫气营血辨证与三焦辨证，是治疗外感热病的两大辨证方法。李培生以六经辨证为总纲、参考温病的卫气营血辨证与三焦辨证，由此来认识和概括外感病的发生发展、演变规律的寒温统一的辨证体系。他强调中医学生既要学伤寒也要学温病。李培生在理论研究与教学上重视寒温融合，在临床上灵活运用经方与温病方，自创多个寒温融合方用于临床，获得了很好的疗效，如自拟石膏竹根玄参剂、大黄黄连地炭剂、大黄柴胡五金汤、附子三生救逆剂等。

3. 注释《伤寒论》训诂与临床实际结合，善取诸家之长

《伤寒论》成书年代久远，原著经过多次传抄后多有文字缺漏错讹、义理不明之处。李培生对于文字训诂有很深的研究，在编写《伤寒论》教材及《柯氏伤寒论注疏正》《柯氏伤寒论翼笺正》《柯氏伤寒附翼笺正》等著作时，将文字训诂与临床结合起来，注释时注重广揽各家注本，旁征博引，对原文进行逐字逐句的校正与注释，最大限度地还原张仲景的原意。李培生善取诸家之长，对于同一条文往往援引不同医家的注释，并保持辨证的态度，使不同观点互为唱和，而又能由博反约，返璞归真，行文简练优美，毫无歧义，但求易懂，虽有深厚造诣而毫无炫耀文采之心，可读性极强。

4.《伤寒论》经方治疗内伤杂病，扩大经方运用范围

李培生在其学术论文中多次强调一方治多病时必须审证准确，相同疾病由于导致发病的原因或病理机转之不同当采取不同治法。不同的疾病，或病因相同，病机或处于同一病变性质的阶段，可以用同一类的方药治疗。李培生通过辨证，抓住疾病的要点，大胆将《伤寒论》经方化裁后用于治疗内伤杂病，不囿于外感疾病，扩大了经方的运用范围。

（三）临证经验

1. 诊病有序，重视辨证

李培生认为，诊治疾病的过程中，一定要依照四诊八纲的诊断程序，首问诊，次切脉，最后做出诊断，治法、方药都要循此而产生。医生要想对疾病采取正确的治疗，就必须首先掌握正确的辨证方法，辨出疾病的表现为何"证"，然后根据辨出的"证"，确定采用何种治法，再根据所定治法的要求，选用方药，随证变化，进行治疗。

2. 急症治疗，四大制剂

李培生善用经方治疗疾病，其对《伤寒论》中的麻黄、大黄、石膏、附子四大类主药的组方理论，结合临床实践反复求索，拟定经方急诊系列制剂。如喘肿之疾，首选麻黄系列制剂（如麻翘清肺剂、麻黄葶苈桃仁剂、麻芪术附剂）；不通则痛，速用大黄系列制剂（如大黄黄连地炭剂、大黄莱菔甘草剂、大黄柴胡三金剂、大黄丹皮蒲灵剂）；热燥津伤，重用石膏系列制剂（如石膏竹根玄参剂）；阴衰固脱，急用附子系列剂（如仿制附子三生剂）。以上系列制剂是针对不同的急症而设立，但在临证中又依据表、里、阴、阳、寒、热、虚、实、气、血盛衰不同的急诊脉证，分别组成行之有效的具体制剂，指导临床治疗急症，多起沉疴之疾。

3. 乙肝辨治，创设五法

李培生认为，慢性乙肝属《金匮要略》"肝着"病范畴，乃"湿热疫毒"所致，湿热疫毒为其病因，肝、脾、肾为其病位，湿、毒、瘀、滞是其基本病理，疏、清、化、运、养是其基本治法。①疏：疏肝，是针对肝的疏泄功能而设，可选用柴胡、枳实、佛手、香附、川楝子、郁金等。李培生尤推崇炒柴胡，认为其既可疏肝，又有升提透邪之功，且与解毒、运脾法合用，有相辅相成之效。②运：运脾法，乃针对肝郁乘脾犯胃的病理而设。常用炒白术、山药、陈皮、焦三仙等。李培生在补脾运时常注意化湿，在患者苔白或浊时，或以藿香、苍术芳化消滞，或以平胃散燥湿和中。③清：清热解毒法，乃针对病因而施。选用大黄、山豆根、黄芩、虎杖、夏枯草、白花蛇舌草、蒲公英、连翘等。李培生主张每方可选择其中二三味，但注意交替使用，避免久服伤脾败胃。④化：化瘀法，是针对本病病理产物血瘀所设。可选用丹参、赤芍、桃仁等，亦可以三七、鸡内金等活血、通络软坚之品或粉剂冲服。⑤养：养阴法。热毒蕴久，必耗阴血，许多慢性乙肝患者出现五心烦热、失眠、腰膝酸软无力等阴虚内热之象。可选生地黄、女贞子、枸杞子、旱莲草等，所谓滋水以涵木，木得滋养，自能柔顺条达。对以上诸法的运用，李培生强调既要突出重点，又要全在兼顾，方证相得，且能持久守方，才能获得疗效。李培生认为慢性乙肝的治疗须在兼顾肝的前提下从脾、肾与气、血入手，调整营卫阴阳，以平为期。

4. 经方验方，不泥于古

李培生以临床善用经方治疗各科疑难杂症著称于世，但其用张仲景之方法，既有原则性又有灵活性，二者有机结合，务使理论结合临床，力求实效。李培生认为，临床运用经方当尊古不泥古，重视辨证，对于专病专药的运用应该注意专病的特性及阶段性。李培生处方灵活，眼界开阔，临床多用经方结合验方、时方，并活用小方、单方，用药轻灵平稳，药量一般在 6～15g，非重病者不用大剂、重剂。同时，李培生不主张重用大黄等苦寒类药，避免伤脾败胃之弊；亦慎用滋阴补气药，避免滋腻助湿生满而加重病情。其创制的清化解郁汤、清上定痛汤、疏肝利胆汤、温涩固宫汤、寒凝止崩汤等许多验方，是治疗内科头部疾病、肝胆病症及妇科出血性病症的常用效方。

二十二、邓铁涛

邓铁涛（1916—2019），首届国医大师，全国著名中医学家，主任医师，广州中医药大学终身教授、博士研究生导师，博士后合作导师，首批全国老中医药专家学术经验继承工作指导老师，原卫生部第一届药品评审委员会委员，中华中医药学会终身理事，广东省中医药学会终身理事，广东省中西医结合学会终身理事，广东省第四、第五届政协委员。2003 年被国家中医药管理局聘为"抗非"专家顾问组组长，2005 年被聘为国家重点基础研究发展计划（973 计划）首席科学家，2007 年被评为国家非物质文化遗产（传统医药类）项目中医诊法代表性传承人。2010 年，邓铁涛倡议组建广州中医药大学第一临床医学院中医经典临床研究所，并担任荣誉所长，指导创办广州国际经方班。

邓铁涛出生于广东省开平县的一个中医家庭，父名梦觉，毕生业医。邓铁涛幼受熏陶，目睹中医药能救大众于疾苦之中，因而有志继承父业，走中医药学之路。1932 年 9 月，邓铁涛考入广东中医药专门学校，系统学习中医理论。邓铁涛先后师承于陈月樵、郭耀卿、谢赓平等医家。其主编《中医诊断学讲义》《中医诊断学》《实用中医诊断学》《实用中医内科学》《中医学新编》《中医证候规范》《耕耘集》《学说探讨与临证》《伤寒论集要》《金匮临证举要》等教材及著作 10 余部。

（一）治学方法

1. 学先立志，矢志不移

邓铁涛出生于中医世家，自幼立志于大医之业，且一入中医之门，便矢志不移近百年。邓铁涛一直在与中医事业萎缩的趋势做着抗争，为中医学的发展呕心沥血。他说："中医学受轻视、歧视、排斥，从民国初的政策开始一直到今天，中医在这一百年里经常受到不正确的对待。"所思即有所梦，所梦即是追求，是抱负。邓铁涛说他的中国梦从一开始就是"中医梦"。认为若要学医，必先立志。正如《大医精诚》所谓："凡大医治病，必当安神定志，无欲无求，先发大慈恻隐之心，誓愿普救含灵之苦。"

2. 经典为根，参以各家

邓铁涛提出："四大经典是根，各家学说是本；临床实践是中医之生命线；仁心仁术乃中医之魂；发掘宝库与创新技术革命相结合，是自主创新的大方向。"邓铁涛强调中医理论根源于中医经典，而后世各家则是在大量临床中进行发挥，学中医要从经典中寻本源，从各家学说中求羽翼，更要在临证中不断完善与提高。比如他研究脾胃学说，则从《内经》到《伤寒杂病论》，再到李东垣、张介宾、叶天士、张子和诸家，对各家脾胃相关学说进行深入研究，并结合个人临床体会，提出中医脾胃的实质，发前人所未及。

3. 师古不泥，讲求实证

邓铁涛研究仲景学说师古而不泥，讲求实证。比如在"错简"与"旧论"两派中，邓铁涛认为不可轻易就对原文进行重订，也不可因循守旧。不能因为经文自己无法理解或不能为自己观念学说佐证便言删减、重订，也不能刻意为避免改动经文而牵强附会。所有对经文的解读及动作必须有理可依、有实证可据。应该站在发展仲景学说的立场上，首先从大处着眼，挖掘整理其中科学的东西，运用自然辩证法与其他边缘学科研究其理论，并在大量临床实践中有计划地进行验证，以发展仲景学说。

4. 融会新知，学有创见

邓铁涛虽然认为中医药经过几千年的反复实践与发展，已经有完善的理论体系，尤其是张仲景《伤寒杂病论》的成书，代表了中医辨证论治及理法方药体系的形成，认为中医诊断时采用的四诊方法及八纲辨证的体系是科学的。但他并不排斥西医科学或有效的方法。比如在传统中医"四诊八纲"辨病辨证体系的基础上，融入西医检验及检查手段，并强调治病要辨已病与未病，从而形成了"望、闻、问、切、查"五诊，及"阴、阳、表、里、寒、热、虚、实、已、未"十纲，形成了"五诊十纲"新的中医诊疗体系。

（二）学术思想与特色

1. 寒温统一，重在辨证

邓铁涛治伤寒主张"寒温统一"，认为《素问·热论》《伤寒论》及温病学是一脉相承的，温病学派是伤寒学派的发展，二者当合不当分，并指出"寒""温"之争，主要矛盾在辨证。在教材中，外感发热病的辨证，有"六经辨证""卫气营血辨证""三焦辨证""六淫辨证"，这对学术流派学习是必要的，但在临床上，则往往使初学者见证茫然。所以，邓铁涛认为"寒""温"融合的关键在辨证上，从而提出了"外感发热病辨证之统一"的学术观点，制定了一套可供参考的外感病辨证统一纲要。这个纲要融六经、三焦、卫气营血于一体，阐明了风寒、风温、暑温、湿温、秋燥、冬温、温毒等作为中医外感热病的主体，由表入里、由浅入深的发生、传变过程。

2. 伤寒六经，以阶段论

邓铁涛认为《伤寒论》六经实质为疾病发展的不同阶段。太阳病为外感病的初期阶段；阳明病为外感病发展过程中正邪交争最激烈的阶段；少阳病是外感病发展过程中正气开始转虚，抗邪不能持久，邪正互有进退的阶段；太阴病是外感病发展过程中脾阳虚、寒湿内盛的阶段；少阴病是外感病发展过程中心肾阴阳俱虚，气血衰弱，全身正气衰退的阶段；厥阴病是外感病发展过程中邪正交争的最后阶段。

3. 错简维旧，重在实证

邓铁涛认为由于《伤寒杂病论》成书所处时代背景的原因，其流传全凭传抄、记诵，复经汉末战乱散佚与多次复刻，可能掺有后人的文字，是不可避免的，所以在符合临床实证时可以对原文适当调整，但对错简重订派轻易删减"伤寒例"等提出反对意见。

邓铁涛认为仲景之学，学有渊源。《伤寒杂病论》之著述，是以经方派著作《平脉辨证》作为蓝本，运用医经家的理论进行研讨，并结合仲景师传及其本人之经验，对宝贵的"经方"进行整理，使之有论有方，故书名《伤寒杂病论》，突出一个"论"字。《伤寒杂病论》把理法方药贯穿起来，形成辨证论治的体系。而皇甫谧评王叔和"撰次仲景遗论甚精"，也从侧面证实王叔和编次的合理性。结合《金匮要略》的篇目编排，第一篇为"脏腑经络先后病脉证并治"，为全书概论性质。而"伤寒例"正是作为概论性质出现在《伤寒论》中，"辨脉法"与"平脉法"两篇则是《伤寒杂病论》全书的导论。六经辨证，是八纲辨证之渊源，是后世温病卫气营血及三焦辨证的始祖。六经辨证为中医辨证论治理论体系奠定基础，其中"伤寒例"具有提纲挈领的意义，岂容任意贬削。邓铁涛认为方有执、喻嘉言等对《伤寒论》原书未能尽如己意，就抓住"伤寒例"有"今搜采仲景旧论"几个字，以及例中有些文字不够"雅驯"，便主张删削"伤寒例"，是为了任意改动仲景学说以证己论的借口。

因此，邓铁涛提出仲景之书渊源古远，不能单从文字考核其年代为是非之标准。应寻得其发展之痕迹，以找出其发展规律为目的，认为《伤寒论》与《金匮要略》都是临床学科，并且是内容比较深奥的古典著作，故应放在高年级作为提高课学习。作为提高课，应把林亿等所校本作为蓝本，加以探讨和注释，不宜以删削本为蓝本，以利于启发学生独立思考和溯流穷源。

4. 六经为纲，方证为目

邓铁涛研究《伤寒论》六经辨证的理法方药体系，以六经为纲、方证为目，总分伤寒六经病证治与伤寒变证证治。六经病证治下分太阳病、阳明病、少阳病、太阴病、少阴病及厥阴病六经证治。太阳病下设太阳表证与腑证，表证又分中风表虚证与伤寒表实证，腑证则分蓄水证与蓄血证。阳明病下设经证、腑证及湿热发黄证。少阳病则分少阳正治、兼治与热入血室证，兼证中又分兼表、兼里证。太阴病下分太阴病正治与兼表证。少阴病下设寒化证与热化证，寒化证下分阳衰阴盛证、亡阳证、阳虚寒凝身痛证、阳虚水停证、阳虚兼表证，热化证下分阴虚火旺证、阴虚水热互结证。厥阴病下设寒热错杂证、寒证及热证，寒证分阴寒下利证、血虚寒厥证、阴寒呕逆证，热证下分厥阴热利证及气郁证。变证证治中则分肠热腹泻证、肺热喘咳证、虚烦证、脾虚腹满证、脾虚停水证、心阳虚证、心阴心阳俱虚证、阴虚筋挛证、结胸证（大结胸证、小结胸证）、痞证（热痞证、寒热错杂痞证）及胃虚气逆证。

5. 五脏相关，治重脾胃

1988 年，邓铁涛发表了《略论五脏相关代替五行学说》一文，认为五行学说更名为"五脏相关学说"是提取中医理论的精华内核并加工提高的一种革新。"五脏相关学说"的内涵为在人体大系统中，心、肝、脾、肺、肾及其相应的六腑、四肢、皮毛、筋、骨、脉、肉、五官、七窍等组织器官分别组成的五个脏腑系统，在生理情况下，本脏腑系统内部，脏腑系统与脏腑系统之间，脏腑系统与人体大系统之间，脏腑系统与自然界、社会之间，存在着横向、纵向和交叉的多维联系，相互促进与制约，以发挥不同的功能，协调机体的正常活动。在病理情况下，五脏系统又相互影响。简而言之就是五脏相关。五脏相关学说无论从理论的高度，还是从临床实践的角度，其研究的深度和广度都令人瞩目。2005 年，邓铁涛申报的"中医五脏相关理论继承与创新研究"课题纳入科技部重点基础研究发展计划（973 计划）中。

邓铁涛治学，博而不失其精，实而不失其高，近而不失其远。他既重视理论又着力于临床，从脾胃论治挑战重症肌无力，益气除痰治冠心病，作为五脏相关学说的实证。

邓铁涛治病重视脾胃，常用党参、白术、茯苓等健脾药。从 20 世纪 50 年代末开始，邓铁涛着手收集资料进行研究，发现从脾胃论治的疾病十分广泛，除能治疗消化系统疾病之外，其他系统如循环、神经、内分泌系统的多种疾病，都有采用脾胃论治而收到良好效果的例子。

（三）临证经验

1. 甘温除热桂甘剂

邓铁涛常以桂枝加龙骨牡蛎汤或桂甘龙牡汤（桂枝、炙甘草、生龙骨、生牡蛎）作为甘温除热的方剂。甘温除热法首见于李东垣《内外伤辨惑论》：用补中益气汤治疗脾胃气虚而引起的高热。但甘温除热的方药，不限于补中益气汤，一些甘温健脾的方药均能收到效果。如中等发热，邓铁涛则喜用桂甘龙牡汤及桂枝加龙骨牡蛎汤，常可收到较好疗效。

病案举例：1970 年，邓铁涛在新会县崖西公社卫生院带实习生，与卫生院陈医生一起治疗了 1 例 5 岁女孩发热 20 多天不退。卫生院初步诊断为肠伤寒，曾用氯霉素、青霉素和链霉素，住院 10 天，体温仍在 38.5℃（腋温）左右。诊其面色黄，舌质淡，苔白润，脉缓。遂拟甘温除热法，用桂枝加龙骨牡蛎汤 2 剂，热稍降，后用桂甘龙牡汤 2 剂而热退净。

2. 利水诸法随证施

邓铁涛认为临床杂病中多有水邪为患，仲景利水法可斟酌施用，在具体实践中结合脏腑分证治疗。如脾虚湿困治以五苓散健脾祛湿；阳虚水泛治以真武汤温肾利水；脾肾两虚则真武汤与五苓散同用以脾肾同治；腹水留滞则直接治以甘遂甘草汤攻下逐水。

五苓散证患者常舌白如霜，提示气化不行，水湿内困。邓铁涛曾治疗一位患尿闭的青年军人，每天靠导尿解决。会诊时见其脉缓，苔白如霜，辨证为水湿内停，肾不化气，故用五苓散治之。服 1 剂后不用导尿而自行排尿，患者自述服药约 2 小时后自行小解，先排出一些气，接着便有尿液排出。继服 3 剂便痊愈出院。

真武汤使用指征为全身水肿明显，以头面部、胸腹部、下肢为甚，伴小便量少，舌淡胖，苔白，脉沉细尺弱等。邓铁涛曾在西医院会诊一例水肿患者，肿如啤酒桶，不能卧，乃特制大木椅坐着，应用大量速尿仍无法消肿。会诊后采用真武汤加味，用药半个月，患者判若两人，带着木椅出院了。

对于恶性腹水，邓铁涛喜用甘草制甘遂，谓此法源于张仲景的十枣汤。具体方法：用等量甘草煎浓汁浸泡已打碎之甘遂，共泡三天三夜，去甘草汁，将甘遂晒干研为细末，每服 1 ～ 2g。可先从 1g 开始，装入肠溶胶囊，于清晨用米粥送服。服后 1 天之内泻下数次至十数次，甚者可泻水几千毫升。翌日即用健脾益气之剂，或独参汤补之。但有些患者服独参汤或补益之剂，又再泻水，这又是寓攻于补了。过一二日服调补之剂便不再泻，可能过些时候腹水又起，又再用甘遂攻之，攻下后又加辨证论治，有得愈者。

3. 内外同治愈肠痈

邓铁涛常用经方内外同治治疗阑尾炎（肠痈）。单纯性阑尾炎急性发作期，药用大黄牡丹皮汤加蒲公英、皂角刺。具体用法：生大黄 9 ～ 15g（后下），蒲公英 15g，冬瓜仁 30g，桃仁 9 ～ 12g，牡丹皮 9g，皂角刺 12g，芒硝 6 ～ 9g（冲服）。水煎服，每日 1 剂，重者 1 日 2 剂。

治疗 3 天后，一般患者多已无自觉症状和腹部体征，可随症加减再服 3 剂，或用大黄四逆散（大黄牡丹皮汤合四逆散）：生大黄 9g（后下），冬瓜仁 30g，桃仁 9g，柴胡 9g，赤芍 9g，枳壳 6g，牡丹皮 9g，甘草 6g。若脾虚、气虚者，可加大枣或党参、黄芪之属，但不宜重用，以免滞邪。合并脓肿或弥漫性腹膜炎时，则合用三黄散局部外敷。慢性阑尾炎则用大黄牡丹皮汤：生大黄 9g，牡丹皮 9g，冬瓜仁 30g，桃仁 9g，芒硝 6g。待疼痛发作时服 3 ～ 5 剂。如此停停服服，可以治愈。

二十三、张斌

张斌（1917—1997），内蒙古云中郡（现呼和浩特市托克托县）人。张斌幼时跟师当地名医张福寿，新中国成立后曾在呼和浩特市托克托县联合诊所行医并任所长。1958 年内蒙古医学院中医系成立，张斌担任伤寒温病教研室主任，1983 年成为内蒙古医学院首届硕士研究生导师。张斌曾担任内蒙古政协委员、常务委员，全国张仲景学说研究会顾问，张仲景国医大学名誉教授等职。张斌一生致力于《伤寒论》的研究和教学工作，推崇张志聪用《内经》标本中气学说阐释六经病。张斌对《伤寒论》气化学说的研究多有创见，并将其理论运用于临床疑难杂症，多有效验。张斌于 1987 年出版著作《伤寒理法析》，是其六经气化学术思想之代表作。2016 年由张斌的学生及学术传承人韩世明、麻春杰总结张斌医案及学术经验编写完成《张斌教授医论医案集：〈伤寒论〉气化学说的理论与实践》，2017 年由中国中医药出版社出版的《张斌伤寒论气化学说通俗讲话》是《伤寒理法析》的修订版，这两部著作集中体现了张斌的学术思想及将气化学说应用于临床诊疗的经验。

（一）治学方法

张斌自幼学医，攻读《伤寒论》《内经》，参阅各家注释，潜心钻研张志聪《伤寒论集注》，用气化学说解释伤寒六经，并有所创新。张斌自 20 世纪 60 年代起以气化学说系统讲授《伤寒论》，并且自编《伤寒论》气化学说教材，在全国独树一帜。《伤寒论》气化学说在当时并没有受到中医界的广泛重视，张斌排除困难，潜心研究，不盲从、不附庸，不仅在理论方面造诣深厚，而且在气化学说指导临床辨证论治、处方用药方面也有深刻见解。

（二）学术思想与特色

1. 气化学说，独树一帜

《伤寒论》之精义为六经，六经之精髓乃为六气（内风、内寒、内热、内燥、内湿、内火）。张斌认为，学习与研究《伤寒论》，不仅要重视外邪，更要重视人体的六经正气，重视六经正气的生成机制及运行过程，重视邪正相争的具体经过。自然界之六气与人体之六气相互交流通应，构成内外环境的统一。其经气内源脏腑，外出经络，化生能量，遍布全身。每经有标、本、中气，有内向、外向、环转流行，即出入升降之开、阖、枢的机转，以维持体内各部的动态平衡。人体内的能量生化，亦与天地六气阴阳相应，维持人体正常代谢与生命活动，就是六经气化理论的核心，为"一气流行，化生万物"。《伤寒理法析》阐明了深奥的气化理论，如太阳病恶寒一症，是因为太阳的气化，本寒标阳，本寒在内，标阳在外，标阳是本寒所化生，即所谓"水中生阳"，故其热能表现在外。此亦即营行脉中，卫行脉外，津液充足，阳气则旺之理。因此，若太阳本经自病，病发于内，则其本气就首先要有所反应，功能紊乱，生化阳气之力不足则当见恶寒。如果太阳为外邪所干为病，必标气先受，功能障碍，使其阳热不能正常布散，所以也必恶寒，气旺则同时发热。由于这种恶寒都是太阳本气的内在反应，必然以自觉感受为重，故太阳为病之发热，或有已发，或有未发，为气化学说太阳从本从标之理的明证。

2. 经气出入，布散周身，统领气化

张斌指出，人体六经，经中有络、气中有血，既可循线路而行驶，又可出线路而布散，这是经气出入的机转。因此，不要仅从本于经络线路去理解，有的经气是出了线路运行的，这就是六经经气的"开阖枢"之机。比如太阳经气从"开"而布散于体表，太阳才能主全身之表；阳明经气从"阖"而内入于里，阳明才能主里。张斌关于经气可出经络循行路线来布散的观点，根源于《内经》。《灵枢·脉度》说："气之不得无行也，如水之流，如日月之行不休，故阴脉荣其脏，阳脉荣其腑，如环之无端，莫知其纪，终而复始。其流溢之气，内溉脏腑，外濡腠理。"六经的关键在经气，经气有精专者行于经脉之内，也有流溢于经脉之外的，但又各有其具体的布散方向与布散规律。以经脉统领周身，血气运行无处不到，这样就使得全身各个脏腑组织细胞都有了气化，六经能够以经气而统领三焦的"开阖枢"，不能仅仅拘泥于经脉的循行路线来机械地认识六经。

对于六经的实质，张斌认为六经是脏腑、经脉和气化的统一体。而此三位一体的统一，势必超出形迹之外，才能得其全貌。其所谓"气化"，可以比喻为现代所说的"能量"；经气出入机转的"阴阳离合"问题，可以说成是"能量流"的问题。那么，脏腑就好像"场"，经脉就好像"轨迹"，合起来，它们之间既形成系统性，也有信息的感传，更有病程和证候的控制，其间营卫、气血、津液、热能等，就是六经的物质基础和功能反映。但它们都是运动的、发展的和变化的，不断地进行着新陈代谢。正因为这样，六经有病，就有正证、传变、合病、并病，以及病程周期和旺时自解等特定的情况出现。

（三）临证经验

1. 四诊细微，辨证准确

张斌临证经验丰富，经常诊治疑难重症，疗效卓著。诊断中把握整体观念，以象数理论四诊并用，问诊、切诊尤详，从不草率。诸如对患者寒热的喜恶、饮食、二便等情况的询问，脉象三部九候的体察。诊脉注意人迎（左寸脉与关脉间部位）、气口（右寸脉与关脉间部位）的变化。人迎脉浮、大、弦、紧则多为外感，气口脉浮、大、弦、紧多为内伤。诊人迎与气口在临床诊病中有很高的实用价值。望诊中注重舌象和眼睑的颜色与爪甲的变化，还注意体察四末、肌肤的寒热情况。

2. 调理整体，舒畅气机

张斌认为，风为百病之长，气为百病之源。气机调畅，气行血行，脏腑功能通达。气一有怫郁，百病纷生。凡治气机不畅之证，柴胡、黄芩、半夏、延胡索、川楝子每多合用，屡用效佳。通过多年的临床实践，张斌认为气滞者多见弦、沉、小脉。临床治疗常见的慢性胃病时，虽有不同的证候表现，但胃气壅逆、气血失常、寒温失调为其共同病机，故调节升降，尤其是通降胃气，理气行血或补气养血，调节寒温为其三大通治之法。张斌认为，凡治疗慢性胃病从这三方面考虑，则可握其大局。

3. 不泥古方，博采众长

张斌指出，疾病千变万化，固定的死方不能有效地医治活的病变，况且人的体质有异，证候错杂，古今变迁，环境有别。张斌精通《伤寒论》，但完全照搬原方者甚少，而取其方义，变通加减化裁为多。张斌治疗内、外、妇、儿科杂病，以气化理论为指导，组方用药遵古而不泥古，不仅用经方，而且多选用历代医家的有效方剂，真正做到了各取所长。如治慢性肾炎、肾病综合征，常选用真武汤合实脾饮；恶性肿瘤类常用柴胡剂合阳和汤、身痛逐瘀汤加减。

二十四、江尔逊

江尔逊（1917—1999），四川夹江县人，著名中医药专家。江尔逊禀赋薄弱，自幼多疾，故于15岁时弃儒习医。其始受业于蜀中名医陈鼎三先生，后又师事著名中医陈逊斋先生及针灸大家承淡安先生，于中医经典及内、外、妇、儿科及针灸学，悉得真传。

江尔逊业医数十年，崇尚仲景学说，尤以善用仲景学说治疗疑难重症享有盛誉，被医界誉为不可多得的"伤寒临床家"。1990年，江尔逊被人事部（现人力资源和社会保障部）、卫生部（现国家卫生健康委员会）、国家中医药管理局确定为首批全国老中医药专家学术经验继承工作指导老师。

江尔逊的著作为点校陈鼎三《医学探源》。该书融四大经典于一书，理法方药具备，是研习《伤寒论》较好的重要参考书。

（一）治学方法

1. 熟读经典奠基础，临证学习获真知

江尔逊从医伊始，即奉原著为圭臬，对张仲景著作反复通读，直至能背诵全文，而后才旁参注家，涉足临床。在读与用的过程中，江尔逊深感原著不仅确立了理法方药治疗体系，为百病立了法度，而且提供了丰富的临床验案和大量的高效处方，必须细心领会，躬身体察，才能明其真谛。

江尔逊认为后世注家对《伤寒论》具体内容的研究，也不乏精辟之见，可谓成果累累，气象万千。而循着张仲景的思维脉络进行理论认识和临床实践，离不开攻读原著。仅借学习"浅注""释义""串类"等，欲求探得张仲景堂室之奥妙，只会事倍功半。

他认为张仲景之书并非字字珠玑，句句准绳。奉原著为圭臬，一是说读书和临证要以原著基本精神为准；二是说对于画龙点睛处要善于领悟；三是说对难以理解的地方应躬身临床，勤于体察，不要轻易否定。

江尔逊认为，研究《伤寒论》概言之不外学、用两端。所谓学，在于懂得读法；所谓用，就是要遵经旨，勤实践。他主张联系《内经》《难经》去读，联系《金匮要略》去读，字斟句酌地去读，联系临床去读。

2. 广投名师，博采众家之长

江尔逊悬壶数载，在反复钻研《伤寒论》时，悟到药治与针灸并用，是张仲景理法的一大特色，但多不为后世医家所重视。倘能熟练掌握、运用，针药并举，无疑疗效尤捷，从而萌动了求师研习针灸的愿望。1946年，江尔逊求学于全国著名中医陈逊斋，后又投师承淡安，对诸师长期积累的渊博理论和丰富经验，颇得其传。

3. 精勤不倦，经典诸家勤细探

江尔逊从医50余年，时刻不忘"精""勤"二字，牢牢地以之为座右铭。所谓"精"，即对一种学问、技术或业务，必须有深刻的研究和透彻的了解。所谓"勤"，即不懈地努力。而凡为学之道，欲求精深，必先勤苦。他数十年来，无论治学与临证，始终不渝地坚持"六勤""五不"。"六勤"，即勤于刻苦读书；勤于独立思考；勤于临证实践；勤于质疑问难；勤于总结经验教训，力争有所创新；勤于承先启后工作，以冀"薪尽火传"。"五不"，即不坐茶楼酒肆，聊天吸烟；不看无益小说，虚度光阴；不骄矜自负，强作解人；不草率鲁莽，恣处汤药；不追名逐

利，驰竞浮华。

4. 西为中用，彻悟"他山之石，可以攻玉"

江尔逊曾在西医病房开展中医业务 20 余年，与西医同道朝夕相处，共同身临病榻救治疑难重症。他主张中青年中医应在年富力强之际，有选择地学习、研究西医学之长处，而为我所用；同时又谆谆告诫曰：切莫妄自菲薄，而以西医取代中医。江尔逊竭力主张诊断与治疗必须保持和发扬中医特色。

（二）学术思想与特色

1. 强调"方剂辨证"

江尔逊认为，中医强调理法方药的连贯性，方是理法的体现，而药只有组成方以后，才能体现和实践理法。几千年来，中医方剂学在实践中不断发展，其中有些方剂的机理彰明，有些却无法说清楚，而功著效宏。因此，以方剂主治作为证型进行"方剂辨证"，在理论和实践上都是非常必要的。只要有是证，即可用是方。使用这种方剂辨证，与现在习用的以证求方、以病求方、脏腑辨证等方法，各有千秋，均不可忽视，且能相互补充，开拓治病之思路，提高疗效。江尔逊认为张仲景创立的方证对应与辨证论治两大科学体系，乃是中医学鲜明的特色与优势，两者是珠联璧合。

2. 兼收并蓄，精通温病理论

江尔逊认为伤寒之理法可涵盖温病，温病之方药可补伤寒之不逮。如对湿热病，江尔逊强调必须掌握其季节性强（夏秋雨湿时节多发），病程缠绵（湿热胶结难解），病变范围广（脾胃为中心，弥漫全身）及症状矛盾多（身热不扬、口干不欲饮）等特点，以指导辨证施治。在方药运用方面，江尔逊积累了不少经验，如以香附旋覆花汤治疗饮停胁痛（如渗出性胸膜炎、胸腔积液等），一金汤加味治疗黄疸、胁下肿痛（如重症肝炎、肝硬化、肝癌等）。同时，江尔逊亦有不少独到发挥之处。如三仁汤，江氏以舌苔黄白厚腻（原文谓"舌白不渴"）为本方运用的主要依据（即"抓住特征"法），广泛用于呼吸、消化、泌尿等系统疾患，如肺炎、肝炎、急慢性胃肠炎、慢性肾炎蛋白尿，以及外科手术后出现低热、胃肠功能紊乱，而以舌苔黄白厚腻为特征者，疗效显著。江尔逊认为吴鞠通强调治湿温病"宜轻开肺气"颇具深意。盖肺主一身之气，气化则湿亦随之而化。三仁汤集治湿三法（芳香化湿、苦温燥湿、淡渗利湿）于一方，而以芳化为主。受吴鞠通之启示，江尔逊临证运用本方，常以桔梗代白蔻仁（豆蔻），一则加强"轻开上焦"、宣肺化湿之功，二则以防湿从热化之虞。

3. 用辩证法指导临床实践

江尔逊强调必须克服形而上学观点，运用科学思维方法，对一症一脉都要认真分析，"不能只看各种化验、检查资料，不看病人，不接触病人"。或者只看表面现象，不认真探求疾病本质，人云亦云。那种只讲外因，不知内因，只知治"病"（病毒、细菌），不知治"人"的形而上学观点，贻害无穷。

4. 顾护胃气，扶正以祛邪

江尔逊谨守张仲景"保胃气、存津液"之治病法则，临证之际，必先察患者胃气之存亡、脾气之盛衰，选方用药，无不时时顾护脾胃。

（三）临证经验

1. 喜用、擅用经方，精于临证思维

江尔逊临证时抓住张仲景所描述的特征性证候而遣选相对应的经方，不受后世诸种辨证方法的限制。江尔逊讲究病证合勘，即将西医之病名或中医之"病"与张仲景书中之"证"结合起来进行对照研究，突出主证，且谨察主证之变迁而圆机活法，方随证转。对于体质差、病程长或常规治法乏效的疑难病症，则能高屋建瓴地从整体上权衡邪正之关系，而遣选整体调节作用显著的经方。

江尔逊对于经方的运用也参验名家，结合己见，扩大经方证治范围。如以当归四逆汤治疗遇冷即作之顽固荨麻疹。以小柴胡汤加石膏治疗腮腺炎、睾丸炎，加当归、白芍、枳壳、桔梗调肝理肺，治疗热痢下重等。江尔逊以张仲景理法统时方，临证喜用经方而不薄时方。对屡经验证、疗效确切之时方，常视如经方而广泛运用。如经他亲身体验之金沸草散，临证时，无论咳嗽之久暂，不分老少，随证灵活加减，收得心应手之效，成为其治疗外感咳嗽之专方。另如其为治疗眩晕急性发作而拟制的"柴陈泽泻汤"，即是融经方小柴胡汤、泽泻汤与《局方》二陈汤加钩藤、天麻、菊花，治疗眩晕急性发作，能收药到眩止之效。

2. 参验时方，效法各家所长，以仲景理法统时方

江尔逊认为，经方少，时方多，即使属于经方派之医者，用时方之机会亦不少。问题之实质，不在于喜用何种方药，而在于是否自觉地以张仲景理法统方药。若不以张仲景理法为依归，纵使用经方，徒有其名而已；若以张仲景理法为依归，纵使用时方，亦可获良效。而时方之迭经验证、确具良效者，江尔逊恒爱之若经方。他还反复强调：临证者但以治病救人为宗旨，原不可有经方、时方之界限存于胸中也。江尔逊参验前贤，善效法各家之长，凡时方验之临床颇效者，无不择善而用之。如以李东垣补中益气汤加减，益气调肺，治疗直肠肿瘤便血；益气固摄，治疗早产恶露不绝；宣肺通肠，治疗虚秘、咳逆；益气养血通络，治疗中风后遗肢体不遂，以龙胆泻肝汤治疗齿衄、高热、血淋等，以甘露饮加减治疗扁平苔藓、复发性口腔溃疡、舌苔花剥及齿龈溃痛等。其自拟治咳颇具卓效的"宁嗽汤"，则是师古而不泥古，在古方基础上，灵活变通，历数十年临床实践验证之结晶。至于"眩晕"辨治，以风、火、痰、虚立论，经长期亲身体验及临床验证之自制高效方"靖眩汤"，则是体现江尔逊宗仲景学说、熔经方（小柴胡汤、泽泻汤）与时方（六君子汤、半夏白术天麻汤）于一炉学术思想的代表方。

3. 倡"风药畅气"说

所谓风药即祛风之药，多属辛味。偏温者有麻黄、桂枝、细辛、荆芥、防风、羌活、藁本、白芷等；偏凉者有柴胡、葛根、升麻、薄荷、菊花、蔓荆子、桑叶等。而所谓"风药畅气"，乃指治内伤杂病，在无表证的情况下亦使用风药，不取祛风解表，而取其畅通气机之义。江尔逊善用风药调经、治带、疗痿等。平素肠胃虚，食欲差，过饥过饱胃部都难受，头昏，四肢乏力，江尔逊称此头昏为"土虚木摇"，常用柴芍六君子汤加菊花、钩藤、蒺藜等风药，此时不在于祛风，而取其畅中气达于颠顶，填补空虚即无头昏之感。他认为，玉屏风散中之防风，就不是解表药，而是畅气药。用小柴胡汤治疗内伤杂病时，柴胡也是畅气药。同理，麻黄附子细辛汤用于长期畏寒证时，亦取风药畅气的作用。

另外，在妇科病的治疗中，江尔逊认为风药能燥（胜）湿。其燥湿作用是通过风药畅气而实现的，故治湿邪带下常用风药。陈良甫谓："妇人月水不调，乃风冷乘虚客于胞中，伤冲任之脉。"王肯堂《女科准绳》中升陷举经汤，亦用藁本、羌活、防风、独活等风药于血分药中，主治经水不调。江尔逊沿用此说，常用风药调经，颇具特色。

4. 倡针灸与药治并举

江尔逊认为，针灸与药治并举，为张仲景治病之一大特色。《备急千金要方》引仲景云："凡欲和汤合药，针灸之法，宜应精思，必通十二经脉，知三百六十孔穴，营卫气行，知病所在，宜治之法，不可不通。"张仲景书中，涉及针灸与药治并举之条文甚多。不论经方派或时方派，只恃药饵疗疾，曾不留神针灸者，致张仲景治病之特色，日晦一日，可胜叹也。江尔逊早年曾拜师于针、药兼擅之名家陈逊斋、承淡安二位先生门下，颇得其传。自行道以来，遵张仲景之训、先师之教，未敢废弃针灸，常操针以救燃眉之急，屡获针到病除之效。

二十五、刘渡舟

刘渡舟（1917—2001），辽宁营口人，当代著名的中医学家、中医教育家、北京中医药大学终身教授，国家首批硕士、博士研究生导师，首批全国老中医药专家学术经验继承工作指导老师，"燕京刘氏伤寒学术流派"创始人。刘渡舟于1938年正式挂牌行医，1956年调入北京中医学院（现北京中医药大学）从事教学、医疗工作，历任伤寒教研室主任、古典医著教研室主任、金匮教研室主任、中医基础部负责人、《北京中医药大学学报》主编、北京中医药大学学术委员会委员等职。刘渡舟于1978年晋升为教授，1990年获批享受国务院政府特殊津贴专家。刘渡舟连续当选为第五届、第六届、第七届全国人大代表，兼任国务院学位委员会特邀成员、中国中医药学会常务理事、仲景学说专业委员会主任委员、北京中医药研究促进会名誉会长等。刘渡舟发表论文百余篇，出版专著近20部，其中《伤寒论校注》是距北宋治平年间第一次校注《伤寒论》近千年之后，第二次由中央政府组织的校注版本，被公认为是当今学习和研究《伤寒论》的最佳版本。此项成果荣获国家中医药管理局1992年度科技进步二等奖。刘渡舟被誉为"伤寒泰斗""经方大家"，日本汉方学界更称其为"中国治伤寒第一人"，其学术成就为世人公认，在中医学界享有盛誉。其著作《伤寒论通俗讲话》由日本引进翻译，定名为《中国伤寒论解说》出版。

（一）治学方法

1. 熟读经典，打牢基础

刘渡舟认为真正高水平的临床医生，必须注重基础理论的学习，研习《伤寒论》、走向中医临床要循序渐进。第一，要打好基础，将《内经》《难经》《伤寒论》等视为学医的根本，尤其要学好《内经》中的阴阳辨证思想、方法，以及脏腑、经络的生理、病理。同时要把吴谦《医宗金鉴·伤寒心法要诀》和陈修园《长沙方歌括》学懂吃透，并背诵如流，牢记不忘。第二，看不带注解的原文，探寻条文之间的联系。第三，要参看各家之注解，先看成无己的"伤寒三种"（《注解伤寒论》《伤寒明理论》《伤寒明理药方论》）为好，再读徐大椿《伤寒类方》、柯韵伯《伤寒来苏集》、尤在泾《伤寒贯珠集》，以及方有执《伤寒论条辨》、钱潢《伤寒溯源集》等。此后可再看丹波元简的《伤寒论辑义》等综合性的作品。此外，刘渡舟还特别强调学习《伤寒论》要和《金匮要略》结合起来，否则只能是"半部仲景"。

2. 识明启悟，背功为先

刘渡舟认为背书是中医的基本功，唯有"背"方可"书熟""理明""识清"，临床辨证精准，最终达到提高临床疗效的目的。长期坚持不懈地背书，不仅可以使大脑更加灵活，而且可使心中日积月累的理论知识和对中医的"悟性"不断得到提升，临证时更加心灵手巧。刘渡舟认为《医宗金鉴》是最好的也是最先要背诵的书籍，尤其是"伤寒心法要诀""杂病心法要诀""妇科心法要诀"等内容。在此基础上，进一步背诵《内经》重点条文和《伤寒论》《金匮要略》原文，尤其是提纲性、方论性原文，要求达到滚瓜烂熟、脱口而出的程度。

3. 主动自学，学以致用

刘渡舟认为培养自学能力是一个人成材的关键。自学可以将被动地接受知识转变为主动地学习知识，是每一位科学工作者达到科学巅峰的必由之路。自学要讲求方法，需制订一个切实可行的计划。要注意一忌浮，二忌乱，三忌畏难。刘渡舟还特别强调要将学到的理论切实运用到临床中，达到"学用结合，学以致用"。刘渡舟提倡白日临证、夜晚读书的方法，认为通过临床实践可以验证理论的是非，反过来会更加激发对中医理论研究的兴趣，再从实践中去发展理论。

（二）学术思想与特色

刘渡舟熟读经典，辨证精严，参悟临床，发皇新论，不仅是卓越的伤寒大师，亦被称为杂病圣手，临床疗效显著，并形成了鲜明的学术思想和医疗风格。

1. 六经实质论

刘渡舟认为六经以经络学说为基础，来源于《素问·热论》《灵枢·经脉》等篇章。张仲景有继承也有发展，使六经不但能辨热证、实证，而且扩大到辨阴证、虚证与寒证。刘渡舟在此认识的基础上揭示出六经实质是脏腑、经络、气化的统一体，具有整体观和辨证观的特点。

2. 方证相对论

刘渡舟指出治伤寒之学的方法，必须从方证大门而入，"认识疾病在于证，治疗疾病则在于方，方与证乃是伤寒学的关键"。然而在唐代以前《伤寒论》的版本均是"证"下无"方"，至孙思邈唐本《伤寒论》问世，才纠正了"旧法方证相离"的错误。刘渡舟认为，只有做到方证相对，才能真正揭示张仲景辨证论治的奥秘，通过继承和灵活运用于临床实践，建立自己的辨证治疗观。

3. 辨证知机论

刘渡舟认为辨证论治是治伤寒之学的初级阶段，在学会辨证论治形似的基础上，要学会"辨证知机"。掌握了机先，方能见微知著，决断死生，达到神似。二者是两个层次，有高下精粗之分，不可混为一谈。"知机"不能离开色、脉之诊。临证从色、脉之诊参悟，预后死生，熟记并理解各种病症的主症，久而久之就会出神入化，独领机先。

4. 古今接轨论

刘渡舟认为经方与时方一脉相承，是源与流的关系，在临床运用中当相互借鉴，由此提出"古今接轨"的新观点。古今人异气迁，体质强弱、生活习惯均有变化，医者应从临床出发，对经方、时方都要有深刻的认识和系统的了解，以实事求是的态度，把古方、今方、古今接轨方灵活自如地融合在一起运用于临床，既是对古人经验的很好继承，又是对中医药学的创新发展。

5. 主症论

刘渡舟在临床辨证时对病因辨证、脏腑辨证、八纲辨证等传统辨证方法均为习用，但他更加重视六经辨证方法，坚持"六经为百病立法"的观点，并且重视和擅长运用"抓主症"的辨证方法。他强调主症就是疾病的主要脉症，是疾病之基本的、本质的病理变化的外在表现，是证的诊断依据。主症是纲，抓住了主症就抓住了纲领，纲举而目张。熟记并理解各种病症的主症是运用抓主症方法的基本功。

6. 气机论

气机运动是人体生命的基本特征，也是维持人体健康的必要条件。刘渡舟认为临床善于治病者，当重视调气，而善于调气者当重视调肝胆和脾胃之气，以疏利肝胆、调理脾胃、运转枢机作为临床治疗疾病的重要方法。调肝胆之气当以疏利肝胆为法，刘渡舟常用张仲景的"柴胡剂"系列；调脾胃之气当以升降脾胃为法，常用"泻心剂"系列方。

7. 水气论

刘渡舟认为水气病由人体水液的代谢异常所引起，可概括为水肿和水气上冲两大类。水肿病临床上治疗当以祛除水邪为主，重视恢复肺、脾、肾的功能，在邪实而正不虚时，主要采用发汗、利小便和泻下大便三种治法。并且除惯用的温阳利水法之外，刘渡舟强调了滋阴利水法的重要性。刘渡舟将水气上冲证命名为水心病，并总结出水舌、水色、水脉、水症等，提出水痫、水眩、水咳、水悸、水厥、水痞、水逆、水渴等临床分型，补充了张仲景叙述之略，丰富了水气病的理论。

8. 火热论

刘渡舟指出《伤寒论》以论述寒性疾病为主体，但也非常重视对火热病的诊治，尤其在阳明病、少阳病、厥阴病中善用清凉之法。在太阳病变证中也有不少属于热证。而且六经病中大多数是寒热相兼，其治疗宜于寒热并用、攻补兼施。刘渡舟认为对临床多见的火热证要给予足够的重视，并提出了许多新的火热论观点，对火郁、火痞、火狂、火痛等火证的脉因证治进行了详细探讨，阐明实火、虚火、郁火、阴火、阳火的概念，提出实火宜泻、虚火宜补、郁火宜发、阳火直折、阴火温导的治疗原则，尤其重视实火的证治。

9. 脾胃论

刘渡舟认为"保胃气"是张仲景的基本治疗原则之一，临床医生应该重视对脾胃的观察和治疗。治疗脾胃不等于补益脾胃，要遵循热者清之、寒者温之、实者泻之、虚者补之的原则，注重健脾益气，调理脾胃的气机升降，并强调益胃养阴同样重要。此外，调理脾胃既可以直接治疗脾胃病变，也可以间接治疗与脾胃相关的病变。

10. 肝胆论

刘渡舟总结出肝病的病理变化特点，一是肝病的基本矛盾在于体用失调，二是肝病的主要临床表现是气血病症。在治疗肝病时应切实把握疏通气血，条达为要；体用结合，补泻适宜；明辨标本，缓急有度；整体治疗，疗养兼顾等原则。此外，肝胆寓一阳生生之气，不宜攻伐太过，以免损伤生阳之气，病去七八，当停药以调养之。

（三）临证经验

1. 气血为纲，善治肝病

刘渡舟临床以善治肝病而闻名。刘渡舟认为急性肝炎或慢性活动性肝炎是湿热邪毒侵犯"肝之气分"，治疗上采用疏肝清热、解毒利湿的方法，研制出"柴胡解毒汤"（柴胡、黄芩、茵陈、土茯苓、凤尾草、草河车、茜草、土鳖虫、海螵蛸、叶下珠、苍术）。肝病日久，迁延不愈，转为慢性，则湿热邪毒由"肝之气分"伤及"肝之血分"，转入"肝炎的血分证候"。叶天士"久病入络说"正可谓这种病理机转的真实写照。病久入血，佐以养血和血、柔肝通络，创制柴胡活络汤（柴胡、黄芩、茵陈、凤尾草、草河车、泽兰、土鳖虫、茜草、红花、当归、白芍、海螵蛸、白术）。此方是在柴胡解毒汤的基础上加当归、白芍、红花、泽兰等养血和血、柔肝通络之品，引药入"肝之血分"，使肝郁得解、肝虚得养、肝瘀得化、湿热得清，开中有合，补中有泻，标本同治，正邪兼顾，在清除肝脏血分湿热的同时，恢复了肝主疏泄与肝主藏血的两大生理功能。

2. 善用经方，灵活变通

刘渡舟在临床上特别注重"经方"，认为使用"经方"必须做到辨证无误，方证结合严密，才可达到预期治疗效果。要本着"从临床实际出发"的原则，既要记住"经方"的加减法，又要一隅三反而灵活变通。对"经方"的药物组成、剂量搭配、主治功用、加减变化不可随意改动，以保持古人制方原意，但在特定的情况下，也必须对"经方"的组成配伍进行加减变通，以适应疾病变化的需要。如刘渡舟的学生曾以刘渡舟的经验，予柴胡桂枝干姜汤治疗一位慢性肝炎患者，症见胁肋胀满，便溏，日二三行，然服药 7 剂大便仍溏，腹胀不减，乃邀刘渡舟会诊。切其脉沉弦无力，舌淡嫩，苔薄白，遂减原方黄芩用量，增干姜、炙甘草用量，又加红参、白术。继服 7 剂后诸症皆减，体力有增。刘渡舟谓此乃柴胡姜桂汤证，其所以不效，因守古方而欠变通。今脾家虚寒作泻，一目了然，黄芩苦寒损阳而不知减，参术甘温培土又不知加，一味固守原方，不知变通，则何异守株待兔也？学生恍然而悟。

3. 古今接轨，各取所长

刘渡舟以善用"经方"闻名，也非常重视后世"时方"，认为经方与时方同气连枝，一脉相承，应当有机地加以结合，取长补短以增强临床疗效。在具体应用方面，可大致划分出经方接轨时方与时方接轨经方两大类别。如刘渡舟临床常采用的越鞠丸与小柴胡汤合用（柴越合方）以治疗肝胆气郁、疏泄不利，生脉饮与苓桂术甘汤合用以治疗心气不足、水饮上冲，羚角钩藤汤与芍药甘草汤合用以治疗肝虚血少、筋失濡润等，均为时方接轨经方的具体代表。而麻杏苡甘汤与甘露消毒丹合用以治疗湿邪阻肺、气逆喘咳，栀子豉汤与三仁汤合用以治疗湿热内蕴、气火郁结，大黄黄连泻心汤与平胃散合用以治疗食滞伤胃、湿浊化热等，又是经方接轨时方的典型范例。

二十六、万友生

万友生（1917—2003），号松涛，江西新建县西山乡人。江西中医学院（现江西中医药大学）教授、主任医师，全国首批享受国务院政府特殊津贴的有突出贡献的名老中医，是我国现代著名的中医学术思想家和中医教育家。

万友生自幼习文十载，不求仕进，而志于医，17 岁考入江西国医专修院。中华民国时期，他辗转江西多地，悬壶济世，医名渐著。新中国成立后，万友生积极投身江西中医事业，1955 年调任江西省中医进修学校（现江西中医药大学）教导处副主任，1979 年当选为中华全国中医学会第一届常务理事、江西省中医学会第一届副会长兼秘书长，1982 年任江西省中医药研究所所长、教授。万友生先后当选为江西省第五届、第六届人大代表，江西省政协第一至三届常务委员，中国中医药学会第一至三届常务理事及其中医理论整理研究委员会常务委员，江西省科协第二届常务委员，江西省卫生厅中医科负责人等。

万友生从医执教 70 年，长期担任中医内科学、伤寒、温病教研室主任，为我国的中医事业培养了大批的优秀人才，而且连续多年应邀为中国中医研究院（现中国中医科学院）研究生班授课，并曾应邀赴全国 10 余个省市讲学。日本东洋学术出版社在《伤寒论医学之继承与发展》一书中发表了万友生的著名论文"欲识厥阴病，寒温合看明"。可以说，万友生桃李满天下，名扬海内外。

万友生治学崇尚张仲景《伤寒杂病论》和吴鞠通《温病条辨》，兼采上自《内经》《难经》，下及历代寒温各家学说之长，极力倡导"寒温内外统一"之说。万友生的主要著作有《伤寒知要》《寒温统一论》《热病学》等。万友生主持的国家"七五"攻关中医急症科研课题"应用寒温统一理论治疗急症（高热、厥脱）的临床研究"获国家中医药管理局科技进步三等奖和江西省科技进步二等奖。其所著的《寒温统一论》获得中国中医药文化博览会"神农杯"优秀奖。

（一）治学方法

1. 国学深厚，兼收并蓄

万友生少入私塾学习 10 年，国学造诣深厚，古文及琴棋书画无所不通，有感于民疾苦难，乃立志学医。万友生得姚国美、谢双湖等一大批内科、伤寒名家真传，并遥从上海名医陆渊雷先生，受其博古通今、以西释中学术思想的影响，兼收并蓄，广开思路。在人才教育培养上，万友生提出了许多富有新意的见解，他的教育理念是"国学根底，少年养成"。万友生认为，要学好中医，必须要有坚实的传统文化基础，对文、史、哲各学科，儒、道、释各流派，都应有充分的了解，并且要从小培养国学兴趣，形成读古籍的习惯。万友生主张要熟谙经典，掌握中医的主轴，基本理论、核心学说一定要了如指掌，烂熟于心。

2. 熟读经典，学有专攻

万友生潜心钻研中医经典，博览历代名著，尤其对《伤寒杂病论》《温病条辨》情有独钟，为其"寒温统一""内外统一"学术思想的形成奠定了坚实的基础。万友生认为学好中医的关键还在于多临床，没有在临床一线几十年摸爬滚打，要想成为名中医、好中医是不可能的。当然，学好中医要有广阔的视野、开拓的胸怀，不断学习现代科学技术知识，汲取多学科、多方面的知识营养，也是十分必要的。但是，万友生认为学要有专攻，在熟读经典基础上，要有自己的主攻方向。他的这些观点，对于现代中医人才的培养，仍然具有重要的指导价值。

3. 著书立说，学以致用

万友生认为，学习中医要善于总结，把自己的学习心得和临床经验完整地记录下来，形成文献，在各类刊物上发表，并撰写学术专著，以此进行学术和经验交流。他在多年研究热病的过程中，先后撰写学术论文百余篇，撰著《万友生医学丛书》（包括《伤寒知要》《万讲伤寒论》《〈伤寒论〉方证医案选诸病证治提要表》《寒温统一论》《万氏热病学》《药选》《万友生医案选》《万友生医论选》），形成了独特的学术观点。并且万友生一生致力于热病学说的临床研究，并用其理论指导热病和内伤杂病的诊治，晚年承担"七五"攻关中医急症科研项目，系统研究了流行性出血热等外感热病，总结了中医热病临床规律，提高了临床疗效，颇多独创见解，终成一代临床大家。

（二）学术思想与特色

1. 力倡寒温内外统一

万友生认为伤寒学说和温病学说同出一源（《内经》热病学说），二者对外感病的临床都有重要的指导意义，临证应结合起来，取长补短，方能更好地指导临床。万友生应用"寒温统一"理论治疗流行性出血热，取得显著疗效，并对多种感染性疾病所致的发热做了前瞻性的研究，奠定了"寒温统一"理论指导热病的临床基础。他于20世纪70年代初主编《热病学讲义》，发表"关于伤寒和温病合编为热病学的商榷"等论文，提出"中医的外感热病理论，固须将伤寒、温病的理论系统结合，加以整理，成为一个完整的外感热病学说"。万友生有感于外感热病中，常可见到气郁、食滞、痰积、血瘀等内伤热病，从而又创造性提出"内伤热病与外感热病统一"的学术主张，明确两者应该冶于一炉、融为一体。他几经寒暑，数易其稿，终于著成了寒、温、内、外统一的《热病学》，为建立中医热病学科体系作出了重要贡献。

2. 澄清厥阴"疑案"

针对千古"疑案"厥阴病，万友生认为其病机为外感热病的最后阶段，提出研究《伤寒杂病论》厥阴病，应该"大胆跨越雷池，从后世温病学说中寻求弥补"，指出厥阴病应包含肢厥、体厥、昏厥、痉厥，补充完善了厥阴热化证，临床救治过程中尤其需注意"先兆厥阴证"的预防性治疗（即截断疗法）。万友生通过临床实践论述了厥阴病的理法方药，澄清了厥阴"疑案"，促进了中医学术的发展。

万友生在分析厥阴病"既厥且热"（包含厥热并见与厥热交替）证候特点时，指出临证需要鉴别厥阴热厥与阳明热厥。鉴别要点：厥阴病热厥，必须具有热闭心包的昏厥和热动肝风的痉厥等临床特征，而仅见身热肢厥，而不见昏厥或痉厥，诊断厥阴病则依据欠充分。这符合《素问·厥论》篇中的厥包含手足逆冷和神识昏迷的临床特征。阳明病热厥乃邪遏阳明，并未涉及厥阴，但见阳明本证，自当清以白虎汤或下以承气汤，但治阳明。对"阳明病并厥阴而具有昏痉瘛疭等特征"，即其邪由阳明涉及厥阴，既有阳明证又有厥阴证的，需要鉴别疾病的主要矛盾。如主要方面在阳明，则治法应以清下阳明实热为主，与《温病条辨·中焦篇》第6条温病热厥之用大承气汤相得益彰。如其主要方面在厥阴，则其治法当以开窍清邪、凉肝息风为主。如此才能认清厥阴病的热厥，并与阳明病的热厥相区别。

关于厥阴病的"厥热胜复"，万友生指出不应仅仅针对寒热往来或者厥热往来之症状来鉴别，更重要的是应该探求其共性的病机，指出厥热胜复的病机如属于少阴病并厥阴所致，应具备"昏、痉"表现，同时指出少阴病并厥阴的寒厥虚证由阴转阳的"热"有真假之辨。如属阳明病并厥阴的热厥（先热后厥），属里热实证，其病机由阳转阴，则必热日减而厥日增，终致但厥不热，同时注意热厥实证变为寒厥虚证。这些厥热胜复的阴阳虚实变化是厥阴病的核心病机所在，也是涉及阳明实热证和少阴虚寒证的理由所在。

万友生通过对厥阴病"热厥"的（即但热不厥）分析，指出《伤寒杂病论》的缺陷（虽有《太阳病篇》第6条所谓太阳温病的见症，但未能提出方治，徒见其"一逆尚引日，再逆促命期"的感慨），提出厥阴病热厥的病机本质乃热入手厥阴心包并引动足厥阴肝风所致，其症状表现必须具有热而昏痉瘛疭，治疗应遵循温病学所论，并可分上、中、下三焦辨证论治，同时提出厥阴热化危证（如热闭心包或者肝风内动的昏痉）的证治特点。

万友生对于厥阴病的"寒厥"即"但厥不热"的分析，也是丝丝入扣。针对手足厥冷而不见通身发热的厥阴病，可有厥阴经表寒厥（当归四逆汤证）、厥阴病"肝脏虚寒"蛔厥证（乌梅丸证）、厥阴经脏俱寒（吴茱萸汤证）等传统认识。万友生强调在厥阴病寒厥辨证中，必须同太、少二阴的寒厥区别开来。厥阴病寒厥，必须具有昏、厥、痉的临床特征；太阴病寒厥，必须具有吐、利、腹满的脾虚特征；而少阴病的寒厥，必须具有脉微细、但欲寐等少阴心肾虚寒的特征。"三阴"（太阴、少阴、厥阴）寒厥虽各有其特征而不容混淆，但又常相互联系，只是有所侧重而已。尤其是厥阴寒厥，多从少阴而来，往往是厥少同病，而且病机关键仍多在少阴。万友生认为厥阴病寒厥本证与热厥变证，所论皆病情危重，生死相关，并初步探讨了厥阴寒化危证（脏厥寒闭心包或阴风内动的昏痉）的救治心得。

3. 对阴火理论的继承和发展

对外感发热的研究，万友生更是突破了《伤寒杂病论》的禁锢，根据《素问·调经论》，并结合李东垣首创"阴火"一词，发展了李东垣"阴火"学说（包括气虚阴火、阳虚阴火、气郁之火等），理清"阴火"的概念，并解释"阴火"之"火"乃热的现象，而"阴"为热象的性质，即阴火指病性为阴寒而病症为火热的病理概念。阴火与阳火的区别在于，可以燔灼津液，用寒凉药能消除的火是阳火；反之，用寒凉药火象反增，用温热药能消除的火则是"阴火"。据此，万友生创造性地提出了"阴火"虚实证治方药。

万友生继承和发展脾胃理论，强调"脾胃为元气之本"，突出"气火关系失调""脾升是升降运动的关键"等学说思想。这些理论应用于杂病（重症肌无力、眩晕、高血压等）的治疗，取得显效。

万友生归纳了阴火的三证：阴火虚证、阴火实证、阴火与阳火相兼证，并对其遣方用药加以阐述。如阴火虚证之肾虚阴火证，治宜甘温补肾、回阳除热法，以通脉四逆汤为主方。若肾阴亦亏，浮火上炎，常见口糜舌烂，反复难已，又当选用桂附地黄丸缓图之。而脾虚阴火证，治宜甘温补脾、益气除热法，以补中益气汤为主方。阴火实证治宜辛温散热法，如属湿邪壅中，火郁于脾者，可用升阳散火汤（气不虚者去人参）或火郁汤；如属寒邪外来，火郁于肺者，可用三拗汤加桔梗。

（三）临证经验

1. 善抓主症，单刀直入

万友生认为，对主症突出、病机单纯之证，宜单刀直入，选药少力专之经方重剂为治。万友生曾治疗 1 例顽固性头痛患者。方某，女，75 岁。患左侧偏头痛，时作时止近 3 年，近年加剧，头痛日轻夜重，痛时头如火灼，不欲语言，头晕不能起床，脉弦。投以芍药甘草汤加味：白芍 30g，生甘草 30g，川芎 15g。当天煎服 1 剂，傍晚即感右侧头部发热，而左侧头痛停止，彻夜未再发作。次晨头痛虽作，但很轻微，头晕亦减。从此守方长服而愈。

2. 擅施斡旋，兼顾全面

万友生认为，对于复杂病症，必须掌握全局，点面结合，用药多而不乱，井井有条，方能克敌制胜。以万友生治疗局限性红斑狼疮为例。患者钱某，女，47 岁。患局限性红斑狼疮，久治无效。现红斑散布于眉心、前额、口角等处，并有灼热、麻辣、痒感，怕日晒，怯近火，头晕时痛，烦躁出汗，夜寐不安，手足心热，上下肢关节疼痛，腰痛，面浮脚肿，神疲肢倦，食欲极差（每餐只能强食 30g 左右），大便秘结（经常自服牛黄解毒片，得大便通利则稍舒），月经不通 3～4 个月，舌质紫暗多瘀斑，脉细弱。万友生立活血化瘀、清热解毒、祛风通络、补气养血、健脾利水合法，而以活血化瘀、清热解毒为主，药用升麻、鳖甲、犀角、生地黄、赤芍、白芍、牡丹皮、桃仁、红花、当归、丹参、紫草、紫花地丁、紫荆皮、鸡血藤、秦艽、桑枝、桑寄生、白鲜皮、蒺藜、白茅根、生薏苡仁、赤小豆、党参、黄芪、山楂、六神曲、谷芽、麦芽、鸡内金等。初服 4 剂，肠鸣腹痛，下黑色溏便，日三四行，后渐止而便通畅。8 剂后红斑稍退。18 剂后红斑明显减退变黑，麻辣感减轻，头痛止，腰及关节痛基本解除，饥而思食，每餐可进食 100g 左右。38 剂后新斑不生，旧斑继退，烦躁全除，头昏由持续性转为轻微的偶发。48 剂后，月经来潮，头晕全除。88 剂后，红斑基本消退，眠、食、二便均正常。再进 20 剂后，临床痊愈。最后改汤为丸以巩固疗效。

3. 首重脾胃，阳气为本

万友生认为人生病之后，只要脾胃尚强，其病较易治，故临证应重脾胃，使脾胃健运、气血有源，则病易愈。人身之阳为立命之本，处处顾护阳气，培育生机，故无论外感、内伤都应以阳气为本，即使阳气暂不虚，有耗气伤阳之可能者，也必慎用寒凉。万友生认为，在治疗流行性出血热的过程中，因湿热证湿偏重时易伤阳耗气，故在初期（发热期）就严密监察患者精神萎靡、气短、肢凉、脉细弱等耗气伤阳的现象，及时注射参麦注射液甚至参附注射液，常可令患者越过低血压休克期，或仅呈一过性低血压状态，不致陷入厥脱。即使在邪气最盛的少尿期，只要患者表现为水湿偏重而正气稍弱，就严格掌握"治湿不远温"的原则，多用甘温、芳香及淡渗之品，少用苦寒，谨防伤阳，以冀湿从燥化，郁伏之热得宣而邪有出路，转入多尿期。在邪少虚多或热病瘥后的多尿期或恢复期，也不持热病伤阴的成见，而对热病耗气、湿重伤阳有足够的警惕，但见舌质淡白胖大、小便清长频数、口淡多津、脉虚细软，便以益气扶阳为主，少用甘寒滋腻之品。事实证明，此法对减轻流行性出血热瘥后遗留损害、加速康复是有利的。

二十七、于己百

于己百（1920—2012），山东省烟台市牟平区人。于己百是在老师和父亲的启蒙下学习中医，于 1947 年经国家考试院特考及格，获中医师资格，正式行医。1978 年，于己百调入甘肃中医学院（现甘肃中医药大学）工作。于己百行医执教 60 余载，崇尚仲景学说，尤其擅长运用《伤寒论》理论指导临床实践，临证提倡"经方头、时方尾"，古今接轨，活用经方、时方，医名享誉甘肃省乃至西北地区。于己百先后编写了《伤寒论释义》及《中医内科学讲义》等著作和教材，发表了《六经病证治提要》《热病证治》等论文数十篇。其中《伤寒论释义》为其学术代表作，在西北伤寒学术界享有盛誉。

（一）治学方法

1. 家学渊源，兼容并蓄

于己百自幼涉足杏林，家父即严师，在老师和父亲的启蒙下学习中医，开始了一条精研岐黄仲景、勤于实践、衷中参西、广收博采、兼容并蓄的学医道路。于己百学医之始，在于有五先生的指导下，系统学习了陈存仁编辑的《皇汉医学丛书》之《素问识》《素问绍识》《伤寒论辑义》《伤寒论述义》《金匮玉函要略辑义》《金匮玉函要略述义》及《增辑陈修园医书七十种》之《神农本草经读》等中医经典古籍。他边读书边见习，遇到疑难问题随时向父亲请教，有时也与父亲相互探讨。他曾说："我第一次试诊用《伤寒论》的柴胡桂枝汤治疗感冒取得疗效，对我边读书边见习学习中医起到了很好的激励作用。"

于己百晚年在谈到自己的成才经历时，认为学习中医必须打下坚实、系统的中医理论基础，认为边读书边见习、学用结合以培养系统的中医知识体系、训练中医临证思维的方法，值得肯定与借鉴。

2. 重视经典，尤崇仲景

于己百通过学习《内经》知晓人与自然的密切相关，树立了"天人合一"的宇宙观和人体整体观；学习《伤寒论》掌握了六经辨证的方法和外感病的治疗方法；学习《金匮要略》掌握了脏腑辨证的方法和内伤杂病的辨证与治疗方法；学习《神农本草经》掌握了药物四气五味、升降浮沉、归经等理论，了解了药物的功效与主治。由"四大经典"架构了完善、系统的中医理论知识体系，为今后成才、成为名医奠定了良好的基础。在"四大经典"中，于己百尤其重视《伤寒论》。他认为学习《伤寒论》，能提纲挈领，有执简驭繁之妙，能指导于临床，有规可循，对外感热病和内伤杂病的辨证均有很好的实践意义。

（二）学术思想与特色

1. 以阴阳为本，重视"六病"传变

于己百认为，《伤寒论》原书篇名，均言"辨某病脉证并治"，既用"病"字，又有"脉证并治"，可见张仲景对病、证、脉、治各有其特定含义。论中并无"六经"二字，后世所说的"六经辨证"非张仲景原意，应把它理解为"六病"的代名词。

他说：所谓"六病"，即指太阳、少阳、阳明与太阴、厥阴、少阴六个病类，是外感热病在发展过程中不同阶段的病理反应，包括病因、病位、病性、病势和病机等内容。《伤寒论》中的"证"，是纲中之目、病中之证，如太阳病中有麻黄汤证、桂枝汤证，少阳病中有小柴胡汤证等。"症"，指单独的症状，是证的组成部分，如头痛、发热、恶寒、项强、脉浮等都是症状。临证

时，就是通过四诊对疾病的症状进行分析判断，综合归纳，从而确定疾病的病位（表里）、病性（寒热）、病势（虚实）、病因和病机，即根据致病因素作用于人体后阴阳气血等病理变化的结果，进而确立"证"的诊断。所以说，"证"是对疾病发展过程中病理变化的高度概括，比"症"更能揭示疾病的本质。《伤寒论》集症为证，以证立法，依法处方，见此证即用此方，用此方即用此药，理、法、方、药一线贯串，丝丝入扣。这是《伤寒论》辨证用药的主要特点，因此，学习《伤寒论》时，应该注意区别病、证、症的含义及其运用。

2. 以六病为纲，重视纲中辨病，病中辨证

于己百一再强调，若从归纳的角度看，《伤寒论》是一部"集症为证，类证为病，类病成纲"的中医证候诊断学和证候病理学；若从分析的角度看，《伤寒论》则是一部"以阴阳为纲，纲中辨病，病中辨证，以证立法，依法处方，因方遣药"，"以证为主，症随证治，病证结合"的理、法、方、药一线贯串的中医临床治疗学。

于己百指出：中医治病首别阴阳，根据现代病理分析，阴病、阳病是一个整体性的大证候系统，是正邪斗争所产生的整体性病理反应的总纲。而《伤寒论》中所说的"六病"即是从属于阴、阳二病整体性大证候系统的分支证候系统；"脉证并治"中的"证"则是分支证候系统中的小证候系统；而"症"是单独症状，是"证"的组成部分，一般不起临床诊断的决定性作用。弄清楚"阴阳""六病""证""症"的含义及其相互间的关系，对于探讨《伤寒论》这部古典医著的学术思想和实用价值，可谓入室有门、登山有径。

（三）临证经验

1. 善抓主症，选方精当

于己百在临床实践中特别重视从理、法、方、药方面对仲景学说进行研究，其活用经方治病，善于从患者复杂的主诉、症状中抓住主症，合理遣方。

如萎缩性胃炎患者，多表现为胃脘胀满，纳食不馨，食后不化，但疼痛一般不甚明显。于己百则据此病情，抓住"胀满"这一主症，按《伤寒论》中寒热痞证进行论治。《伤寒论》第154条云："若心下满而硬痛者，此为结胸也，大陷胸汤主之；但满而不痛者，此为痞，柴胡不中与之，宜半夏泻心汤。"于己百根据本条经义，以半夏泻心汤为主、旋覆代赭汤为辅，并结合临床辨证，随证增损。去壅中呆胃作痞的大枣与易刺喉作痒、恶心呕吐的旋覆花；加降气和胃、消痞散结的莱菔子、枳实，以及酸甘化阴、缓急止痛的芍药，创制了经验方"于氏萎胃宁"。于己百还总结出治疗萎缩性胃炎的"胃、胀、否（痞）、降、守"五字诀：萎缩性胃炎病情复杂，病位总不离"胃"字；类于"胃胀"，主症强调"胀"字；病机寒热互结，中宫虚满成"否"（痞）字；胃腑以降为顺，治胃重在和"降"；久病治须缓图，取效贵在"守"方。

又如感冒，于己百根据多年的临证实践经验，认为我国北方的感冒患者中，柴胡桂枝汤证是一个常见的证候。其原因是在门诊感冒患者中，大多是发病二三日后前来就诊，当时的临床表现往往既有恶寒发热、头痛、身痛等表证，又有口苦、咽干、不欲饮食、胸胁满闷等半表半里证。根据这些证候分析，显系太阳、少阳合病。因两经合病，所以在治疗上也两法合用，将小柴胡汤与桂枝汤合方，即成柴胡桂枝汤方。作为治疗感冒的一个常用方剂，其理其法，均与《伤寒论》第151条"伤寒六七日，发热，微恶寒，支节烦疼，微呕，心下支结，外证未去者，柴胡桂枝汤主之"的经旨甚为合拍。

2. 倡导"经方头、时方尾"

于己百在临床实践中重视、倡导"经方头、时方尾"的组方格调，就是针对患者的主要病机、病情以经方开头，作为主方或主体进行治疗，以治其本；而针对患者的一些兼见症状、次要症状，则采用对症治疗，选取时方或者时方中的常用药进行辅助治疗，以治其标。如此一来，既有治本之方药，又有治标之方药，标本兼顾同治，疗效显著。

以胸痹心痛为例，在临床辨证论治中，于己百常分为阴虚阳亢与阳虚痰盛两个基本证型进行治疗。①阴虚阳亢型：常见于合并高血压病的患者，除心痛胸闷外，兼见头晕、头痛、目眩，颜面潮红，恶热，性情急躁易怒，失眠，肢麻，口干口苦，大便干结，舌红，苔白或黄，脉弦或弦数。针对此类阴虚阳亢、夹瘀夹痰的冠心病心绞痛，于己百常用张仲景"瓜蒌薤白半夏汤"合张锡纯"镇肝熄风汤"化裁治之。基本处方：生地黄 15g，牛膝 15g，代赭石 20g，菊花 12g，钩藤 10g，地龙 10g，瓜蒌 20g，薤白 12g，丹参 20g，茜草 12g，香附 10g，郁金 12g。每日 1 剂，水煎分服。常见加减：心悸、气短、汗出、乏力，合生脉散，或加黄精 20g，玉竹 15g，以益气养阴；失眠多梦，加炒酸枣仁 20g，川芎 12g，知母 10g；肢体发麻，加桑枝 15g，鸡血藤 15g，木瓜 30g；大便干结，加枳实 10g，槟榔 10g。②阳虚痰盛型：多属单纯性的冠心病患者，除胸闷憋气、阵发心痛外，伴有面色苍白、倦怠乏力、食欲不振，舌淡，苔白腻，脉沉缓或结代。针对此类阳虚痰盛、心脉痹阻的冠心病心绞痛，于己百常用《金匮要略》枳实薤白桂枝汤合瓜蒌薤白半夏汤加减（加用蒲黄、丹参、五灵脂、黄芪、郁金、香附等）治之。基本处方：瓜蒌 20g，薤白 12g，半夏 10g，枳实 10g，厚朴 10g，桂枝 10g，蒲黄 10g，五灵脂 10g，丹参 20g，黄芪 30g，郁金 12g，香附 10g。每日 1 剂，水煎分服。常见加减：心痛甚者，加茜草 12g，苏梗 10g，甲珠 10g；胸闷而咳喘有痰者，加茯苓 12g，杏仁 12g；胃气胀满而嗳气或呕者，合橘枳姜汤（在基本处方枳实的基础上加陈皮 10g，生姜 10g）；心悸失眠者，加生龙骨、生牡蛎各 30g，磁石 30g，紫石英 30g。

再以病态窦房结综合征为例。于己百根据心悸气短、心痛脉迟、头晕晕厥、倦怠乏力等表现，临证以张仲景温阳、散寒、通脉之麻黄附子细辛汤为主，若有倦怠乏力、头晕晕厥等升阳无力的表现，当合补中益气汤益气升提；若有气短懒言、咽干口渴等气阴两虚的表现，当合生脉散补气滋阴；若有心动悸、惶惶然、脉迟涩等阳气不足、鼓脉无力的表现，当合桂枝甘草汤益气助阳。同时加用补血、和血、散瘀的丹参，组成临床习用的健心合剂。基本处方：麻黄 10g，附子 10g，细辛 10g，黄芪 30g，红参 10g（或党参 20g），白术 10g，炙甘草 10g，麦冬 15g，五味子 10g，桂枝 10g，丹参 20g。每日 1 剂，开水煎 2 次分服。常见加减：属于缺血性者，加当归 12g，川芎 12g；属于炎症引起者，加蒲公英 20g，连翘 20g，金银花藤 15g，板蓝根 15g；患者见胸闷者，加瓜蒌 20g，枳实 10g，厚朴 10g；失眠者，加炒酸枣仁 30g，川芎 12g。

此外，于己百常将痛风按"痰热湿痹"论，从"湿浊凝聚"入手，以茵陈五苓散（汤）合防己茯苓汤、芍药甘草汤加减治疗；将梅尼埃病按"眩晕"论，以五苓散（汤）合小柴胡汤、二陈汤加味治疗；常以麻杏苡甘汤合四物汤、二至丸（汤）加味治疗面部黄褐斑、扁平疣；以甘桔汤、苦酒汤等方加减治疗咽喉炎症、声带水肿；以温经汤、当归芍药散（汤）、桂枝茯苓丸（汤）等方加减治疗妇科月经不调、痛经、子宫肌瘤等。以上充分体现了于己百以"经方头、时方尾"，经时合方的灵活用药特色。

二十八、赵清理

赵清理（1922—2007），教授，河南省邓州市人。赵清理出生于六代中医世家，其祖于清同治初年创办"万寿堂"，历代先人医誉乡里。赵清理于 1958 年赴北京中医学院（现北京中医药大学）教学研究班进修，1960 年调入河南中医学院（现河南中医药大学）任教，曾任内科教研室主任、各家学说教研室主任、金匮伤寒教研室主任、中医系主任。1979 年，赵清理成为河南中医学院硕士研究生导师，指导、培养硕士研究生 10 余名。1985 年，赵清理于河南南阳创办张仲景国医大学，组织编写"仲景系列教材"，创办《国医论坛》杂志。1991 年，赵清理被原卫生部确定为首批国家级名老中医、首批全国老中医药专家学术经验继承工作指导老师。

（一）治学方法

1. 学贯医文，精勤不倦

赵清理 7 岁入塾开蒙，医文兼修，勤学不倦。其生于世医之家，耳濡目染，皆岐黄之术，潜移默化，唯大医德范。其以"苦、勤、恒、严"为座右铭，发奋做苍生大医，立志于济世活人，精究内难，穷索伤寒，法崇东垣，旁通诸家。20 岁悬壶梓里，硕望乡邦，临证疗病，效如桴鼓。其辨证之法谨于道而不泥于古，遣方用药变于己而不失于经，学有所渊，法有所据，而变化应用，存乎于心。

2. 致力教育，桃李天下

20 世纪 80 年代初，赵清理任河南中医学院中医系主任，大力支持医古文教学，倡导本科生、研究生均要通晓古代汉语，提倡中医教育体制改革，并多次向上级主管部门建议中医院校招收文科生。1985 年，赵清理在河南南阳创办张仲景国医大学，遵照"有教无类，宽进严出"的教学方针，遵循"发仲景奥旨，育国医精英"的办学宗旨，坚持中西医 7∶3 比例的教学模式，首创中医院校招收文科生入学。教学上，赵清理突出《内经》《伤寒论》等经典课程，注重中医经典和中国传统文化教育，强调临床技能培养，并自编《易经选读》等教材，将中医哲学理念融入教学当中。该校首届毕业生 136 名，多数成为名医、名师和学科带头人，先后有 67 人考取硕士、博士研究生。赵清理创办的《国医论坛》杂志，突出张仲景学术思想研究，在国内外具有广泛影响。

（二）学术思想与特色

1. 重视胃气，培补后天

赵清理认为，"胃气"即脾胃之气，是对脾胃功能的综合概括。"胃气"充沛与否，对于脏腑功能的正常发挥至关重要。水谷入胃，依赖胃气的作用而化生精微，其清者为"营"，浊者为"卫"，营行脉中，卫行脉外，二者并行相偕，以濡养脏腑，保护体表，抗御外邪。外邪侵袭，先伤营卫，营卫受伤，病及"胃气"，"胃气"虚馁，胃中阴津亏损，则外不能化汗以祛外邪，内不能转精而滋脏腑，以致病邪日深，变证蜂起。赵清理认为，胃气的盛衰对于病邪的进退有极大的关系，此从张仲景理论中可以窥见端倪。如张仲景立治疗太阳中风之桂枝汤，五味药中就有甘草、生姜、大枣三味调补中州，且服药后又"啜热稀粥一升余"，以充化源。治疗风寒表实的麻黄汤，张仲景以麻黄、杏仁发表宣肺的同时，又以桂枝温阳、甘草益胃，并嘱"覆取微似汗"，唯恐汗多而伤胃气。

赵清理在治疗外感病时注重顾护胃气，在治疗内伤杂病时更是提出要时时以保护"胃气"为要。"胃气"既关乎后天之气，亦关乎先天之气，而先后天之气即是人体生理功能的总概括——"正气"的物质基础，故保"胃气"即是保"正气"。机体的营养物质和病变过程中所损耗的精微物质有赖胃气以化生，且药物尚需中焦受气取汁以发挥疗效。因此，在临床诊疗过程中，除对胃气虚者直接采用理中、建中、四逆辈温补外，还应时时以顾护胃气为第一要义。由于"胃气"直接关系着人体正气的强弱，决定着病变的转归，故赵清理于辨治疾病的整个过程中，无不以胃气的盛衰来把握病情，并以此作为辨病机、定治则、决预后、推死生的重要依据。

赵清理的"保胃气"思想，还体现在其对大病初愈的处理上。其提出"病瘥继培后天"的观点，主张对于慢性疾患，"衰其大半而止"，继以调其饮食、复其胃气、促其痊愈为治。

2. 重视郁证，活用逍遥

赵清理勤于临证，善于总结，洞悉郁证时行，而百病皆源于郁，率而标新立异，自辟蹊径，以逍遥散铃百病，临床变化，如出奇兵，屡起沉疴，效如桴鼓。其洞彻病机，证治轻熟，理不悖内难，法不谬伤寒，对郁证的认识和逍遥散的变化应用，诚有大成之功。

赵清理认为，郁证不但由诸多因素所致，而且也是形成诸多疾病的重要原因。郁证今人多发而老者尤甚，盖因其脏腑之气渐衰，脑髓渐空，情感脆弱，性格异常，加之社会环境等因素之影响，多酿忧生悲，易于成病。郁证日久，气机升降失常，影响脏腑功能的正常发挥，则人易于衰老，并多发他病。此外，七情失调，气机郁滞，亦可致脏腑亏损，易招外邪；气机不畅，脉络受阻，气滞血瘀，则易致癌变。

郁证乃气机郁滞所致。气机郁滞虽能导致气滞、血瘀、痰结、火郁、湿蕴、食积和久郁伤神之证，但其病理核心总不离"气郁"二字。肝主升发、主疏泄，能调畅气机，脾主运化，乃气机升降枢纽，肝脾功能正常与否直接影响气机的升降出入，从而影响诸多疾病的发生、发展与转归，故调理肝脾乃治郁之本，亦为治疗诸多疾病之有效方法。因此，临证可以立足肝脾，以解郁一法而治五脏，以逍遥一方而铃百病。

逍遥散出自《太平惠民和剂局方》，系从《伤寒论》之四逆散演化而来，专治妇人血虚肝郁而致诸病，既能治血虚劳倦，五心烦热，肢体疼痛，头目昏重，心烦颊赤，口燥咽干，发热盗汗，减食嗜卧，以及血热相搏，月水不调，脐腹胀痛，寒热如疟，又能治室女血弱阴虚，荣卫不和，咳嗽咯痰，肌体羸瘦，骨蒸潮热。对于方名，清代王子接《绛雪园古方选注》有精辟论述，其云："逍遥，《说文》与'消摇'通。《逍遥游》注云：如阳动冰消，虽耗不遏其本，舟行水摇，虽动不伤其内。"逍遥散能消散气郁，摇动血郁，而无伤正气，故以"逍遥"命之。

二十九、李寿山

李寿山（1922—2013），山东平度人。其出生于中医世家，从事中医临床、教学、科研工作60余年，1961年调入大连市中医医院任院长，先后兼任中国中医药学会理事，全国中医脾胃病专业委员会顾问，东北地区肾病研究会副主任委员，辽宁中医学会副会长，辽宁仲景学说研究会主任委员，辽宁中医中西医结合研究会顾问，《辽宁中医杂志》编委，大连市政府科技顾问，大连市中医药学会理事长，大连市第一到十届人民代表。李寿山于1989年受聘为中国中医研究院（现中国中医科学院）研究生导师，1992年获批享受国务院政府特殊津贴专家，2005年被评为"全国名中医"，2006年获中国中医药学会"中医药传承特别贡献奖"，2007年被广州中医药大学第二临床医学院聘为博士研究生导师，为第一、第二批全国老中医药专家学术经验继承工作指导老师。李寿山发表学术论文50余篇，著有《李寿山医集》《中医临证指南》《伤寒论句新义》《金匮要略句解新义》《临证辨治心法》等学术著作。

（一）治学方法

1. 博极医源

李寿山认为欲学好中医方术，必须深刻理解《内经》《难经》之自然观、人体观、疾病观、诊疗理论，乃至《周易》和《洪范》等哲学论著。李寿山认为，"溯源以识流"，在《周易》关于"象""阴""阳"的实践和理论的基础上，《内经》采用"取象比类"的方法，形成中医理论体系。

2. 服膺仲景

李寿山从小学习四大经典，尊崇仲景学说，认为仲景学说之理论核心是辨证论治，《伤寒论》《金匮要略》集理、法、方、药为一炉，堪称众法之宗，至今仍有效地指导着临床。

3. 精勤不倦，兼收并蓄

李寿山治学精勤，源流兼蓄。李寿山天资聪明，勤奋好学，年少懵懂间，已把家传的《百症赋》《医学三字经》《濒湖脉学》《药性歌括四百味》和《汤头歌诀》等医书倒背如流，练就了学习中医的"童子功"。李寿山既而学习中医的经典著作《伤寒论》《金匮要略》《医经原旨》等，同时浏览历代医家名著，颇受启迪，理论水平亦得到不断提高。诊余之暇，李寿山博览历代医药名著，对各家学说均能留心研究，认为各家各有所长，应兼收并蓄，撮其枢要，寓创新于继承之中。

4. 汇通诸家，师法不泥

李寿山尊崇张仲景，但是不拘泥一家之说，广收博采百家之长，内伤杂病的治疗颇有心得，对心血管疾病、慢性肾炎、消化系统疾病积累了丰富的经验。如自拟胃康复冲剂治疗萎缩性胃炎、通络活血汤治疗三叉神经痛，颇多效验。

5. 读书"三勤"

"三勤"即勤学、勤思、勤札记。李寿山常常告诫弟子："业精于勤，非勤学而不能钩深致远；形成于思，非勤思而不能达高入微；学贵于博，非勤札记不能博学多闻。"

6. 治学"三忌"

李寿山提出治学"三忌"，即忌急、忌随、忌骄。忌急是指读书治学、临证治病需循序而渐进，不可急于求成。忌随是指读书不随，不能人云亦云；临证不随，认证要准，不能随心所欲，"观其脉证，知犯何逆，随证治之"。忌骄就是要戒骄防满，满而外溢则不能虚怀若谷，学业就会停滞不前。

（二）学术思想与特色

李寿山擅长诊治内科疑难杂病。其医学造诣深厚，倡导继承发扬与开拓创新结合、宏观辨证与微观辨病结合、辨证论治与效验秘方结合的"临床三结合"思路，以独特的视角、独到的经验、显著的疗效，形成了自己的学术思想。

1. 燮理脏腑，补通兼施治疗心脑血管病

李寿山对心脑血管病，善用活血化瘀为主治疗，认为胸痹心痛证属"阳虚为本，痰瘀为标"，治宜燮理脏腑，补通兼施。

2. 四纲十二证辨治肺系病

李寿山治疗咳、喘、哮，用自拟四纲十二证的辨治原则，尤以豁痰化瘀截哮法治疗顽固性哮喘急性发作，药到病除。李寿山认为，喘分虚实，哮辨寒热。肺肾为金水之脏，一主呼气一主纳气，治疗虚证哮喘，辨证眼目在标本兼顾，肺肾同治，自拟固本平喘汤治之。

3. 清化益肾法治疗肾系病

李寿山认为，慢性肾炎的病理特点属非湿即瘀，因此采用清化益肾之法，而以清宣解毒法治疗急性发作，清开降浊法治疗肾衰竭等，自拟清化益肾汤，疗效可靠。

4. 从"痞、痛、痢"治疗消化系统病

李寿山潜心于脾胃学说的研究，上溯经典，探微索隐，下涉各家，兼取众长。在系统钻研古代经典的基础上，李寿山结合自己多年的临床实践和经验体会，对脾胃学说的学术渊源、临床证治特点、用药规律及宜忌进行了深入的研究。李寿山认为，脾胃学说创始于《内经》、发展于张仲景、形成于李东垣、充实于叶天士、发展于现代。他首创从"痞、痛、痢"治疗消化系统病，即从"痞"论治萎缩性胃炎，从"痛"论治消化性溃疡，从"痢"论治溃疡性结肠炎，并拟制了补中消痞汤、和中消痞汤、清中消痞汤、健中调胃汤、健中运脾汤等效验方剂。李寿山运用经方化裁，以香军四逆散、味军理中汤治疗久痢（慢性溃疡性结肠炎）。李寿山根据药物的性味归经、脾胃的生理病理特点辨证用药，恪守补而勿滞、通而勿伐、滋而勿腻、清而勿寒、温勿过燥，保持机体生化冲和、刚柔相济、升降和调的用药原则，在消化系统疾病治疗中具有规范指导性的临床意义。

5. 创新疗法治疗杂症

李寿山认为"治胃以通为补"，拟调气、活血、疏肝、通腑诸法以治胃脘痛、噎膈、反胃、胆胀等顽症，以收病同异治之效。疗脾以运为健，李寿山常用健运法治疗脾虚不运，生化无源所致的慢性肝炎、慢性肾炎；用升运法以治脾虚气陷，统摄无权之胃下垂、子宫脱垂、崩漏；用温运法以治脾阳不振，寒湿内困所致的冠心病、慢性腹泻；用滋运法以治脾阴亏虚，燥热内伤的糖尿病等，皆有良效。对痹证之治疗，李寿山拟温痹汤和清痹汤，一温通一清宣，前者治疗风寒湿痹，后者治疗风湿热痹。李寿山认为，久治不愈之顽痹乃虚实夹杂，痰瘀互阻于络脉，拟通痹汤重用虫类搜剔兼益肝肾，并制"痛风药酒"内服外擦，综合治之。其他如疏透、导运、通运、辛开苦降、和中助运等，多种治法皆在变通之中。

（三）临证经验

1. 急症重疾，活用经方

李寿山潜心于仲景学说之研究 60 余载，取仲景法，灵活化裁，临床治重疾敏于思索，善用经方，每获良效，转危为安。他认为经方配伍法度严谨，药专效速。用经方辨证识病贵在准确活用，在纷杂的症状中，要善于抓住主证，有是证而用是方。在治疗方面，还要随证以立方，随证加减。选药应少而精，勿使掣肘，药量宜大，突击截断，中病辄止。其煎服方法，遇急重症更应宗仲景之训，日夜服之，以保证药物在体内的有效时间和有效浓度。多年来，李寿山在急重症的治疗上，积累了较为丰富的经验。如善用白虎加人参汤加减治疗高热患者，石膏日用量每每用至 500g。盖石膏性寒而味辛甘，辛化发散有透邪外达之力，性寒可乘发散之势而逐热外解，故《名医别录》说石膏可"解肌发汗"。若热邪久稽，可加青蒿、白茅根以透发郁久之热。另外，李寿山还主张凡用白虎汤必加人参，因热邪犯人，必然耗伤气阴，况且患阳明病者，多系内有伏热之体，用人参补益气阴，恰合病机。若遇经腑同病者，常用清下合治以救其急。

2. 杂病重疾，擅理脾胃

李寿山推崇张仲景学术思想，注重以胃气为本，指出脾胃同居中州，气血生化之源，乃气机升降出入之枢，五脏六腑、四肢百骸皆禀气于脾胃，故为后天之本。因此，临床治疗杂病沉疴应时刻注意调治脾胃，兼安五脏。如治疗较为棘手的诸虚劳损、再生障碍性贫血、发育不良异常消瘦等疾患，强调脾肾同治，"补肾当先健脾"，运用调治脾胃首治后天，再投血肉有情之品调补先天，效果卓著。

3. 重视舌脉，明辨血瘀

在多年的临床工作中，李寿山认真地观察了"舌下络脉"的色泽形态变化，提出了"舌下络脉"对瘀血证的辨证论治有特殊诊断价值，从而为运用活血化瘀法则，提供了有力的客观依据。因为全身络脉能直接用肉眼看到的，并且最浅表、最显露、最能反映五脏六腑者，莫过于舌下络脉。因此，通过舌下络脉，可以诊察脏腑是否有病，血脉是否通利。通过临床观察 300 例患者，表明舌下络脉表现与脏腑之寒热、气血之虚实关系密切。概而言之，淡红而细短为虚，青紫而粗长为瘀，淡紫而紧束有寒，红紫而怒张有热。因此，根据临床特点，李寿山总结出活血化瘀八法，确有执简驭繁的指导作用。如以行气治血法治疗不孕症、冠心病，均有显效。

三十、陈亦人

陈亦人（1924—2004），江苏省沭阳县人，著名中医学家，中医伤寒学专家，教授，博士研究生导师，江苏省名中医，曾任南京中医学院（现南京中医药大学）古典医著教研室副主任、伤寒教研室主任等职，兼任卫生部（现国家卫生健康委员会）高等医药院校中医专业教材编审委员会委员、全国仲景学说研究会委员、江苏省仲景学说研究会主任委员等职，1992 年获批享受国务院政府特殊津贴专家。陈亦人从事中医教学与研究近 40 年，先后执教《中医诊断学》《温病学》《中医内科学》《伤寒论》等多门课程，其中对《伤寒论》的研究尤为深入，已总结出一套适于高层次人才教学要求的《伤寒论》教学方法。除开展教学研究外，陈亦人还一直致力于临床疑难病辨治规律的研究，在精神神经系统疾患、肝炎、胃肠病、心脑血管病的诊治方面积累了丰富的经验。

（一）治学方法

1. 幼承庭训，拜师学艺

陈亦人出生于中医世家，祖父彦三公精于中医妇科，父亲平甫公尤擅儿科。由于生活在中医世家，陈亦人很早便结识了中医这门古老的科学。孩提时代，陈亦人已乐于奔走于祖父、父亲与患者之间，感受治病救人带来的欣喜。后感怀于在战火纷飞年代，祖父仍秉承悬壶济世的理念，陈亦人继承家中衣钵，迈入医学的殿堂。后拜入沭城儒医戴笠耕先生门下，开始三年的求学生涯。其间，他不仅熟读背诵《伤寒论》《金匮要略》《内经》等中医经典著作，还时常与戴先生进行古籍理解方面的探讨争论，深得戴先生赏识。

2. 传道授业，解惑育才

新中国成立初期，党和政府对中医采取关怀政策，建立了中医进修学校，陈亦人又踏上了深造的征途。经过 3 年苦读，陈亦人以门门优秀的成绩毕业并得以留校执教，开启了执教生涯。

立于三尺讲台，其实并不符合陈亦人从医的初衷，但当培养了一批又一批治病救人的中医人才时，他才更清楚地看到了自己职业的价值，也更加感受到了肩上的重任。通过教学实践，陈亦人提出了经典著作教学的"精读与泛览相结合、理论与临床相结合、古今研究相结合"三结合原则，坚持将《伤寒论》作为传道授业之必修课，主张增加研习条文及汤证对比内容，并进一步增加临床见习时间，培养学生的领悟能力。陈亦人一生培才育才、识才爱才，唯才是举，呕心沥血，精心培养了伤寒专业博士研究生 10 余名、硕士研究生 20 余名，如今大多已成为中医界的知名学者、名医，可谓桃李满园。

3. 治学严谨，求真务实

陈亦人一生治学严谨，求是而不牵强附会。他反对教条，广开讨论之门；兼容并蓄，敢于质疑旧说。正如陈亦人在《伤寒论求是》中所言："兹本着'实事求是'的精神，试对《伤寒论》理论进行探讨，对于一些不切实际的传统概念加以商榷。但是由于水平所限，'求是'却不一定'是'，今天为'是'，明天又未定'是'。"

（二）学术思想与特色

陈亦人潜心研究伤寒学 20 余年，经过不懈努力，终成为《伤寒论》研究的一代名师。他的不少研究成果填补了当今伤寒学理论研究的空白，对推动伤寒学理论的发展起到了积极的作用，由此而逐渐形成了陈亦人富有个性的伤寒学学术思想体系。概括其伤寒学研究特色，主要反映在以下几方面。

1. 旁征博引，倡《伤寒论》非外感病专著之论

众所周知，《伤寒杂病论》自晋代被王叔和改名为《伤寒论》以来，就被认定是与杂病无关的外感病专著，及至温病学理论体系形成，更被当作单论风寒性质外感病的专书，《伤寒论》的理论价值越来越被湮没，甚至出现"《伤寒论》对临床指导意义不大，学了亦无多大用途"的认识误区。基于《伤寒论》中六经和八纲结合的辨证体系揭示、概括了各种病症的演变规律、随证治之的治则、因证制定的治法与方药，及其对临床各科的指导意义，陈亦人提出《伤寒论》绝非外感病专著，而是一本阐述疑难病辨治规律的专书。

2. 纠偏正误，归《伤寒论》辨证体系之真

陈亦人指出，欲正确认识《伤寒论》辨证体系的内涵，首先应把握《伤寒论》原文的六经主要是辨病这一基本原则。陈亦人欣赏柯韵伯、俞根初"六经钤百病"思想，强调六经辨证与其他辨证，尤其是八纲互参完整辨证体系的重要性，认为六经辨证概括了疾病内在共性的"病所"，但只知病之所在，还不能完全解决问题，必须同时辨清病的性质，才能全面掌握病机，《伤寒论》六经病篇的全部内容都贯穿着八纲辨证精神，只不过没有八纲名称而已。

3. 经典以脉言理，但须脉证合参

陈亦人认为汉代及以前的中医经典著作如《内经》《伤寒杂病论》等多以脉言理，充分肯定了脉学在中医诊疗系统中的重要性。然后世脉学，虽皆源于上述经典，实质上却有许多不同，其最显明不同之处就是对于脉象主病说得太穿凿，于是求深反晦，这正是后世脉学的一个缺点。脉象虽然重要，但绝不能以其为唯一依据，以《伤寒论》言，一证多脉与一脉多证者比比皆是，故医者临证需脉证合参，全面分析，不可拘泥。

4. 纵横捭阖，论仲景方研究之法

《伤寒论》载有 113 方，它们配伍严谨、用药精当，历验而不爽。陈亦人结合自己的研究心得，确立了富有特色的《伤寒论》方研究方法，包括方药类比研究法、方证互勘研究法、临床验证研究法及寻根究底研究法。运用这些方法，更深刻地揭示出《伤寒论》方的配伍规律，为学习掌握《伤寒论》方提供了极大的方便。

（三）临证经验

陈亦人一直致力于临床疑难病的诊治研究，经过数十年的临床磨砺，逐渐确立了治疗疑难杂症的鲜明风格，即辨证准、用药精、思路活的诊疗特色。后来，陈亦人又逐渐认识到《伤寒论》理论在疑难病诊治中的指导作用，创造性地提出了"《伤寒论》为疑难病专著"的论点。他一直把研究生的培养方向定格在疑难病诊治规律的研究方面。经过不懈的努力，已探索出一套适于疑难病诊治的方法与路径。

1. 治肝以疗痹证

痹者，闭也。对痹证形成，历代多宗《素问·痹论》"风寒湿三气杂至，合而为痹"之说，其治亦以祛风、散寒、胜湿为基本大法。陈亦人根据长期临床实践体会认为，痹证固与"风寒湿三气夹杂"关系密切，而和内之肝郁脾虚、气闭血涩的关联亦不少。盖肝主疏泄而助脾胃，展气机而畅气血。肝气一郁则脾气受克，湿自内生而经脉失养；气机一窒，则气血闭涩，痹遂作焉。其治疗，又宜着力疏肝，兼以健脾，使肝气舒而气血自畅，脾湿化而经脉得养。此即"周身皆痛治肝为主"的具体体现。就临床所见，当屡进祛邪、通络、活血等药物乏效时，药转疏肝，尤可收立竿见影之效。

2. 解气郁，不忘降肺

陈亦人认为，肝虽为疏泄之官，是人体气机运行畅达的保证，然又须赖肺气之降才能使周身之气流行无阻，环运无端。正如《医碥·五脏生克说》所云："气有降则有升，无降则无升，纯降则不升，何则？浊阴从肺右降，则胸中旷若太虚，无有窒塞。清阳则从肝左升，是谓有降有升。"因此，人体气机只有得肝升肺降的协调，才能维持升降之序。或肝升不及，或肺降不能，皆可出现体内气机升降之紊乱，致气郁不畅而罹病。

纵观气郁之治，古来取诸肝者多。因气之舒畅不只取决于肝气之条达升发，更赖降之辅助。故气郁因肝升不及者治肝自能获效，而若属肺降不能者则疏肝究属徒劳，或有伤阴助火之弊。因之，虽同属气郁之证，陈亦人认为临床仍当细加分辨，庶可方证得当。疏肝理气开郁，古方殊多，而治肺降不及气郁者不仅少法可循，更乏固有成方。

3. 治郁证，法取通阳

抑郁型精神障碍治以疏肝气、畅情志为要，陈亦人提出宣展通达心阳为治疗之必需。盖木气不达，则易致心阳痹塞不通，而心阳痹塞则易使液聚痰阻，致精神障碍。陈亦人突出调、开两端，不予重镇、涵养，创立菖蒲合欢汤进行治疗，临床效果显著。

4. 振聋发聩，治分脏腑

在《灵枢·脉度》"五脏常内阅于上七窍也"基础上形成的五脏主五官的理论体系，为七窍有病治从内脏提供了理论依据。如鼻病治肺、目病治肝、耳病治肾等都是在这一理论基础上制定的基本治疗方法。对此，陈亦人认为七窍有病，治从五脏理论在一定程度上抓住了疾病内在的本质，较好地把握了治疗的基本原则。但由于人体是一个有机的整体，故一窍虽为一脏所主，却又并非只与一脏有关联，而是与五脏六腑都有着密切的联系。在这一基本认识的前提下，陈亦人在耳鸣耳聋的诊治方面提出了治分脏腑的论点，有效地指导了临床实践，取得了良好的治疗效果。

三十一、张大昌

张大昌（1926—1995），字唯静，生于湖北武昌，1935年返原籍河北威县邵梁庄。张大昌一生著述不多，其《医哲心法》《诊疗述要》《三十六脉略述》《汤液经法拟补》等篇，由门徒数人将此集成《张大昌医论医案集》出版。此外，其门人有成就者还著有《十一师秘要》（赵俊欣著）、《伤寒论阴阳图说》（衣之镖著）、《辅行诀五脏用药法要校注讲疏》（衣之镖等）、《经方杂谈》（姜宗瑞著）、《方证学习精义·伤寒阔眉》（赵俊欣著）、《辅行诀五脏用药法要研究》（衣之镖著）等著作，对于研究张大昌的学术思想都是不可或缺的文献。

（一）治学方法

张大昌出生于中医世家，家中藏书万卷，上起轩岐仲景，下至宋清，诸家医籍无所不有。张大昌天资敏悟，好学深思，家藏诸书无不遍览，尤其对《伤寒论》《金匮要略》《辅行诀五脏用药法要》等古经方背诵纯熟，运用自如。张大昌临证 40 余年，应用张仲景、陶弘景之方，得心应手，疗效卓著。

张大昌对诸子百家、诸家经典无不精通，学识渊博，医术精湛，医理精辟。为了继承、弘扬中医学术之精华，造福人类，张大昌于 1974 年将家藏三代的古经方佚书陶弘景撰《辅行诀五脏用药法要》，无私奉献给中国中医研究院（现中国中医科学院）。张大昌一生深谙《汤液经法》之旨，潜心研究，精益求精。

张大昌对弟子执教严谨，授受有方，常教导弟子说："医虽小道，关乎人之生死安危，故行此道者，务必精通医道经法。以仁行道，医德至上。"

（二）学术思想与特色

1. 论医哲关系及其理事体用

张大昌认为，天下无无用之物，无无理之事。若有其物，必有其用，若有其事，必有其理。进而张大昌指出："理、事、体、用为万法宗。"

阴阳五行等哲学学说，为万事之宗，是医家之理。脏腑、经络为医家之基础学，脏腑、经络存于内，其功能变化显现于外，故依据藏象经络学说而占验诸病，识其脏腑经络之平变而调之，是医家之事。辨别证候的八纲、六经、卫气营血、三焦、脏腑、气血津液等辨证之学说为诊断学，依据辨证结果决生死、处百病，随其证而治之，以期康复，为医家之本体。掌握药物性味归经和处方学说，以及针灸、汤浴、按摩、刀割、祝由等医技所宜，按患者情况而施治，则可药到病除，治之必效。

以《内经》为例，其中的阴阳五行、气象、天文等学说，是医之理也；藏象、经络、营卫气血等学说，是医之事也；色脉、证候虚实学说，是医之体也；治法补泻，疏散导引，药物之四气五味、升降浮沉，以及《内经》十三方和医案，是医之用也。读《内经》者，当如此着眼。

对于《伤寒论》的诸注家，张大昌也将之大约分为四派。张大昌认为，张志聪以运气讲，所论者乃伤寒之理也；朱肱以经络讲，所言者乃伤寒之事也；柯琴以部位讲，乃伤寒之体也；徐大椿、日人丹波氏以证候讲，乃伤寒之用也。张大昌指出："夫理以明道，事以显踪，体以定局，用以施治，读《伤寒论》者，通达斯四者，庶乎登堂入室矣。"

2. 方剂的"二综六类十二剂"分类法

张大昌认为，里、虚、寒三者统为阴证；表、热、实三者统为阳证。此阴阳二综，犹易之乾坤定位三阴三阳六子用事，故约之为二综。而表里、寒热、虚实为认病之六纲，次则依证办药，组药为例，以调剂之，共分为十二剂（轻、宣、清、滋、通、泄、重、收、温、渗、涩、补），每剂十方（单方、小方、急方、正方、主方、复方、大方、缓方、变方、通方），共计一百二十方，以对应《汤液经法》中"中品中药为疗疾祛邪之方，亦百二十首"之目（表 3-1）。具体如下。

（1）阳综　①病在表者二剂，表之地谓皮肤、肌肉、腠理，以及胆、胃、膀胱、心脏、心包、肺也。轻可去闭，发营卫也。宣可去郁，通气血也。②病势反映为热者二剂，阳盛阴虚则热也。清可存阴，抑阳亢也。滋可去枯，益津液也。③病邪实者二剂，邪恶气盛则正气被阻也。通可去著，祛六腑积滞之气。泄可去实，调五脏有余之气。

（2）阴综　①邪在里者二剂，里之部谓经筋、脉络、骨骼及三焦、肾脏、二肠、肝、脾也。收可止耗，敛魂魄也。重可祛怯，宁精神也。②病势反映为寒者二剂，谓阴盛阳虚而寒也。温可复阳，除阴翳也。渗可祛湿，兴意志也。③正气夺损者二剂，正气损则邪生也。塞可止脱，固谷气也。补可祛弱，助元气也。

表3-1　"二综六纲十二剂"对应表

二综	六纲	十二剂	代表药物（单方）	代表方（正方）
阳综	表	轻剂	麻黄	小青龙汤（麻黄、甘草、杏仁、桂心）
		宣剂	生姜	小天阿汤（生姜、半夏、橘皮、桂心）
	热	清剂	黄芩	小阴旦汤（黄芩、芍药、大枣、甘草）
		滋剂	阿胶	小朱雀汤（阿胶、鸡子黄、黄连、黄芩）
	实	滑剂	榆白皮	小咸池汤（榆皮、葵子、黄芩、滑石）
		泄剂	厚朴	小腾蛇汤（厚朴、大黄、甘草、枳实）
阴综	里	收剂	石膏	小白虎汤（石膏、粳米、甘草、知母）
		重剂	牡蛎	小紫宫汤（牡蛎、龙骨、滑石、赤石脂）
	寒	温剂	桂心	小阳旦汤（桂枝、甘草、大枣、生姜）
		渗剂	术	小玄武汤（白术、茯苓、甘草、桂心）
	虚	补剂	甘草	小勾陈汤（甘草、干姜、人参、大枣）
		涩剂	赤石脂	小神后汤（赤石脂、干姜、粳米、禹粮石）

3.《辅行诀五脏用药法要》理论研究

《辅行诀五脏用药法要》（以下简称《辅行诀》）是梁代陶弘景所著的中医方书，转引了已遗汉代之前方书《汤液经法》的诸多内容。该书原藏敦煌藏经洞，几经辗转，由张大昌于1974年捐赠于中国中医科学院后，经王雪苔、钱超尘等专家的抢救式整理并公开。

《辅行诀》仅9000余字，但内容十分丰富，包含了五脏大小补泻方24首，用于夙瘤或时恙，"使脏气平和，乃可进修内视之道"；五脏泻方5首，"用于诸病误治致生变乱者"；救诸劳损病方5首，"已备修真之辅，拯人之危也"；二旦六神大小汤12首，用于"仓促难防外感之疾"；开五窍救卒死中恶方5首，用于"脏气被壅，中恶卒死者"五部分。《辅行诀》涉及五脏生理、病理、病机、病症表现、辨证论治，以及组方原则规律、常用药物等多方面的内容，并以内伤、外感、急救分类诸方，体系完整，思路清晰。针对这些内容的研究分为理论研究和方剂对比研究两类。对《辅行诀》的理论研究主要集中在脏腑辨证体系、中药五味的五行归属研究及古代方剂构建理论等方面。

（1）五脏辨证理论　《辅行诀》明显地反映出五脏辨证的思想。脏腑辨证理论是《内经》的重要部分之一，也是中医经典理论的重要内容。《内经》对脏腑的生理功能做了较为详细的论述，指出人体是以五脏为中心，并通过经络系统把六腑、五体、五官等全身组织器官联系起来的有机整体，以维系机体的正常生理活动。这些内容在《辅行诀》中有充分的体现和应用。首先罗列了五脏病症，之后以五行理论论述五脏的补泻原则，最后再按照病症虚实选药组方。无论是对于内伤之夙瘤或时恙，还是诸病误治致生变乱者，或是救诸劳损病，又或是中恶卒死者，无一例外都按照五脏虚实分别论述，五脏辨证的思想几乎体现在每一次的辨证施治过程中。

（2）以五行互藏指导用药理论　五行互藏的理论在中医学中主要用于说明五脏的生理功能和病理机制。《辅行诀》则以五行互藏理论指导临床用药。其源虽可上溯至《内经》，但直至明代张介宾才明确提出五行互藏这一概念。《辅行诀》云："经云：在天成象，在地成形，天有五气，化生五味，五味之变，不可胜数，今者约列二十五种，以明五行互含之迹，以明五味变化之用。"由此提出了中药的性味分类也含有五行互藏理论，如"味甘皆属土，人参为之主。甘草为木，大枣为火，麦冬为金，茯苓为水。味酸皆属金，五味为之主。枳实为木，豉为火，芍药为土，薯蓜为水。"如按五行归属，辛味属木，但在辛味中药中又有金、木、水、火、土。五行中的每一行还可分别蕴藏更高层次的五行，即木中还有木、火、土、金、水之分；火中还有火、土、水、金、木之分；土、金、水亦然。这是"一尺之棰，日取其半，万世不得竭"（《庄子·天下篇》）的朴素辩证法思想在物质五行属性上的再现。物质无限可分不仅限于形态结构上，亦包括物质属性的无限可分。《辅行诀》中25种常用药物的五行分类正符合五行互藏理论的基本观点。

（3）五味的五行归属　梁永林、李生财等在《〈辅行诀脏腑用药法要〉五味的五行归属辨识》中指出传统的中医理论应用推演络绎的五行归类方法，将中药的五味归属于五行，其配属关系为味酸属木、味苦属火、味甘属土、味辛属金、味咸属水。考敦煌遗书《辅行诀》则不同。它是按照取象比类的方法将中药五味归属于五行，其配伍关系为味辛属木、味咸属火、味甘属土、味酸属金、味苦属水。

（4）药物五味的五行体用配属　张大昌一生潜心研究古经方组方之理，方分急、缓、大、小、奇、正，重视五味五气，认为药物五味的五行体用配属，是《辅行诀》的理论骨架。《辅行诀》的补泻方法，是以用味补本脏，体味泻本脏，调平体用偏颇所造成的虚实病症。五脏各自的体味和用味和合，形成质之改变，即是"化味"，有调养本脏之气的作用。而《辅行诀》的除病方法，即是五脏之母用味与子脏体味并用，并列举张仲景方剂说明之，如除痞之半夏泻心汤，除滞之肝着汤，除燥之大黄甘草汤，除挛之芍药甘草汤，除烦之栀豉汤。张大昌用《辅行诀》理论，认为虽硝、黄皆称其能泻，而在治心方中乃称为补；虽参、草皆称其能补，而在治肾方中乃称为泻。总之，张大昌在诊疗的理、法、方、药各个环节，都具有以《辅行诀》学术思想为主的特点。同时，张大昌特别重视单方、验方的运用，对《肘后备急方》《串雅》之方，更是推崇有加，常以小方治大病，临床用药以精简廉便著称，而疗效非凡。

（三）临证经验

1. 咳喘诊治经验

张大昌认为："喘咳为肺之实病，喘为机能之疾，咳为伤于体官也。经云肺以咸补，又云肺苦气上逆，急食辛以泄之，开腠理以通气也。'辛'字误作'苦'字。其补泻文中，仍以辛为泄，此皆错失之大者，致使后人眼目印定，无可依傍，不知肺用辛泄是借助，其原泄乃'咸'字耳。以咸为火之用味，肺之体味也。《内经》立意皆以用为补，后世皆以体为补，此绝大径庭处，不怪治不得法也。"张大昌还认为："久嗽必喘，必加血药始愈。老痰加当归，新痰加丹皮。近人解剖谓血液环身一周，必当过肺，以氧气澄清之。而中医谓肺之寒热，实乃心司。及呼吸排痰无力，多系心力衰竭而然。总之气血为其主承故也。温血可已肺寒，凉血非清肺之根乎。故治肺不兼心者，非其治，心主血脉故也。"

2. 黄疸诊治经验

张大昌认为："黄疸有内外之别，外感致黄多系郁热；内伤之黄，则系内脏损伤致使胆汁外溢使然，如《金匮》之女劳疸者是类矣。其方内矾石，黑矾也，后世诸医每用多收奇效。近得一方，用矾石枣泥丸如黑豆大，每服三粒，治所谓肝炎者颇有效。矾石化学成分内含硫酸亚铁，大有补血作用，勿怪其效耳。"

3. 鼓胀诊治经验

张大昌认为："鼓胀以腹胀大如鼓、皮色苍黄、脉络暴露为特征。其中，仅腹胀大，打之空空如鼓，四肢不肿而消瘦，谓之单腹胀，亦即气臌；腹大动摇有水声，打之不空而实，小便不利，面黑者，为水臌。类近人谓之肝硬化症，然其最著点则为右胁下近心窝处肝形外出，着手可得不可力按，其块时痛故也。"

三十二、柯雪帆

柯雪帆（1927—2009），教授，上海中医药大学名师传承研究工程指导老师。柯雪帆于1927年5月出生于江苏常熟，17岁从师学医，20世纪40年代在家乡行医，1962年作为上海中医学院（现上海中医药大学）首届毕业生留曙光医院工作，后调入学校从事教学相关工作。柯雪帆历任伤寒论教研室主任、上海中医药大学专家委员会委员、中华中医药学会仲景学说分会委员、顾问、全国中医药类规划教材编审委员、上海市中医药学会副理事长兼内科分会主任等职。在工作中，柯雪帆勤勤恳恳、鞠躬尽瘁，深受广大师生的爱戴，被评为上海中医药大学名师。柯雪帆曾获部级科技进步二等奖，享受国务院政府特殊津贴专家。其主要论著有《伤寒论选读》（全国统编六版教材）及《中医辨证学》《中医外感病辨治》《疑难病证思辨录》《伤寒论临证发微》等。

（一）学术思想与特色

1. 本于经典，崇尚精确，善于推陈出新

柯雪帆具有典型的海派中医特色，主张以实事求是的态度研究中医，反对夸大、不着边际的发挥。柯雪帆临终前夕曾问弟子："麻黄汤中有峻汗的麻黄，为什么还要用微汗的桂枝？"说明其追求精确中医的崇高品质，是全体中医人应该学习的榜样。

柯雪帆活用经典，其著作《医林掇英》，以章回体小说的形式陈述医案医理，展现出了古典中医的诊疗理论、方法和经验，同时也证明了中西医学结合诊疗的优点。

2. 重视宋本《伤寒论》条文顺序

柯雪帆认为，迄今为止，宋本《伤寒论》顺序是最接近张仲景原意的版本，里面蕴含着许多科学价值，值得进一步发掘和提高。柯雪帆指出：小柴胡汤证的主要内容出现在《太阳病篇》，反映了小柴胡汤证的不典型性、小柴胡汤方的灵活性和用于退热的普遍性。还有宋本《伤寒论》第26条的白虎加人参汤证，与桂枝汤证出现的机会差不多，匪夷所思。但当联想到白虎加人参汤证也有"时时恶风、背微恶寒"，就让我们豁然大悟，可见仲景医学之高明。由此也让我们窥知需要重视宋本条文顺序，而不能恣意乱排。

3. 敢用经方剂量，大剂起重疴

柯雪帆深入研究经方剂量，临证时也实践、运用自己的研究成果。如细辛后世普遍不过钱，柯雪帆临证多以15g为起点。再如炙甘草汤中的生地黄，多用至200g以上，对于外感病后的心律失常多有奇效。

4. 重视腹诊，积极传播腹诊知识

《伤寒论》中的腹诊内容虽多，但研究者不多，且体系也不健全。柯雪帆结合日本汉方医腹诊研究的成果，在国内属于早期开展腹诊研究和教学的老师，并与教研室其他老师一同研制相关仪器，获得了专利授权。

（二）学术贡献

柯雪帆在《伤寒论》领域有三大杰出贡献：一是明确了《伤寒论》是一部外感病专著。尽管有人认为这是矮化了《伤寒论》，但事实就是这样。至于《伤寒论》方的发挥，都是仁智之见。二是确立了东汉末年与当今度量衡的换算关系，为临床、科研提供了有价值的参考。三是重视《伤寒论》原文编次，在《伤寒论》各版本的教材中，多打乱宋版条文次序，重新编排，虽然自有其优点，便于诵习，但缺点亦很明显，淡化了疾病的辨治系统。像宋本《伤寒论》中葛根汤、麻黄汤、大青龙汤是相互联系，几乎排在一起的，反映了外感病早期寒邪过重，易伤及脾胃之气，下利、呕吐常见，如果医者失于观察，先治呕、利，则可能会酿成大祸。这种现象即使在现代临床，惨痛的教训仍时而上演，张仲景的提醒不可不重视。再如炙甘草汤证，多论之于阴阳两虚，实际上该方应该适用于外感后继发的"脉结代，心动悸"，并不适合于像冠心病、糖尿病、高血压并发的脉结代、心动悸者。

三十三、李可

李可（1930—2013），山西灵石县中医院荣誉院长，山西中医学院（现山西中医药大学）荣誉教授，广西中医学院（现广西中医药大学）客座教授，广东省中医院特聘心血管病变急症首席顾问及经典临床师徒传承导师，"古中医学术流派"领头人。李可逆境自学中医，从事中医临床与研究50余年，崇尚仲景学说，擅熔寒温于一炉，以重剂救治重危急症。其自拟经验方破格救心汤、攻毒承气汤等30多首，对各科疑难杂症有独到的救治经验。其重剂扶阳、培元固本的思想在中医界产生深远的影响，也扭转了社会上"中医不可救急"的偏见，是我国运用纯中医的理、法、方、药从事急症救治、独具特色的临床大家。

（一）治学方法

1. 博采众家，恢复传统

李可崇尚仲景学说，博采众家，私淑清末民初古中医学派鼻祖彭承祖，尽得精髓，对诸多危急重症诊察明细，善抓病机，投药大胆，煎服法独特，加之善后调摄等，形成一套完整的体系，验之于临床，亦常获殊效。李可临证具有独特的思维体系，处方药味多、剂量重，相反相畏药同用。李可从事中医临床探索50余年，诊脉10余万人次，临证以人为本，顾护脾肾元气为先，"每遇急险重危症，使用剧毒中药救治，常获起死回生之效。疑难痼疾用之则立见转机，累起沉疴"。李可擅长以重剂救治心衰、呼衰等危急重症，尤其擅用附子、乌头之类峻药抢救濒危患者，使数以千计的垂危者起死回生，在国内外颇有影响。同时他擅长用针灸急救，为成功辨证施救赢得宝贵时间，创造有利条件。李可在任职灵石县人民医院中医科主任期间，医院急救中心由中医科担任，这在全国各大医院中可谓绝无仅有，由此被著名中医大家邓铁涛称为"中医的脊梁"。

2. 医德高尚，慈悲救人

全国许多患者都称李可为"救命先生"，他却很淡然，认为自己只是因为每天和农民生活在一起，特殊的环境使他所学甚杂，内、外、儿、妇、五官、皮肤各科均有涉猎。李可曾常年奔波在贫困山区救治穷苦百姓，亲自为患者煎药、灌药，直到脱险方离去。不仅如此，他的每一张正规处方都详细标明了药品的炮制方法、煎煮方法、用水剂量与服用方法，用药前后的注意事项，往往占据了处方篇幅的一半。而这些往往正是确保疗效的关键。

（二）学术思想与特色

1. 感悟医道，破格用药

考古汉代大司农铜权，柯雪帆测定东汉一两约为15.625g，说明大剂量是有依据的。为了充分验证这一点，在很长一段时间里，每次救治时，李可都亲自熬药，亲自喂药，亲自守护半天，待患者脱离了危险才离开。当时李可在开方的同时，亲自尝试不同剂量的含附子的方药，从小剂量开始增加，并亲证了瞑眩现象。无数医案也证明，习用轻剂固然可以四平八稳，但却阉割了张仲景学术的一大特色，严重影响了经方临床效用的发挥。由此，李可从经方的剂量、煎服法、冲洗法等方面发掘了经方的不传之秘。剂量的突破是李可自认为的唯一突破，也是他提议恢复古方用法用量的基石。

2. 以人为本，阳主阴从

李可临床辨证注重对病机的分析。李可认为："阳气一处不到就是病。"这是最大的病机。阴阳的关系不是对等的，阳主阴从，阳能统阴，阳气对人体的健康有着决定性的作用，有阳气则生，无阳气则死。他认为现代"阳虚之人十之八九，阴虚之人百不见一"。因此，在治疗过程中，李可临证以人为本，顾护脾肾元气为先，时时顾护阳气，温阳、潜阳、敛阳、扶阳、补阳、回阳，创立了以阳气为主导的治疗体系，发扬了《伤寒论》六经辨证体系。

经过不断的临床实践，深入思考，李可提出一些独具特色的学术观点：立足先天之本提出"万病不治，求之于肾"；立足后天之本提出"三阴统于太阴"；针对顽固性疾病提出"表是邪之入路，亦是邪之出路"，开创了扶阳托透法；"重视季节时辰发病规律""无苔舌不尽属阴虚""足心如焚例同浮阳外越""骨蒸劳热并非阴亏""治皮肤病关键在脾胃肾"等。这些理论深刻揭示了不同疾病的病机，显著提高了中医治病的疗效。

（三）临证经验

1. 急危重症用大剂

李可临证不仅恢复了经方的用量，还倡导急危重症必用大剂。

（1）经方的用药剂量　经方一两，李可按 15g 使用，在面临急危重症时，常破格加大剂量。如附子的用量，李可治疗心衰等急危重症时，倡用大剂附子。他认为历代所用四逆方，主药附子仅 10g 左右，剂量显然不足。考《伤寒论》四逆汤原方，用生附子 1 枚，约合今之 20g，假定生附子之毒性与药效为制附子之 2 倍以上，则《伤寒论》原方每剂所用附子相当于现代制附子 40～60g，而历代用四逆汤仅原方的 1/10～1/6。以这样的轻量，要救生死于顷刻，诚然难矣！因此，李可用附子治疗心衰等急危重症，一般都在 100～200g，且日夜连续进服，24 小时服用 1～3 剂，总量在 500g 左右，甚至用附子 500g 以上者，也并未出现中毒现象。李可创制的破格救心汤，经大量临床实践证实，对急危重症的疗效显著。

在大剂量应用附子类毒药时，李可的减毒措施使其应用范围更广。其措施有三条：一是配伍解毒之品。凡用乌头剂，必加两倍量之炙甘草，蜂蜜 150g，黑小豆、防风各 30g。凡用附子超过 30g 时，不论原方有无，皆加炙甘草 60g，即可有效监制乌附毒性。考炙甘草、蜂蜜、黑小豆、防风均有解毒作用。二是李可研制出乌附中毒解救法：用生甘草 60g，防风、黑豆各 30g，加水 1500mL，蜂蜜 150g，分次冲服绿豆粉 30g，10 分钟即解。三是久煎。凡附子剂量超过 30g 时，乌头剂加冷水 2500mL，文火煮取 500mL，日分 3 次服。煎煮时间 3 小时左右，可有效破坏乌头碱之剧毒。

（2）破格救心汤增强了四逆汤类方回阳救逆的功效　破格救心汤是李可倡导的急危重症必用大剂的典型代表方。此方由《伤寒论》四逆汤合参附龙牡救逆汤、张锡纯来复汤，破格重用附子、山茱萸，加麝香而成。方中破格重用附子、山茱萸后，使本方发生了质变。麝香、龙骨、牡蛎、磁石的增入，更使本方具备了扶正固脱、活血化瘀、开窍醒脑、复苏高级神经的功能，从而救治呼吸循环衰竭，纠正全身衰竭状态，有起死回生的神奇功效。

方剂组成：附子 30～200g，干姜 60g，炙甘草 60g，高丽参 10～30g（另煎浓汁兑服），生山茱萸净肉 60～120g，生龙骨粉、生牡蛎粉、活磁石粉各 30g，麝香 0.5g（分次冲服）。

煎服法：病势缓者，加冷水 2000mL，文火煮取 1000mL，5 次分服，2 小时 1 次，日夜连服 1～2 剂。病势危急者，开水武火急煎，随煎随喂，或鼻饲给药，24 小时内不分昼夜频频喂服 1～3 剂。

临床应用：各科危重急症，或大吐大泻，或吐衄便血，妇女血崩，或外感寒温，大汗不止，或久病气血耗伤殆尽，导致阴竭阳亡，元气暴脱，心衰休克，生命垂危（一切心源性、中毒性、失血性休克及急症导致循环衰竭），症见冷汗淋漓，四肢冰冷，面色苍白或萎黄、灰败，唇、舌、指甲青紫，口鼻气冷，喘息抬肩，口开目闭，二便失禁，神识昏迷，气息奄奄，脉象沉微迟弱，每分钟 50 次以下，或散乱如丝，雀啄屋漏，或脉如潮涌壶沸，数急无伦，每分钟 120～240 次，以及古代医籍所载心、肝、脾、肺、肾五脏绝证，七怪脉绝脉等必死之证，现代医学放弃抢救的垂死患者，凡心跳未停，一息尚存者，急投本方。

2. 愈病再防用培元固本散

李可创培元固本散，随证加减，治一切久损不复之大虚证，先天不足，衰老退化，免疫缺陷，都取得了较好的疗效。对重病恢复后的患者，多嘱服用此方。

基本方组成：紫河车 50g，鹿茸 50g，高丽参 50g，三七 100g，血琥珀 50g。

用法：开始采取小量缓补，每次 1～1.5g，日 2～3 次；1 周后改为每服 3g，日 2 次，饭前 1 小时服用为好。切忌贪图速效而用大量。有条件者可长服 1 年以上，以期逆转实质病变。或遵春夏养阳之理，从夏至起服药 2 个月左右，连续 3 年。大部分患者服用此方后，不仅治愈了各种痼疾，而且白发变黑、面部皱纹消失，抗衰老作用明显。

三十四、杜雨茂

杜雨茂（1932—2013），1932 年 9 月出生于陕西省城固县一个中医世家，其外祖父郭公、尊翁杜荩丞皆陕南名医。杜雨茂幼即聪颖，长而好学，博闻强记，勤奋上进，又秉承庭训，熏陶积渐，遂生学习中医志愿。其年未弱冠即随父学医，家教严谨，精读不辍，后随著名中医针灸学家况乾五先生学习针灸。1959 年 4 月，杜雨茂毕业于陕西中医学院（现陕西中医药大学）师资班，并留校任教，从事中医针灸教学工作。1959 年 7 月，杜雨茂在成都中医学院（现成都中医药大学）进修深造后，回校从事《伤寒论》教学及内科临床工作。任教期间，杜雨茂师从于伤寒名家成友仁先生，学术水平进一步提高。杜雨茂主要著作有《伤寒论辨证表解》《金匮要略阐释》《伤寒论释疑与经方实验》《杜雨茂奇难病临证指要》《奇难病临证指南》《杜雨茂肾脏病临床经验及实验研究》《杜雨茂肾脏病临床经验集粹》。

（一）治学方法

1. 幼承家学，博览群书

学医之初，杜雨茂白天随父应诊，夜晚挑灯攻读，先后学习了《内经》《难经》《金匮要略》《伤寒论》等中医经典著作和有关医籍，遍及内、外、妇、儿、眼、针灸诸科。杜雨茂通晓诸家，尤专张仲景之学，善用经方，辨治肾病及奇难病症屡起沉疴。

2. 勤学不倦，善于总结

杜雨茂主张学用《伤寒论》应在"举纲、深究、致用、推广"八字上下功夫，不可死于句下。受张仲景寒热并用、补泄兼施、阴阳互调等立法处方思路启迪，以及张介宾"善补阳者，必于阴中求阳，则阳得阴助而生化无穷；善补阴者，必于阳中求阴，则阴得阳升而泉源不竭"的影响，结合多年临床经验，提出"背反谐同"的学术思想。先生在其晚年时，将其一生辨治肾脏病和疑难杂症的宝贵经验均予以总结并公开发表，先生之仁心仁术，实乃我辈之楷模。

（二）学术思想与特色

杜雨茂上溯岐黄，下逮百家，汇诸贤之精言，在长期的临床实践中认识到，中医古籍汗牛充栋，而最精华者，当推张仲景之书。其对张仲景著作的诸多问题，见解精辟，执简驭繁，颇具指导意义。

1. 探微索奥研伤寒，执简驭繁倡八字

杜雨茂在长期的临床实践中认识到，《伤寒杂病论》虽然文辞古奥，但其理论完备，临床实践性强。因此，杜雨茂对《伤寒论》《金匮要略》的研究，不但在理论上有所建树，而且崇尚实践，临床经验丰富。杜雨茂对伤寒学术的诸多问题，见解精辟，尤其在如何学用张仲景著作问题上，言简意赅地提出"举纲、深究、致用、推广"八字。所谓"举纲"，就是要提纲挈领，抓住六经辨证的精髓，才能收事半功倍之效；所谓"深究"，即深入研究《伤寒论》之原文、宗旨；所谓"致用"，即学"伤寒"用"伤寒"，以《伤寒论》的理、法、方、药指导临床，解疑难；所谓"推广"，即对《伤寒论》要师其法、用其方，不可过于机械。

2. 遵古鉴今取精髓，"背反谐同"疗顽疾

杜雨茂在精研古今医家医著的基础上，善于总结，深受张仲景名方如半夏泻心汤、大黄附子汤、附子泻心汤、乌梅丸、金匮肾气丸等诸多相反配伍方剂的启示，结合自己家学亲验，认识到人体脏腑器官的气机变化，无时无刻不在升降出入，即《内经》所谓"升降出入无器不有"。升中有降，降中有升，收中有散，散中寓收，这种相反相成关系共处于一个统一体中。而疾病的过程，正是打破了这种平稳状态。既病之后，尤其是疑难病，病久邪郁，又往往导致多脏腑及经络之阴阳气血失调。各脏腑本性不同，特点各异，因此，病变的性质就难划一，往往并非单纯为阴或单纯为阳，或完全属热，或纯粹为寒，多是寒热错杂，虚实并见，表里互病，阴阳俱损，气血同伤，升降齐乖，宣收皆窒。治病疗疾偏执一端，则效必不佳，甚或旧病未除，新病又起。治当顺乎人之本性及病情实况，攻中有补，补中寓攻，收中寓散，发中有敛，升中有降，降必配升，清中有温，热中伍凉，阴从阳平，阳依阴藏，始合自然。这就是"背反谐同"的学术思想。

3. 通常达变法仲景，六经辨证治肾病

杜雨茂在长期临床实践中，对急慢性肾炎、肾盂肾炎进行了深入研究，认识到这类肾病在早期多与外感有关，并常常因外感而发病或使病情加重。因此，肾小球肾炎、肾盂肾炎与外感有着内在的联系，与六经病证十分相似，且"六经分司诸病之提纲，非专为伤寒一病立法也"。因此，肾病六经辨证纲领初步形成，即对临床上各种急慢性肾炎分六经进行辨证论治，疗效确切。杜雨茂认识到临床肾病的复杂性，指出在运用六经理论指导肾病的临床治疗，仅是一个初步尝试，应当看到六经分期虽有一定的阶段性，但肾病在临床上往往形成合病、并病等，应据证立法，选方遣药，以应病机。

（三）临证经验

杜雨茂认为，欲为良医，必先自修习，博览群书，遍采诸家。其对《伤寒论》《金匮要略》的研究，不但在理论上有所建树，而且崇尚实践，临床经验丰富。

1. 阅深识广，理达博约

杜雨茂认为，医生一定要明脏腑阴阳，晓生理病理，基础雄厚，医术精湛，由博返约，临证方无望洋之苦。杜雨茂不仅熟读《内经》《难经》《伤寒杂病论》等古典医著，而且遍读诸子之书，将多家特技一一精研，且学以致用。

杜雨茂时时注意各种经验的整理、提高，稍有闲暇，即读书撰文，整理大量的医案。同时他还时常向周围同道学习，并注意收集流散于民间之验方。对行之有效，尤其对专病之治，效专力宏者，杜雨茂每据方分析其组方原理，探明其主治病症之特征，进而推知其主治范围，将其纳入辨证论治之轨道，以提高辨证论治的准确性、针对性，从而弥补经方的不足。同时，杜雨茂还常常总结自己的临床经验，不但详细记载每个病例的症状与体征、立法方药，还时常对每个病案进行小结，并找出其中的成败关键所在。于此，不但可以吸收成功的经验，而且尤为重要的是能够吸取失败的教训。杜雨茂认为，对以前所治不效的病案，找出辨证及方药失误所在，少走弯路，改进疗法，另辟蹊径，往往可跳出古代医家所划定的圈子，使该病的治疗效果提高到新的水平。

2. 辨证准确，临证不误

杜雨茂认为治疗疾病，辨证至关重要，是治疗成败的关键所在，而审证是辨证的关键，亦是整个治疗过程的重要一环。杜雨茂根据自己的临床体会，把辨证过程归纳为"参考以往，直取当前，综合分析"。所谓参考以往，即尽可能详尽收集资料，为辨证打好基础。另外，应围绕患者之主诉及现病史，分析其属寒、属热、属虚、属实，属何脏何腑或何经病变，以定性定位，即直取当前。二者结合，并进行综合分析，找出疾病的病因病机，可以做出确切的病名和证候诊断。

杜雨茂强调，疾病，尤其是奇难病症，往往症状乖戾、繁杂，表现千差万别，扑朔迷离，或大实有羸状，或至虚有盛候，或阴竭有阳象，或阳亡有阴征，或寒极似火，或热极似寒等。此类患者，或脉症不符，或舌症不合，或症状之间不相吻。因此，临证应仔细分析，透过现象直抓本质，常能判明引起病变的症结所在，从而使治疗能切中病机。

杜雨茂诊治疾病，立足于辨证，并将西医诊断指标的异常纳入辨证的规范，从而辨证施治。如对慢性活动性乙型肝炎生化指标异常，即通过辨证论治，以疏肝理气、解毒、化瘀、敛阴之法，辨治转氨酶升高；以活血化瘀、清热解毒之法，降低球蛋白；以补脾气、益肝阴之法，升白蛋白；利湿之法消除黄疸；解毒活血扶正，以促进乙肝表面抗原转阴等。这种将西医定量指标定性化，扩大了辨证论治的适应范围，无疑是一种新探索。

3. 善用经方，化裁周详

疾病治疗过程中，遣方用药为最后的关头，也是影响治疗效果的重要一环。选方是否正确，遣药是否精当，直接关系着治疗过程的长短，甚至决定着治疗的成败。杜雨茂临证一是妙用经方，灵活不泥；二是遣药精当，平稳为上。临证多选经方，但其所用，除个别病例外，并非机械照搬，而是据证灵活化裁，兼采众家之长，不断发展和创新。杜雨茂强调，医者须熟识药性，用药平稳，久服之药注意选用补而不滞、滋而不腻、凉而不寒、温而不燥、活血而不破血、利水而不伤阴之品等，方能久服无弊。

4. 效法仲景，辨治肾病

杜雨茂在长期的临床实践中，通过对多种急慢性肾病的深入研究，认识到肾病初起多见太阳经证表现，一般选用麻黄连翘赤小豆汤、麻黄加术汤、越婢加术汤等方化裁应用。肾病到了少阳阶段，除肾病的自身表现外，伴往来寒热、心烦喜呕、胸胁苦满等少阳证候，方用小柴胡汤合五苓散化裁。肾病邪传阳明，出现发热或胸腹部灼热、心烦口渴、眼睑颜面浮肿、下肢或全身浮肿、小便短赤不利、舌红苔黄、脉数等，方用白虎汤合猪苓汤化裁。若临床伴见腹胀满、大便秘结不通、舌红苔黄燥、脉沉弦数等，可随证选用承气汤类方或己椒苈黄丸化裁治之。慢性肾病多由急性肾病三阳病转入三阴。病至太阴，肺脾气虚，水湿不能布运而内聚外溢，可用理中汤、厚朴生姜半夏甘草人参汤、桂枝人参汤化裁。肾病至少阴阶段，属寒化证，可用真武汤合金匮肾气丸化裁；属热化证，可用猪苓汤、黄连阿胶汤合二至丸化裁。肾病若发展至厥阴期，则病情繁杂，往往虚中夹实，寒热错杂，病机复杂多变，病势凶险，预后不良。

杜雨茂精研古典医籍，善于以张仲景原旨指导临床，并在临床实践中发展创新。杜雨茂指出，学古人之法，习古人之方，意在治今时之病。对古人经验，时常注意灵活变通，明其理，化其意，师其法，而不泥其方，重在以中医理论指导临床，从而使病情与药物之间更加紧密相连。杜雨茂运用经方的思路和方法，对于后学尤其是初学者确有启迪及指点迷津的作用。

三十五、郭子光

郭子光（1932—2015），字茂南，成都中医药大学教授，首届国医大师，第三批全国老中医药专家学术经验传承工作指导老师，中华中医药学会终身理事。郭子光于1992年被国务院授予有突出贡献的专家称号，并获批享受国务院政府特殊津贴专家；2008年获四川省康复医学会颁发的"学科发展杰出贡献奖"；2009年被评为首届国医大师，获中华中医药学会"终身成就奖"。郭子光承袭家学，早年行医乡里，1956年考入成都中医学院（现成都中医药大学）首届医疗专业本科，于1960年4月提前毕业并留校从事医疗、教学、科研工作，为国内外公认的伤寒和各家学说专家。

郭子光提出六经方证为"病理反应层次"学说，"三因鼎立"学说，创立了"六经辨证新体系"，临床主张"病证结合"，提出"临证八步骤"等临证要诀。

郭子光著有《现代中医治疗学》《伤寒论汤证新编》《肺结核病》《中医康复学》《日本汉言医学精华》《中医奇证新编》，其中《伤寒论汤证新编》为其学术代表作。该书立足于临床实践，从多方面把中西医有机结合起来，对于临床《伤寒论》方证理论的应用有着重要的启发作用。

（一）治学方法

1. 学术求精不求博

郭子光具有强烈的求知欲和孜孜不倦的探索精神，除了中西医学外，还是文史哲和方法论的爱好者。他认为知识都是有联系的，"学术上广博而不精深者有之；精深而不广博者，未之闻也"。所以，郭子光于古今典籍、名著、期刊，无不广泛阅读。他每读一本书或一本杂志，都要将其中的重要事实、独到见解、名言名喻摘录在册。他常说："不要太相信自己的记忆，只有摘录下来的东西才可靠。"他的一大堆笔记和上万张卡片，就是"读书破万卷"而成。

2. 基深建高墙，临证知真谛

郭子光精医善文，思维活跃，具有敏锐的洞察力和综合概括能力，常能捕捉到事物之萌芽，领悟出言外之旨意，观察到医学发展之趋势。这与其幼时学习经历密不可分。其父郭治安先生及其舅父廖济安先生，在他孩提之时，以及入学攻读之余，两位"安先生"就教以诵读《伤寒歌括》《温病百言》《药性六字经》及陈修园《医学三字经》等书，耳濡目染，心灵中已树立矢志岐黄之愿。廖济安先生为报师授业之恩，精心培育其甥，嘱郭子光先去私塾攻读《论语》《中庸》《诗经》等1年余，后教以《内经》《难经》《伤寒杂病论》及后世医家论著。因此，郭子光常告诫后学"基深建高墙"，要想在中医学方面有所建树，必须提高自己的中华传统文化素养，必须读经典，读中华传统文化经典及中医学经典。

郭子光白天应诊，晚上必翻阅中西医学书籍，弄清当日所见疑难，对典型的或有体会的病案，必做详实的搜集整理，引经据典地探明其理法方药要点，对疑难病例则潜心探明其疑难之处，如此历经数十年，养成了其重实践、讲疗效的行医风格和治学特色。

3. 重继承求创新

郭子光将毕生的经历投入到中医事业，强调中医治学当继承与发展并行，继承就是发掘、发挥，而不是"炒冷饭"；发展就是现代化而不是"西医化"。他循着这条思路，在漫长的50余年从医生涯中，执着追求，不断积累，承家学而不泥，师古尤重今，始终走在时代的前沿。

（二）学术思想与特色

1. 提出伤寒新说

郭子光认为，《伤寒论》体现了中医辨证论治、理法方药的最高水平，是提高疗效的必读之书。他认为《伤寒论》是一部不断丰富和发展的集体智慧的结晶，六经方证体系是古人对疾病自然过程诊治的观察、总结，虽然至今仍效验彰著，但不可否认今天的社会环境与古代大不相同，书中描述的某些反应状态及传变规律，今天已不可见。同时，随着时间的推移和经验的积累，尤其是近现代对伤寒方证的应用，又大大突破了书中的规范。基于这些认识，郭子光提出应创立"六经辨证新体系"，作为发展伤寒学说的远景目标。同时他编撰了《伤寒论汤证新编》，提出"病理反应层次"学说解释六经方证，被认为是现代研究伤寒颇有影响的新说。

2. 提出"人 - 症 - 病 - 证"的辨证论治体系

郭子光精研仲景学说，提出辨证论治的内涵实为"人 - 症 - 病 - 证"结合。他认为辨证论治的核心在于明辨证型病机，同病异治，突出个性。辨病论治，大异小同，彰显共性，他主张在辨证分型论治的基础上，加以对症用药，针对性地增强改善某些突出症状的功效，不仅不违背辨证论治之意，还能增强临床疗效。在此基础上，如能结合所属证型病机的寒热虚实和药物的归经、性味、四气等来选择对症的药物，则又是高明的一步。

郭子光认为辨病论治的核心是提炼同一疾病的共性病机，张仲景强调的"辨病"在于提醒后学者，临证之时对于同一疾病不仅要把握不同的病机证候，还要把握好同一疾病的共性病机，针对这一共性病机在分型论治的基础上，佐以相同的治法（即治疗大法）。在此基础上，即可总结出基础方，并通过临床运用不断完善。

3. 聚焦慢性病疾病谱，提出慢病治疗八法

1986年，郭子光在《中医杂志》上撰文《慢性病证治举要》，提出慢性病治疗的八个步骤要领：一是凡有外感先治外；二是气机不疏先治郁；三是运化失司先理脾；四是平调阴阳治原病；五是整体局部善处理；六是无证可辨亦须辨；七是治标药物逐步减；八是西医诊断作参考。这八个步骤为临床辨治各类病症，尤其是复杂病症提供了一个提纲挈领把握病机、审察情由、分清标本主次、采取先后缓急之法遣方用药的基本法则，对中医临床治疗慢性病有重要的指导意义。

（三）临证经验

1. 冠心病辨治经验

郭子光临证50余年，积淀出"人 - 症 - 病 - 证"完整辨证论治体系辨治冠心病的经验，提高了治疗的全面性和准确性，优化了中医治疗冠心病的临床方案。

（1）辨"人"论治冠心病　由于每个患者都是不同的个体，具有不同的体质、生活习性和既往史，从而导致同是冠心病，不同患者有不同的临床表现及证候特点。郭子光强调当辨"人"论治。郭子光常常把《灵枢》经文"火形之人……核核然""木形之人……佗佗然"运用于临床冠

心病的中医诊断中。

（2）辨"症"论治冠心病　郭子光认为就冠心病而言，心前区的不适，尤其是心绞痛常常为患者最为痛苦的症状，当辨"症"论治。郭子光分两个层次实施治疗方案：第一个层次是用方选药直接对症。对于首诊的冠心病患者，郭子光在开中药处方之余，往往开出丹参滴丸、速效救心丸等成药让患者常备身边，叮嘱患者稍觉不适即可服用。这类成药使用方便，起效快捷。如心绞痛明显，郭子光还会在处方中加用延胡索直接对症治疗。除了中药对症，还可针灸、指压内关、中冲、至阳等穴位以起止痛之效。辨"症"论治的第二个层次指的是随疾病表现出来的病机对症用药，所谓"随机对症"，即结合冠心病所属证型的寒热虚实特点，根据药物的归经、性味等来选择对症的药物。如对于患心绞痛者，郭子光针对虚寒证，常加炮附子、北细辛散寒止痛；对于阴虚内热之人，常加酸寒的白芍益阴又止痛；对于气虚体质者，则常重用炙甘草甘缓益气又止痛。

（3）辨"病"论治冠心病　是指通过总结提炼冠心病这一疾病的共性病机，针对共性病机进行论治。郭子光从大量的临床中发现冠心病患者具有以下共同症状：①心累气短，动则尤甚；②心前区或胸骨后疼痛，呈刺痛或闷痛，其部位固定。前者是气虚之象，后者是血瘀之征，提出"气虚血瘀"为本病共性病机，总结出治疗基本方：黄芪 30～50g，川芎 15～20g，丹参 20～30g，葛根 20～30g，制何首乌 20～30g。方中重用黄芪益气，丹参、川芎、葛根活血化瘀通经，制何首乌养血。

（4）辨"证"分型论治冠心病　气滞血瘀型佐以行气活血法，常于基本方加降香、郁金、川红花、赤芍、桃仁等。痰浊郁阻型佐以辛开宣化法，常于基本方合瓜蒌薤白半夏汤化裁。瘀血偏甚型佐以辛润通络法，用基本方加血竭、水蛭、桃仁、生地黄等。偏虚型佐以温润清补法，基本方合生脉散化裁；若脉弱甚迟缓，舌质淡，轻者用基本方加桂枝甘草汤治之，重者合麻黄附子细辛汤治之。

2. 自拟"肾甦"方论治早中期慢性肾衰竭

郭子光集 50 余年的临床经验，总结出命名为"肾甦"的自拟方，作为治疗早中期慢性肾衰竭的基础方、经验方，取得肯定疗效。

"肾甦"方组成：黄芪 50～80g，白术 15～20g，防风 15～20g，山药 20～30g，水蛭 5～10g，蝉蜕 10g，柴胡 10g。

全方药味虽少却精，集益肺健脾、补肾固精、除湿通络于一体。全方紧扣病机，用药精专，配方缜密，既体现中医特色，又合理地结合了现代研究成果，适用于慢性肾衰竭代偿期和失代偿期（早中期），以小便混浊或泡沫尿（尿常规检查为蛋白尿），小便不利（多尿或少尿或夜尿频多）为主症，伴乏力、稍动易汗、水肿、腰膝酸软、怕冷、反复感冒等症状。

3. 血液系统疾病诊治经验

郭子光认为，肝藏血，主疏泄，调达体内气血津精，辨治血液系统疾病主张从肝论治。他强调肝自身是一个整体，故肝的疏泄功能也受肝的其他功能影响。如肝阳亢、肝气盛，则疏泄太过，升发有余；肝阳虚、肝气弱，则疏泄不及，升发不足，直接影响气机的升降和气血的运行。由于肝藏血，血液的质量亦受肝的疏泄作用调控。如肝阳、肝气或肝火、肝热亢盛，必然疏泄太过，升发过盛，藏血有余，而使白细胞、红细胞、血小板增多；而肝血亏、肝阳虚、肝气弱，则肝疏泄不及，升发不足，藏血不足，而使白细胞、红细胞、血小板减少。两者都表现为肝藏血功能紊乱，实则为疏泄失调所致。这些血液质量"增多"或"减少"的病症，急性型往往夹外邪为患，如急性白细胞减少常兼热毒、急性血小板减少常兼营分邪热等，其外邪为标，肝的疏泄失调为本。急则先治其标，标证缓解即当从本论治。至于血液质量"增多"或"减少"的慢性型，皆当从肝论治。概言之，凡镇肝、平肝、柔肝、敛肝、清肝、凉肝、泄肝、息风、止血等方药，都有不同程度抑制肝的疏泄功能的作用；温肝、补肝、养肝、滋肝、疏肝、活血等，则有从不同角度促进肝的疏泄功能的作用。郭子光根据这一机理治疗大量血小板疾病和白细胞疾病，疗效满意。

4. 疑难杂病的辨治

郭子光很注重"久病入络"，在临床上擅长运用通络法，常用虫类药起沉疴。其自创的"三虫汤"（清全蝎 8 ～ 10g，地龙 15 ～ 20g，僵蚕 15g），临床随症加味，可用于治疗多种久治不愈的病症。郭子光临床强调防病入络重调气，认为"久病入络"当从实证论治，以通为用。然而疾病早期，"痰""瘀"二邪往往少见，医者往往忽略在此阶段防病入络。关于痰的形成，不外水湿不布，聚津为痰，或气火炎炽，炼液为痰等；关于瘀的成因，不外气滞血瘀，或血逸脉外，结而成瘀等。总之，"痰""瘀"二邪的形成与气机相关。盖气机不畅则水湿不得运化、气血不得按经循行，或瘀久化火，更伤津液，或血停为瘀等。新病时期，防止入络的关键在于调畅气机。郭子光在疾病新起时，但凡有入里之势即注重运用调气行气之品，使气行则津液得以正常敷布，气行则血行，避免痰凝血瘀之弊。常用药物如延胡索、柴胡、香附、白术之品，入络之前即重痰瘀。当疾病发展到一定阶段，病理产物如痰、瘀已形成，并在证候上有所表现，便要合理运用化痰化瘀之品。郭子光每遇疾病中出现痰证的时候，常用茯苓、胆南星、石菖蒲、虎杖之品以蠲痰逐水，防止痰入于络。对于化瘀之品的运用，郭子光认为一般活血化瘀药物治疗已入络之病的疗效差或无效，故在瘀血初显之时便运用活血化瘀之品以防瘀入于络，常用药物有丹参、桃仁、当归尾、牡丹皮等。对于入络之邪，病位已深，郭子光多用入络搜邪之味，如全蝎、水蛭、地龙、僵蚕。郭子光强调，虫类药物多为破血之品，故在临床运用时必须严格把握运用指征：病久顽固不愈，有固定疼痛部位或包块，一般活血化瘀药治疗无效或效不显，三者有一即可。郭子光在虫类药的选择上也有所偏重，如偏于瘀者，首重水蛭；偏于痰者，重用僵蚕；偏于风者，首重全蝎。同时讲究虫药之间的协同作用，如喘重则全蝎、僵蚕、地龙同用，而轻者则不必皆用。

三十六、陈瑞春

陈瑞春（1936—2008），江西铜鼓人，江西中医学院（现江西中医药大学）教授，主任医师，首批江西省名中医，伤寒专业博士研究生导师，第二批全国名老中医师带徒指导老师。陈瑞春曾任伤寒教研室主任、附属医院常务副院长、中华中医药学会理事、《江西中医药》杂志常务编委、全国仲景学说研讨会常务委员、全国中医内科疑难病专业委员会副主任、江西中医药学会副会长等职。陈瑞春先后行医于江西省宜春地区和南昌地区。其代表著作有《陈瑞春论伤寒》《伤寒实践论》等。

（一）治学方法

1. 家学熏陶，先浅后深

陈瑞春自幼随父习医，遵父命先熟读《医学三字经》《药性赋》《濒湖脉学》等启蒙读物，后才获准读《伤寒论》。

2. 四读《伤寒论》，得名师指点

陈瑞春初读《伤寒论》时，又抄又背，读得认真虔诚，可没过几天就有些厌烦。因《伤寒

论》行文古朴，容易窜条，不如《汤头歌诀》《三字经》之类有律有韵，朗朗上口，故起早摸黑地花了大半年时间，还是不能全部背诵出来。加上年龄小，理解不透，又无实践经验，故读了大半年，反而认识模糊，产生畏难情绪，甚至怀疑这种经典，究竟有多大作用，能否指导临床实践。

再读《伤寒论》。1954年，陈瑞春有机会到江西省中医进修学校（现江西中医药大学）学习，时值姚荷生先生讲授《伤寒论》。其讲课深入浅出，条条剖析，由《伤寒论》涉猎《内经》，穿插《金匮要略》和《温病条辨》，并结合临床实例，把理论与实践有机地联系起来，举一反三，纵横贯通，听了使人茅塞顿开。这次学习大大加深了陈瑞春对《伤寒论》的理解，也品味出《伤寒论》的一点真谛。因而陈瑞春再次下定决心，要学好《伤寒论》，用好伤寒方。进修结业后，陈瑞春有意识地运用伤寒方，临床疗效确实有了提高。

三读《伤寒论》。1958年，陈瑞春为了继续深造而考入江西中医专科学校（现江西中医药大学）。当时《伤寒论》作为必修课，由万友生主讲。万友生先生的讲解，从理论到实践，循序渐进、层层深入，犹如剥茧抽丝，对陈瑞春的影响很大，以至于融入其后来的教学与临床之中。

四读《伤寒论》。1960年的秋季，学校选派陈瑞春到成都中医学院（现成都中医药大学），参加全国第二期伤寒师资培训班，为期半年，专修《伤寒论》。课程由西南名医邓少仙（雅号邓伤寒）主讲。邓少仙的学术观点，强调气化学说，突出"医不离气化"的主旨，认为凡是中医的理论与临床都不能离开气化学说，否则不知其变。他就什么是气化、怎样掌握气化规律，做了详细的阐述，从更深层次诠释了《伤寒论》。这次培训，使陈瑞春从另一个层次领略了《伤寒论》之旨，加深了对《伤寒论》的理解。

其实，陈瑞春从接触《伤寒论》开始，天天都在读，这也是他自誉毕生只做的三件事之一——"读伤寒"，只不过是从迷茫到理解，再到深信不疑。

3. 治学目的，学以致用

陈瑞春曾经说，读伤寒的目的在于运用，《伤寒论》的价值就在于能够指导临床。所以，他毕生酷爱使用经方。谈及如何才能用好经方时，陈瑞春认为应当在下面几个问题上下功夫。

第一，剖析药物组合，吃透伤寒方本意。如陈瑞春认为桂枝汤中的桂、芍均为血分药，姜、枣、草是脾胃药。用桂枝汤发汗，要从脾胃为生化之源、血汗同源这层意义来解释。桂枝汤所以能治表虚而发汗，正如尤在泾所说"取正汗（即中焦水谷胃气充沛滋生的汗）以祛邪汗"，即服汤以前之汗为邪汗（病理性的），服汤以后的汗为正汗。正汗出而邪汗自止，这就是服桂枝汤治表虚证发汗的原理。又如半夏泻心汤主治中焦寒热错杂之痞证。方中苦寒辛温药并用，能调和寒热。但寒热错杂之所以产生痞满，陈瑞春认为必有气机阻滞的一面，而方中没有行气药，故在用本方时加入行气之品，如木香、枳壳、厚朴之类，使全方的构成具有调和寒热、行气消痞的功能，临证用之，确能提高疗效。再如真武汤，临床上用治肺心病咳嗽、浮肿、溺少、胸闷、气短等症。这类患者除肾阳不足外，还有肺肾气虚，陈瑞春往往在原方中加黄芪、人参益气，于病情更为贴切，使原方变成益气温阳利水之剂，较之单纯的真武汤，组合更臻完善。对经方的药物组合，应当深入剖析，既要看到其特长，又要看到其不足，在原方中增加相辅相成的药物，对提高临床疗效是十分有益的。

第二，经方与时方相合，提高疗效。陈瑞春常说仲景方组织严密，但不等于死守原方不变。在医林中有人主张用经方不能乱动原方，甚至连剂量也不可变，这未免泥古不化。经方与经方合用，在《伤寒论》中本有范例。而根据辨证，经方与时方合用，能提高疗效，并非悖逆《伤寒论》，也无不可逾越的雷池。陈瑞春常用四逆散合良附丸，治肝郁气滞的胃脘痛、腹痛，较之原方疗效更好；用芍药甘草汤合四妙散，治以两膝疼痛为主的湿热痹证，治之更能取效；用小柴胡汤合温胆汤治肝胃不和，痰热内扰的失眠或更年期综合征等，几乎已成常规。这都是根据病情将经方与时方合用的例证。

第三，归纳类方，掌握代表方。《伤寒论》中多种类方如苓桂剂类（有苓桂术甘汤、茯苓甘草汤、苓桂甘枣汤、五苓散等方），如果把这类方剂的基本原理比较一番，不难看出，其共同的主药是茯苓与桂枝，功用温阳利水。苓桂术甘汤为其类方的代表，具体运用时就可进退，加减药物，或加温阳，或加利水，或加益气，或加逐饮，只要不违背温阳利水的宗旨，其灵活运用可层出不穷。如此，陈瑞春提出对伤寒类方，要进行归类筛选，在类方中选出代表方作为加减的基本方，再以其特长针对某病进行临床观察，可以作为研究经方的一个思路。若能有计划地展开这样的专方临床运用，或许可以在经方研究中取得新的突破。

我们曾收集一段时期内陈瑞春诊疗的 119 例有效病案，涉及 39 个病种，而采用经方辨治的比例达 84.62%，尤其是小柴胡汤类方，可以说几乎是天天在用。不少经方的运用远远超出书本的病症范围。寒来暑往数十载，陈瑞春临床治病一直坚持以经方为主，崇尚"非经方不能治大病，非伤寒不能成大家"。这也是他自誉毕生只做三件事之二——"用伤寒"。

4. 读用之余，勤于总结

读《伤寒论》的目的在于指导临床运用，"照葫芦画瓢"有时也有效，但终不能得其精髓，用之如神。如何才能发挥《伤寒论》的指导作用，提高临床疗效呢？陈瑞春常说，治一个病，要"开得出（方），说得出，写得出"。这里"写得出"就是对临床用方要进行思考、总结，做到实践——总结——提高。这也他自誉毕生只做三件事之三——"写伤寒"。

陈瑞春认为，"写伤寒"就是要通过各种形式的文字表述，阐发《伤寒论》的深刻内涵，必须从"理、法、方、药"四个方面深入阐述，且无论阐述哪一方面，都应保持一个共性，就是"写实"。因为《伤寒论》作为医学经典，作用就是指导临床实践，离开临床奢谈理论，撰写与实际不着边的文章，除浪费纸笔，还难逃误人害人之嫌，不如不写。

《陈瑞春论伤寒》《伤寒实践论》是陈瑞春毕生心血的结晶。前者集 56 篇论文而成，从怎样学习《伤寒论》到《伤寒论》类方的临床运用，到如何提高《伤寒论》的教学水平，都做了较深入的论述。后者以临床病例为主，将陈瑞春 50 余年的临床体会进行汇集整理。其中《伤寒实践论》于 2006 年 5 月翻译成英文出版。不少医师以各种方式与陈瑞春交流按照《伤寒实践论》中验案治愈疾病的体会，也常询问治疗疑难病的方法或介绍患者就诊，亦有患者在读过该书后前来求治。

（二）学术思想与特色

陈瑞春在长期学经典、用经方的学术生涯中最具特色和突显优势的学术思想可以概括为"经方类法活用论"，其核心包括以下方面。

1. 临床选方用药

陈瑞春特别重视经方的运用，立法组方应以经方为蓝本。陈瑞春喜欢用经方，亦善于用经方，尤其是小柴胡汤、四逆散、桂枝汤、半夏泻心汤、苓桂术甘汤、真武汤之类。临床治病使用经方达 85%，其中以柴胡类方更是常用。陈瑞春曾说："没有一天不用小柴胡。"

2. 经方类法学习

陈瑞春重视以法类方、以主方统领类方的研修方法。伤寒方的研究，抓住主方是重要环节。六经病皆有自己的主方，如太阳病的麻桂两方，阳明病的白虎汤、承气汤，少阳病的小柴胡汤与黄芩汤，太阴病的理中汤，少阴病的四逆汤，厥阴病的乌梅丸等。这些主方都是以本经的脏腑功能、病机、主症为基础而设立的，还是各类方的主方，其中任何一方都可演变出许多变方。如桂枝汤是太阳病表虚证的主方，又是桂枝汤类方的主方。《伤寒论》中 20 多首方均是在桂枝汤的基础上化裁而来。前人徐灵胎对伤寒方做过分类整理工作，对后世医家颇有启迪。经方归类研究，有两个好处：一是能进一步研究经方的结构原理；二是能以方测证，还可以了解病机的演变。如苓桂剂中，苓桂术甘汤可为这类方的代表方。用其治脑积水，可配补肾药或加泻水药；治肺心病，可合二陈汤或配真武汤；治胃液潴留、十二指肠溃疡，可配六君子汤；治肠炎可加健脾行气或固涩药；若从病机的角度考虑，阳虚者加附子，气虚者加黄芪，脾虚者重用白术，湿甚者苍术、白术同用。

3. 临证善于用方

陈瑞春认为，面对临床复杂的病症，要善于辨证合方，不仅要经方与经方合用，而且要经方与时方汇通。陈瑞春非常重视经方的临床运用，但亦体会到经方并非能解决临床遇到的所有问题，经方与时方合用，有时单用时方也常获效，补充了经方之未备。

经方与经方合用：陈瑞春常用桂枝甘草汤合瓜蒌薤白汤治疗心阳不足兼痰浊阻滞的冠心病心动悸或胸闷痛；以四逆散合厚朴生姜半夏甘草人参汤治疗肝逆犯胃兼脾胃气虚的胃胀胃痛；小柴胡汤合四逆散治疗肝胆湿热、脾胃气滞的乙型肝炎；小柴胡汤合甘麦大枣汤或再合酸枣仁汤治疗胆胃不和、心肝火旺的更年期综合征；柴胡桂枝汤治疗体虚感冒或感冒后期的全身不适等，屡屡获效。

经方与时方合用：是陈瑞春在临床用药中的另一特点，以经方为主结合时方化裁，创新证治经验，发展经方理论。其中比较成熟和常用的几个方法有以下几种：①桂枝汤合玉屏风散，治营卫不和的表虚证。②桂枝甘草汤合保元汤，主治上焦阳气虚。③四逆散合良附丸，治肝胃不和兼寒凝气滞的胃脘痛。④柴胡平胃散即小柴胡汤合平胃散，对夏季感寒外有表证，内有脾湿，或腹泻便溏，尤其是现代的空调病，用之多验。

（三）临证经验

1. 立足鉴别诊断，突出问诊技巧

陈瑞春认为辨治杂病，临证疑似之处甚多，必须依靠医生进一步的问诊才能做出正确诊断。陈瑞春问诊立足鉴别，具有如下特点：首要分清主诉症状，抓住诊治的主要矛盾；注意围绕主诉，展开寻找鉴别要点；问诊注意与他诊交替，多诊合参，要懂得用排除法。

2. 诊病察色按脉，尤其重视舌象

陈瑞春认为，面色关乎预后，五轮八廓亦可见微知著。如面色阴沉晦暗，预示肾水不足；两颊发青为肝色外露，虽然与西医肝功能指标不一定相应，但与病势的轻重缓急甚为相关。陈瑞春临诊最重视舌象，常要审视二三，舌质、舌苔宜分开详审。

3. 审视病情，重视肝胆脾胃，顾护机体正气

陈瑞春临证辨治杂病，注重调理肝胆脾胃，认为杂病以气滞痰湿病机为多，痰饮水湿以脾胃失运为源头，而肝胆为中焦气机枢纽之先导，故即便非消化系统病变，其受病之所虽在不同脏器，但发病之源常关乎肝胆脾胃。这也正是柴胡类方可以兼治多种系统疾病的缘由所在。

三十七、李士懋

李士懋（1936—2015），第二届国医大师，河北中医学院（现河北中医药大学）教授、主任医师，北京中医药大学博士研究生导师，中国中医科学院传承博士后导师，第二、第三、第四、第五批全国老中医药专家学术经验继承工作指导老师，国家药品审评委员会委员，河北十二大名医。李士懋出生于山东省黄县北马镇，1962 年毕业于北京中医学院（现北京中医药大学），师从秦伯未、任应秋、刘渡舟、赵绍琴、胡希恕等诸多中医名家，撰写《汗法临证发微》《火郁发之》《平脉辨证治专病》《平脉辨证温病求索》《李士懋田淑霄医学全集三卷》等专著 10 余部。李士懋注重对《伤寒论》等典籍的解读与应用，推崇经方。

（一）治学方法

1. 重视研习经典

李士懋重视研习经典，认为要以读原文为主，先是逐条读，搞懂每条的含义，在条文间前后联系，互相对比，搞清本证、变证及演变规律；继之拆开读，具体有以病为纲、以证为纲、以症为纲、以类方为纲、以脉为纲、以药为纲、以诸可与诸不可为纲、以法为纲等，拆分归纳，纵横捭阖，从不同角度反复学习领悟，形成自己的见解，然后再参诸医家的观点。

2. 学古而不泥古

李士懋在继承仲景学说的基础上，又有新的创见，尤对脉学有精深且独到之见解，在辨证论治中以脉诊为中心，平脉辨证，明于理而不拘于迹，疑难重症，屡起沉疴；对经方融会贯通并扩展其治疗范围，功效卓著，守绳墨而废绳墨，随心所欲不逾矩。李士懋亦指出，中药本草学蔚然大观，古人记述自为宝库，但需现代人整理挖掘。作为临床中医，不能固守本草，亦要适当参考现代药理，用现代语言讲明白古人的记录，否则学古人而落于古人，不利于后继者的提高。

（二）学术思想与特色

1. 诊断重脉诊

李士懋在四诊中非常重视脉诊，认为治病不效的主要原因在于辨证不清。要想辨证清楚，就必须提高四诊的水平。而提高四诊水平的关键则是提高脉诊的水平。他指出："在纷纭变幻、错综复杂的临床表现中，如何探求其本，寻觅其真谛，关键在于脉诊。"

李士懋在张仲景"平脉辨证"和其他脉学大家思想的启悟下，出版了《脉学心悟》和《濒湖脉学解索》两本脉学专著，创立了以脉诊为核心的辨证论治体系，即脉诊辨证大纲说、虚实脉诊大纲说、气血脉理大纲说。①脉诊辨证大纲说：中医所有疾病都要先诊脉，把诊脉作为诊断病症的入手点和切入点，然后结合其他三诊，从而明确病因病机，进而选方用药。②虚实脉诊大纲说：指在切脉时首先要认真地体会脉象沉取是有力还是无力，明确该脉是虚脉还是实脉，即明确该证是实证还是虚证。在此基础上，再结合其他脉象分析病症的表里寒热、病性、病位及预后转归。③气血脉理大纲说：从气血出发去分析脉象产生和变化的原理，可不为纷繁复杂的脉象所迷惑，从而执简驭繁地掌握脉诊。

李士懋对每个具体的脉诊都有独到且创新性的认识，如提出了浮脉未必主表证、沉脉未必主里证、数脉未必主热证、迟脉未必主寒证、弦脉未必主肝胆、紧脉未必主寒证、涩脉未必主瘀血等新学说，纠正了不少传统脉学的认识误区，对临床实践具有重要的指导作用。

2. 三法重汗法

张从正主张用汗、吐、下三法治已病。李士懋发扬了张从正的学术思想，扩大了辛温发汗法的治疗范围。他不仅用辛温发汗解表法治疗实寒证，也用于治疗虚寒证。他指出："关于发汗法的应用范畴，一般多停留在'外感表证当汗''汗法可以解表'这一较粗浅、较局限的层面。实则表证、里证、虚实相兼证及阳虚阴凝者，皆可用。"他提出了辛温发汗法治疗寒凝或寒湿凝滞证的3个诊断要点：一是痉脉；二是疼痛；三是恶寒。疼痛可见头痛、牙痛、胸痛、胃痛、腹痛、身痛、关节痛、痛经等各种疼痛；恶寒可见患处怕冷、怕风、不温或冰凉、遇冷或阴天病情加重等；痉脉可见脉象沉弦拘紧。

李士懋擅长化裁经典名方作为辛温发汗的基础方，如麻黄汤、小青龙汤、九味羌活汤、桂甘姜枣麻辛附汤、桂枝去芍药加附子汤、甘草干姜汤、苏子降气汤、定喘汤、理中丸、吴茱萸汤、乌梅丸等。李士懋将张仲景桂枝汤连续服药取汗法、啜热稀粥助汗两法发展为辅汗三法：一是啜热稀粥；二是连续服药；三是加衣盖被。李士懋还将张仲景桂枝汤孜孜以求汗解的方法发展为测汗法，用来判断疾病的转归：临床如见正汗，如微微汗出，遍身皆见，持续不断，汗出脉静身凉，则病情向愈；见邪汗，如大汗如雨，局部汗出，阵阵汗出，汗后脉不静、身不凉，则病情恶化。

3. 伤寒重阳虚

李士懋认为外感风寒多兼内伤。外感风寒之邪侵袭机体往往是在内伤的基础上发生的，内伤有火热、湿热、寒湿、食积、宿便、痰邪、饮邪、瘀血、气虚、血虚、津亏、阴虚、阳虚等因素，故外感风寒侵袭机体后的转归千变万化、纷繁复杂。内伤阳虚证是外感风寒发生的重要原因。外感风寒侵袭固然可以损伤机体阳气，但过用辛凉苦寒药物、滥用抗生素、过食寒凉食物等导致的临床内伤阳虚证更为多见。内伤阳虚证一旦形成，正气虚馁，容易招致外来寒邪的侵袭。李士懋推崇张仲景《伤寒论》六经辨证，重视阳虚、阳虚水饮、阳虚痰阻、阳虚寒湿、阳虚血瘀、阳虚食积、阳虚便结等病症的研究与应用，强调"整部《伤寒论》是以寒伤阳为主线，以固护阳气为宗旨，'留得一分阳气，便有一分生机'，因此，《伤寒论》中温阳救逆之方尤多"。

李士懋重视用温阳法治疗急慢性疑难杂病，如应用麻黄附子细辛汤治疗阳虚外感、寒凝肝脉之寒疝、头痛、寒痹等病症；应用四逆汤、参附汤加减治疗阳虚疹陷、麻疹难出等病症；应用小青龙汤治疗阳虚水饮咳喘和咽喉噎塞感等病症；应用吴茱萸汤治疗厥阴头痛、厥阴寒疝、妊娠呕吐、疝癖、肝虚胁痛等病症；应用乌梅丸治疗厥阴寒热交作、奔豚、懈怠症（慢性疲劳综合征）、行经头晕呕吐等寒热错杂病症；应用温肝益气、疏肝健脾法（基本方：炮附片、淫羊藿、巴戟天、黄芪、当归、白术、茯苓、柴胡、麦芽）治疗慢性乙型肝炎。

4. 温病重火郁

温病学是以叶天士为代表的众多医家共同创立的学说，因而各执一说，相互歧见，如叶天士创卫气营血传变、吴鞠通创三焦传变、柳宝诒创六经传变、吴又可创九传学说、薛生白创正局与变局等。这些传变规律给后世医家带来了不少困惑和争论。李士懋创立了以郁热为温病本质的新理论体系，首次明确指出温病的本质为郁热，而且郁热贯穿温病的始终。他认为："本病的本质是郁热，不论新感温病、伏气温病、温疫、湿温化热，还是温病卫、气、营、血、三焦等各个传变阶段，只要有热邪存在，其本质概为郁热。"

李士懋认为，火郁的典型脉象是沉而躁数。脉何以沉？因郁热的重要病理改变是气机郁结，气血被束，不能外达以鼓荡血脉，故而脉沉。他善用清、透、滋三法治疗温病，并把透作为三法的核心，在升降散的基础上合以栀子豉汤创制新加升降散（僵蚕、蝉蜕、大黄、姜黄、栀子、淡豆豉、连翘、薄荷）治疗郁热。八味药物相互配伍，外透内清，上宣下泄。

5. 疑难重痰瘀

现代临床疑难杂病的特点与中医痰证和瘀血证有相似性：病种多样、病情较重、症状纷繁怪异、治疗困难棘手、病程迁延、康复缓慢、反复发作。现代疑难杂病有痰邪为患，有瘀血为患，但临床最为多见的却是痰瘀互结为患。痰证日久，阻滞经络，导致瘀血；反过来，瘀血日久，阻滞经络，也可导致痰湿阻滞，最终形成痰瘀互结之证。

李士懋认为，痰证诊断以滑脉为主，结合形体肥胖、头面目胞肿胀、皮下颗粒或绵软包块、头昏沉重、眩晕耳鸣、失眠惊悸、恶心呕吐、胃脘痞满、口不知味、肠鸣腹泻、手足麻木、舌胀麻木、舌苔浊腻等症状，即可考虑为痰证。李士懋提出，瘀血证无定脉，虽然典型的瘀血脉象为涩，但又不可以未见涩脉而否认瘀血的存在。随瘀血阻塞的程度不同，脉亦异。无论瘀血证表现为涩脉，还是弦、细、滑、迟等脉象，都是瘀血闭阻气机的表现。结合刺痛夜剧、癥瘕痞块、口唇干燥、面色黧黑、肌肤甲错、两目暗黑、毛发焦枯脱落、唇甲色暗、小腹硬满急结、舌暗有瘀斑瘀点等症状，即可考虑为瘀血所致。

李士懋常用导痰汤加减治疗痰证，应用抵当汤、抵当丸、下瘀血汤、鳖甲煎丸、血府逐瘀汤、少腹逐瘀汤、补阳还五汤等治疗瘀血证，常用导痰汤合桃红四物汤加减治疗痰瘀互结证。

6. 抢救急危重症

李士懋认为，中医短板在急症。由于现代医学的迅速发展和中医本身对急症研究的忽视，导致中医在治疗急症方面处于劣势。实际上，中医在长期与急危重症作斗争的过程中积累了丰富的治疗经验。李士懋认为，中医经典论著中有大量关于流行病的文献，是中华民族治疗急性病的宝贵财富。中医治疗流行性乙型脑炎、外感、流行性出血热等成功案例，亦再次证实了中医善治急性病的论断。中医治疗急症的经验亟待整理与发扬。例如张锡纯善用山茱萸肉敛元气以救脱，其所描述的脱证与现代医学的低血容量性休克和心源性休克的临床表现相似。李士懋在临床实践中对真气外越的脱证患者采用重剂山茱萸浓煎频服，常取得满意疗效。

李士懋强调，中医急症学的研究要善于借助现代科学技术手段。例如，他曾将山茱萸的有效成分分离提取制成注射液，应用于家兔失血性休克和家犬心源性休克模型，从内分泌、免疫、神经递质、酶学、细胞因子、基因表达、钾钙离子调节、线粒体、心肌细胞培养、血流动力学等多侧面、多层次开展了广泛研究，为张锡纯"肝主脱和山茱萸敛元气"说提供了现代实验依据，为中医应用山茱萸救治急症奠定了现代药理学基础。

李士懋积累了很多治疗急症的临床经验。例如，应用四逆汤、参附汤加减成功抢救阳虚疹陷、麻疹不出的急危重症患儿；单用四逆汤浓煎频服成功抢救重度消化不良伴见呕吐腹泻剧烈、手足厥冷、神志昏聩的急危重症患儿；应用艾灸神阙、关元、气海穴成功抢救中毒性痢疾见心跳、呼吸、血压、脉搏皆测不到，全身冰凉的急危重症患儿；应用新加升降散加减成功治疗急性高热病症；应用清瘟败毒饮加减治疗血小板减少性紫癜、再生障碍性贫血等血液系统急危重症；在西医重症监护的支持下，用清瘟败毒饮加减成功抢救大叶性肺炎、心包积液、呼吸循环衰竭等急危重症。

三十八、聂惠民

聂惠民（1935—2023），教授，博士研究生导师，北京中医药大学伤寒教研室前主任，全国名中医，首都国医名师，全国老中医药专家学术经验继承工作指导老师。聂惠民于1956年考入北京中医学院（现北京中医药大学）中医系；1962年作为首届毕业生，志愿支援边疆，到黑龙江中医学院（现黑龙江中医药大学）工作；1974年分别于中国中医研究院（现中国中医科学院）西苑医院与哈尔滨医科大学附属医院进修、工作；1979年调回母校任教，辅助刘渡舟培养研究生；1981年独立招收硕士、博士研究生。聂惠民从事教学、临床与科研工作数十载，对《伤寒论》研究深入，造诣颇深，编著出版《伤寒论》系列书籍，包括《聂惠民〈伤寒论〉临证心法》

《三订聂氏伤寒学》《聂氏伤寒学经方验案便读》《伤寒论集解》《伤寒论与临证》《名医经方验案》《伤寒挈要》等，见解独到，勇于创新。

（一）治学方法

1. 首届科班，中西并重

聂惠民为人正直善良、理论扎实、医术精湛、医德高尚，毕生以"横渠四句"（为天地立心，为生民立命，为往圣继绝学，为万世开太平）为座右铭。在校期间，除课程学习之外，聂惠民得到秦伯未、任应秋、陈慎吾、刘渡舟、焦树德等名老中医亲自临床带教与理论教导，奠定了扎实的中医理论基础与临床诊疗技术。在工作期间，聂惠民系统地学习西医内科疾病的诊疗技能，积累了中西医学术合作的经验。聂惠民在丰富自身之余，不忘提携后学，执教数十年，为国家培养大批各层次中医人才，成为中医药事业的骨干力量。

2. 医教并行，锲而不舍

聂惠民从事中医教学、临床、科研工作近60年，仁心精术、勤奋敬业，在医、教、研方面有极高的追求：一是讲授的课，学生最爱听，真正学到知识；二是研写的书，读者最爱看，读之深感受益；三是诊治的病，有最好的疗效，让人心里信赖。正是由于毕生的追求，使得聂惠民不断推陈出新，为中医学贡献毕生心血。在研究中医学时，聂惠民主张必须坚持两个原则：一要继承与发扬并重，继承为先，发扬为续，方有创建。二要"医教并行"，理论与实践结合，理论为导，实践为用，方能探知真谛。聂惠民严谨的治学态度及丰厚的理论功底，使其能够勇于创新，首先开创"伤寒学"的研究，从不同学术层面阐述《伤寒论》的丰富内涵、成就及其优势特色，并编著出版《伤寒论》系列书籍9部。其代表作为《聂氏伤寒学》，刘渡舟为此书题字"惠民教授，贵在创新"。

（二）学术思想与特色

1. 伤寒学论

聂惠民认为将《伤寒论》局限在论治外感病的范围不足以体现其价值，提出《伤寒论》已形成一门独立的、完整的学科——"伤寒学"。《伤寒论》中提出了多种内科杂病的常见病因病机及证候类型，在治疗原则上有表里同病、标本缓急、扶正祛邪、正治反治、攻补兼施、寒热并用等，在治法上有汗、吐、下、和、温、清、补、消等。诸多方剂可广泛用于临床内、外、妇、儿各科疾病，而且能起多年沉疴痼疾。因此，聂惠民在《聂氏伤寒学》中明确指出："《伤寒论》是一部广论疑难杂病的专著。"并提出"伤寒学"的概念，是研究《伤寒论》内涵、外延，以及历代医家研究与发展《伤寒论》学术思想的一门学科，既有基础学科的理论特色，又有临床学科的诊疗技术。"伤寒学"的提出，更加突出了《伤寒论》在中医学中的学术价值和学术地位。

2. 经方论

聂惠民认为张仲景创立的经方的组方有两大基本原则：一是立法组方严遵经旨，每首方剂的君、臣、佐、使层次分明，配伍协调，功能明确，充分体现了经方的特色。二是辨证用方恒定不变，以"辨证"为前提，依据辨证结果作为论治标准，选用方剂。聂惠民在临床上遵张仲景用方原则，依辨证而论疾病，据立法而遣方药。聂惠民运用张仲景经方时常常灵活多变，以经方为母方化裁出一系列方剂，用于治疗临床复杂疾病。若单一方剂不能完全适应病情，难以取得很好疗效时，则采用"合方法则"组成新方。聂惠民从20世纪60年代初就重点研究"合方论治"，推崇"合方法则"，总结《伤寒杂病论》合方用药的特色与优势。她经过长期临床实践系统总结了合方的特长和应用规律，提出合方配伍之法具有扬长避短、合方协同、功效累加、产生新效的优势。合方研究对后世医学发展具有深远影响，蕴含着极大的临床意义和实用价值，也为"古方今用"开辟了广阔的途径。

3. 脾胃论

聂惠民认为《伤寒论》六经病的传变与治疗、善后调护与预后变化，以及处方用药，最为突出的是张仲景重视脾胃的学术思想。因此，聂惠民强调脾胃病机对六经病的重要性，指出《伤寒论》整个六经辨证过程中突出了胃气的重要性，时刻注意保胃气、存津液。她认为《伤寒论》113方中专治脾胃的方剂虽然不多，但在各个方剂的用药中明显表现出调治脾胃、强壮正气的立法用意，尤其是对生姜、大枣、甘草及人参的高频次应用，突出了重视胃气的学术思想。在慢性病的治疗上，聂惠民尤其重视脾胃，人体精血的化生、正气的充盛均来源于脾胃，只有脾胃运化强盛，正气才能强壮，有利于疾病的恢复。对其他脏腑而言，聂惠民也多从脾胃入手，认为脾胃为后天之本，主运化、生气血、布津液、调升降，若脾胃失常，就会导致气血津液的生成和输布失常，还会累及其他脏腑，致使功能失常。因此，治疗多种疾病如肺系疾病、心系疾病、肝胆疾病等，聂惠民均从脾胃论治或兼顾脾胃。

4. 气郁论

聂惠民对于"郁"有独到见解，认为气郁是临床重要的病机表现，提出"百病皆生于郁"。临床上的很多疑难病患者所诉症状繁杂多端，疑似难辨之际，从"郁"论治，则能取得明显的效果。聂惠民治郁以疏畅气机为总原则，以柴胡剂为首选方剂。常以小柴胡汤合四逆散作为解郁的基础方，认为四逆散虽仅四味药，但却集疏理、补泻、升降、缓急为一体，能从根本上达到调理阴阳失调、气机郁滞的目的。"气郁论"为疑难杂病的治疗提供了新思路。

（三）临证经验

1. 治疗脾胃病经验

聂惠民治疗脾胃病首先明辨寒热虚实，在气在血之别。脾胃气虚以四君子汤为先，药用党参、炒白术、茯苓、炙甘草；脾胃阳虚药用理中汤，人参、干姜、白术、甘草同用。脾胃病单纯的寒证、热证并不多见，以寒热错杂者为多，聂惠民善用半夏泻心汤核心药法半夏、干姜、黄芩、黄连辛开苦降。若兼脾胃气滞，喜用砂仁、木香、佛手、香橼等行气醒脾；兼饮食积滞不化，喜用炒三仙、炙鸡内金消导化积。脾胃病变，日久病入血分，常现血虚、血瘀之证，常酌配郁金、丹参、当归、白芍等药性平和之品养血、活血。聂惠民喜用藿梗、苏梗配法半夏升清降浊，以恢复脾胃的生理状态为第一要义。藿梗、苏梗性善上行以升清，法半夏性向下以降浊，藿梗、苏梗与法半夏相配，顺脾升胃降之性。此外，脾的运化有赖于肝的疏泄，聂惠民常用柴胡、香附、炒枳壳、郁金、白梅花等理气疏肝，以助脾胃气机疏通畅达，使木疏土健。治疗痰热互结于心下的胃脘痞满、疼痛不适时，聂惠民常用瓜蒌皮清热化痰，宽胸理气，很少用全瓜蒌，缘于痞满疼痛应侧重于理气化痰，而此时使用瓜蒌皮效果更好，且避免了全瓜蒌润肠通便，易导致便溏的弊端。

2. 治疗抑郁症经验

聂惠民临床善用经方，药味少而用量轻，疗效显著。很多抑郁症患者往往有慢性胃炎、胃溃疡、结节性甲状腺肿大、冠心病等疾病，且大多服用过抗抑郁的西药如瑞美隆、百忧解等。大部分抑郁症与情志因素关系密切，最易伤肝，导致肝气郁滞。因此，疏肝是治疗抑郁、失眠不可缺少的环节。肝胆互为表里，同时应考虑到肝郁最易化火，导致胆腑邪热内盛，治疗时肝胆并治，经腑并治，使气郁条达，枢机和畅。肝气抑郁者，往往肝血亏损及肝火较旺，聂惠民以柴胡加龙骨牡蛎汤与酸枣仁汤合方进行加减化裁，创立解郁安神汤，其中酸枣仁汤补肝血、清肝热以治其本，柴胡加龙骨牡蛎汤疏肝治其标，标本兼治，故疗效显著。聂惠民常用酸枣仁、当归、丹参等药养肝体，亦善用天麻平肝安神，百合养心安神。

3. 从郁论治疑难杂病经验

聂惠民提出"百病皆生郁"的观点，从郁论治疑难杂病亦取得很好的效果。如解郁养心法治疗冠心病。宣痹通阳、活血化瘀、芳香温通是治疗冠心病的基本方法。聂惠民认为气血郁滞是引起心肌缺血而致心慌、胸闷的重要原因，因此，解除气血郁滞状态在治疗冠心病中具有重要地位，对气阴不足兼气郁者，常用小柴胡汤与生脉饮合方。再如聂惠民以解郁调肝法治疗肝炎。多数医家认为慢性肝炎的病因核心是"毒"邪，病机为湿热、气滞、血瘀、脾虚、肾虚等，提出"郁"贯穿慢性肝炎发病的全过程，故在清利肝脏湿热、理气化瘀、补脾补肾的同时，常常在方中加入解郁之品。此外，聂惠民还以解郁安神法治疗失眠、解郁利胆法治疗慢性胆囊炎、解郁健脾法治疗小儿厌食证等，通过抓住"郁"的核心病机，"取仲景法，严遵经旨，用仲景方，灵活变通"，取得了突出的临床疗效。聂惠民认为小柴胡汤和四逆散是两首解郁基础方，小柴胡汤不仅具有和解少阳的功效，更重要的是可转枢开郁，通达三焦。人体只要枢机利，道路通，陈莝能去，津血能生，病邪可去，诸症可除。四逆散虽然药仅4味，但集疏理、补泻、升降、缓急为一体，能从根本上达到调理机体阴阳失调致郁之目的。聂惠民以此两首方剂作为基础方治疗了许多疑难杂病，取得了显著的疗效。

4. 治疗月经病经验

聂惠民认为月经病以治血为本，不仅可见血虚，且常伴有血热、血瘀，因此以补血、凉血、调血为治疗月经病的常用之法，以四物汤为治疗基础方。女子又以肝为先天，最易气郁，气郁日久，由气及血，气郁不散，血行不利，易形成气滞血瘀的证候，常以小柴胡汤合桃红四物汤疏泄相合，攻补兼施。枢机不利，郁结在里之热，最易化火伤阴，而形成气郁化火伤阴的证候，常以四逆散合芩连四物汤养血行气、疏肝泻火。临证中，聂惠民将经方灵活应用于各种月经病的治疗中，如经行外感予桂枝汤调和营卫气血，疏散风寒；凡属瘀积引起的经行错后、少腹硬痛，可仿太阳蓄血证治疗；凡属脾胃虚弱，不能制水，水气流溢，浸渍肌肉的浮肿，或小便不利，或经行不利或错后，可予五苓散健脾化气行水；凡属心阳虚不能化赤生血、敛养神气引起的经期延后、经前情志失常，可予桂枝甘草汤或桂枝甘草龙骨牡蛎汤温通心阳，重镇敛神；凡属脾胃气虚，运化失常，气血不足引起的闭经、经期延后或超前、月经量少、经期腹痛等，可予小建中汤补益脾胃气血；凡属脾胃不和、寒热错杂、升降失常引起的经行呕吐、经行腹泻、经行口糜等，可予泻心汤类培补脾胃，寒热平调。

三十九、熊曼琪

熊曼琪（1938—），著名伤寒学家、糖尿病专家，广州中医药大学首席教授，博士研究生导师，博士后合作导师，广东省名中医，享受国务院政府特殊津贴专家，第二批全国老中医药专家学术经验继承工作指导老师，国务院学位委员会第二、三、四届学科评议组成员。熊曼琪曾任国家级重点学科——中医临床基础学科带头人，经方治疗疑难病研究方向学术带头人，广州中医药大学伤寒论教研室主任，广州中医药大学第一附属医院综合病区主任，广州中医药大学第一附属医院糖尿病研究所名誉所长，中华中医药学会仲景学说专业委员会及糖尿病分会副主任委员，广东省中医药学会仲景学说专业委员会及糖尿病专业委员会主任委员，广东省中医药学会终身理事。

　　熊曼琪出生于湖南省益阳市桃江县，父亲为工程师，受到了良好的家庭教育。考大学时，熊曼琪因从小对医生、教师职业很向往，第一志愿报考了广州中医学院（现广州中医药大学），成为广州中医学院第一批新生。1962 年，聂惠民毕业并留校在伤寒温病教研室任教。聂惠民师从刘赤选，受邓铁涛、何志雄等中医大家的影响较大。编写《临证实用伤寒学》、中医药学高级丛书《伤寒论》、新世纪全国高等中医药院校规划教材《伤寒学》及《内分泌科专病与风湿病中医临床诊治》等教材及著作 10 余部。

（一）治学方法

1. 中医经典，回归临床

中医院校教育开始后，伤寒论课程逐渐成为中医临床基础课，更倾向于理论教学。熊曼琪力倡"中医经典回归临床"，认为伤寒论虽然被定义为中医临床基础课，但其辨证论治思想及系统的理法方药体系，是汉以前中医药物治疗理论的集大成者，也是后世医家论治疾病的准绳，必须在临床中学，理论联系实践，才能够更好地理解及传承《伤寒论》。熊曼琪率先创建"伤寒论病房"，以阴阳六经辨证为指导，使用经方治疗内分泌疾病等。病区也成为伤寒论课程的教学基地，真正做到了医教结合，学以致用。

2. 汇通诸家，师法不泥

熊曼琪治伤寒强调汇通诸家，比如在对六经的认识方面，她总结诸家学说，认为经络说、脏腑说、形层说、地面说、证候群说、八纲说、气化说等都是从不同层次、不同角度进行归纳、抽象，只有把这些学说综合起来认识，六经才是全面的。熊曼琪认为《伤寒论》阐述的是疾病的发生、证候、治疗的一般变化过程，其中不可能离开经络、脏腑、阴阳、气化、六淫等，所以主张六经病证应该是这些概念的综合。

3. 经方之用，验于科研

熊曼琪认为，中医的经典，可以借鉴分子生物学、药理学、科研方法、计算机技术等，加强多学科间的交流学习和协作攻关，对《伤寒论》精华部分进行深入而全面的研究和阐发，这样才能把《伤寒论》研究推向一个更新、更高的境界。

　　熊曼琪认为临床使用经方需以六经辨证为指导，但用现代科学解读《伤寒论》及经方的作用，是深入学习及发展《伤寒论》的方法之一，也是中西医结合的一个重要方法。比如她通过临床观察到 2 型糖尿病患者大多存在腑实、热结及血瘀问题，于是以桃核承气汤为基础，立加味桃核承气汤治疗，取得很好的疗效，又进一步对加味桃核承气汤进行多个角度的实验研究，更深入地认识到桃核承气汤的作用。

4. 伤寒之学，源远流长

熊曼琪认为《伤寒论》的学习不能局限于对原文的解读。经过近两千年的传承与发展，《伤寒论》相关研究积累了大量的成果，所以在伤寒论教学设置和教材编纂中，熊曼琪率先提出"伤寒学"的理念。她认为，伤寒学是以中医经典著作《伤寒论》及历代医家研究与发展《伤寒论》的学术成就为研究对象，以六经辨证理论体系的内涵、外延与理法方药综合运用的基本规律为主要研究内容，以提高临床辨证论治水平与临床疗效为最终目的的一门学科。本学科既有基础学科的特点，又有临床学科的属性，既是学习和研究临床学科的重要基础，又是基础学科和临床学科的桥梁。本学科具有理论体系完整、诊治内容丰富、实践性强等特点，既体现了中医各基础学科理论知识和技能的综合运用，又体现了理论对临床的指导作用。

（二）学术思想与特色

1. 伤寒六经，脏腑八纲综合论

熊曼琪认为《伤寒论》六经应该涵盖经络、脏腑、阴阳、气化、六淫等概念，但在对六经疾病解读上，重视脏腑与八纲的结合，并结合了一定的疾病发展阶段论。太阳病属表证，是外感病的初期阶段，当病邪侵袭体表，致使出现营卫失调所产生的一系列证候；阳明病属里（胃、肠）实热证，是外邪侵入机体过程中病邪最盛，邪正相搏最激烈的阶段；少阳病为半表半里热证，与胆和三焦功能失调有关；太阴病为里（脾）虚寒湿证，认为太阴为三阴之首，太阴之脏为脾脏，脾与胃相表里，邪入脾胃，实证为阳明，虚证为太阴；少阴病为心肾虚寒证，变有虚热证，认为少阴之脏为心、肾，是外邪直入或他经邪传导致心肾虚衰；厥阴病为寒热错杂证，厥阴之脏为肝与心包，病邪侵及厥阴，则肝失条达，心包亦受影响，所表现的临床证候比较复杂。

2. 汇通中西，病症动态结合论

熊曼琪属新时代的中西汇通派，在研究《伤寒论》时不但用现代科学方法研究六经与经方的内涵，更是将西医疾病以六经辨证为指导建立疾病的理法方药体系，强调病－证－汤方辨证。在其主编的《临证实用伤寒学》中，她以方类证，分为桂枝汤类方证、麻黄汤类方证、桂枝附子汤类方证、葛根汤类方证、五苓散类方证、抵当汤类方证、陷胸汤类方证、泻心汤类方证、十枣汤证、白虎汤类方证、承气汤类方证、栀子豉汤类方证、茵陈蒿汤类方证、柴胡汤类方证、黄芩汤类方证、理中汤类方证、四逆汤类方证、四逆散证、黄连阿胶汤证、桔梗汤类方证、乌梅丸证、白头翁汤证等，又将临床常见疾病进行六经分证，立法处方。

熊曼琪认为辨病与辨证的问题，是中医的基本诊断问题。辨病时注重动态观念，病下分证以补充。证在病中处于局部和从属地位，要受病的制约，若只作证的诊断而不作病的诊断是片面的。熊曼琪认为动态辨证是张仲景辨证方法的精髓，掌握了动态辨证方法，就能应临床无穷之变。辨证治本、治病求本是辨证论治的基本原则，临证必须克服片面性和表面性，从复杂的证候中透过现象看本质，以探求何脏何腑或何病理变化在病变中起着主导作用，为治病求本提供先决条件。

3. 临证之要，寒温融合统一论

熊曼琪师从温病大家刘赤选，但本人又从事《伤寒论》教学、临床及科研工作等，对伤寒与温病都有深入的学习及深刻的理解。她推崇喻嘉言的研究精神，认为喻嘉言在伤寒条文释义上不落俗套，冲开了当时泥古不化的风气，开创了各派争鸣的局面，推动了《伤寒论》的研究，于温病方面亦师仲景之法，对后世颇有启迪。其理论虽有不妥之处，但其着意于求新发挥，不拘泥于前人之说的改革精神，值得赞扬。而熊曼琪个人也是师古不泥，结合自己的学习及临证体会，在临床上强调寒温融合统一，常将伤寒经方与后世温病方相合而用，或以经方煎服法、炮制方法用于温病方的使用中，如银翘散拟桂枝汤的煎服法治疗风热外感等。

4. 中医治消，重在胰岛抵抗论

西医的糖尿病一般认为与中医的消渴相似，熊曼琪以其中西汇通的思想，特别注重经方治疗消渴辨证处方与西医发病机制相结合。胰岛素抵抗是 2 型糖尿病发病的重要机制，熊曼琪从 20 世纪 90 年代初即关注胰岛素抵抗，临床发现中医诊断为不同证型的糖尿病均存在胰岛素抵抗，故提出"中医药治疗 2 型糖尿病必须研究胰岛素抵抗"这一论断，引领了中医治疗 2 型糖尿病的

方向。她以病为中心、证为先导，在实验研究和临床层面，开展专方专药减轻胰岛素抵抗的机理和作用研究。结果发现，在 2 型糖尿病不同证型患者中，阴虚热盛型胰岛素受体缺陷较轻，胰岛素抵抗不明显，故治疗的重点是辨证论治；气阴两虚型和阴阳两虚型受体缺陷较重，胰岛素抵抗明显，中医治疗不仅要辨证论治，还应对症治疗，并证明临床多种中医方药可不同程度地减轻胰岛素抵抗。

（三）临证经验

熊曼琪善以阴阳六经辨证理论为指导，治疗临床各科疾病，尤其是对一些疑难危重病，常常能取得良好的疗效。她强调寒温融合、中西汇通，能够很好地将经方与时方灵活运用于临床，很好地将中西医理论与实践结合在一起。受限于篇幅，此处仅就熊曼琪治疗糖尿病及其并发症的经验述要如下。

1. 糖尿病治从太阴阳明

熊曼琪认为糖尿病发病以太阴脾与阳明胃的功能失调为基础，病本在太阴，标在阳明。在阳明之标有阳明气分热盛的白虎加人参汤证，有腑实瘀热互结的桃核承气汤证。在太阴之本则是太阴脾气脾阴不足，多兼有血瘀为主，常用自拟活血降糖饮（黄芪、生地黄、丹参、太子参、五味子、麦冬、山药、黄精、牡丹皮、大黄、川红花、桃仁）。熊曼琪认为脏实热结是 2 型糖尿病的常见病机，血瘀贯穿糖尿病发生发展的始终，而这些都是在太阴阳明功能失序的基础上发展而来的。

2. 糖尿病肾病治从少阴

熊曼琪认为少阴肾气虚衰为糖尿病肾病之本，气阴不足为主要病机，日久阴损及阳，阳气虚衰。虚在脾、肾，实在水湿、痰饮、瘀血，故治疗可予以温肾化气、利水消肿，临床运用济生肾气丸可改善症状和实验室指标。为达到降低血糖和防治肾病相协同步的目的，熊曼琪在加味桃核承气汤基础上改良研制出三黄糖肾安片（大黄、桃仁、桂枝、玄参、熟地黄、黄芪、益母草等）。

3. 糖尿病神经病变治在营卫气血

熊曼琪认为糖尿病神经病变以周围神经病变常见，患者常有呈对称性的疼痛和感觉异常。其病机多为气血不足，营卫不和，由黄芪桂枝五物汤化裁而成的芪桃片，可以益气养阴、活血化瘀、通络止痛，有效控制病情。

4. 糖尿病足治分阴阳寒热

糖尿病足是由于患者下肢远端神经异常和不同程度的周围血管病变导致足部发凉、麻木疼痛，甚至感染、溃疡和深层组织破坏，属中医学"脱疽"范畴。熊曼琪认为其病机主要是气阴两虚，血脉闭塞，肢端失养，属本虚标实之证。气阴两虚为本，瘀血、热毒为标，进而气虚血瘀，阳气不达，故强调标本同治、内外治结合。内以补气滋阴治本，外以活血化瘀、温通血脉治标。内治以补气滋阴、温阳活血为法，以芪桃方（黄芪、桃仁、熟地黄、玄参、白芍、桂枝、当归、牛膝、虎杖、知母）为主，根据不同证型加减。外治分阴阳，阴证患肢凉，色白或暗，用桂枝、川草乌、干姜、花椒、红花、乳香、没药等煎水外洗，后用阳和膏外敷。阳证肢红紫灼热或坏死发黑，用黄柏、金银花、紫花地丁、蒲公英、赤芍、红花等熏洗，再敷双柏散。切忌不顾因虚致瘀的病机特点，一味破血祛瘀。

四十、梅国强

梅国强（1939—），生于湖北黄陂县（现湖北省武汉市黄陂区），国医大师，全国知名伤寒学者，享受国务院政府特殊津贴专家，湖北省《伤寒论》重点学科带头人。梅国强协助编写《伤寒论》教材、教学参考书数部，其主编的 21 世纪课程教材《伤寒论讲义》，先后获全国医药教材一等奖和优秀奖。梅国强临床擅长六经辨证为主，结合卫气营血及三焦辨证，灵活运用经方，以经方化裁运用为主，结合时方运用，在辨治心血管、消化系统疾病及其他疑难病症方面有丰富的经验。

（一）治学方法

1. 融会"伤寒"与"温病"

梅国强认为《伤寒论》详于寒，而略于温，温病学是在《伤寒论》的基础上发扬创新，提出"温"的观点并详论其温的，但又离不开《伤寒论》的基本理论及处方、用药之源泉。因而他倡导将两者有机地结合起来，融会贯通，从而丰富和扩展中医辨证之机要。

2. 拓展《伤寒论》方临证应用

梅国强认为《伤寒论》方虽为外感热病立法，然亦兼治杂病；而杂病之方，略加变化亦可兼治伤寒。梅国强总结出拓展经方运用的八大途径，即"突出主证，参以病机""谨守病机，不拘证候""根据经脉，参以病位""根据部位，参以病机""斟今酌古，灵活变通""厘定证候，重新认识""复用经方，便是新法""但师其法，不泥其方"。并提出经方的合用原则：①上下病情歧异；②脏腑病变不同；③兼夹证候明显；④表里寒热不一。根据原则而求变化，则新法层出不穷。如柴胡桂枝汤原出自《伤寒论》第 146 条，其云："伤寒六七日，发热微恶寒，支节烦疼，微呕，心下支结，外证未去者，柴胡桂枝汤主之。"此方为少阳兼太阳表证而立，而梅国强在临床上加以引申，用于诊治疑难杂症，所治病症包括头痛、心悸、胃脘痛、痹证、心下痞、骨蒸、低热、冠心病、颈椎病、腰椎病等 20 余种，并对此方所治证候及其机理进行了深入的研究与整理，分类与归纳。梅国强强调具体运用时，需医者能动思辨，依其规矩，自为方圆，重在彼此之间的内在联系。

（二）学术思想与特色

1. 遣方须辨标本缓急

梅国强认为，凡治病须辨标本缓急，表里先后。先表后里者，用于以表证为主之病情，先里后表，适用于里证重急者。至于表里同治，针对表里证情相对均衡，纯以解表或救里，均难两全者而设。新病为标，宿疾为本，急则治标，缓则治本，人所共知。然于临证运用巧妙者，却非一日之功。梅氏曾治一外伤患者，胸腹部软组织严重挫伤，大片瘀血，胸腹痛甚，难以俯仰，咳则牵掣，诊时心下痞闷，纳差，苔垢，脉象滑利，以小陷胸汤化裁，未予血药。7 剂而痞消纳增，胸痛大减。析曰："素有痰热内伏，复因外伤诱发，瘀证昭然，似宜与逐瘀通络治标，然痰热不除，恐有痰瘀互结之势，况胃纳不开，药力难行，治宜先除痰热，调畅胃气，阳明气顺则百脉自和。设痰热已退，而瘀血未消，再投血府逐瘀汤，则事半而功倍也。"

2. 外感热病须重阴津

梅国强认为，热病过程中，最容易出现伤津耗液的病理变化，阳热之邪又必须借助充足的阴津方可制胜，因此，保存津液对热病的治疗及其预后极为重要。梅国强将《伤寒论》"存津液"的运用规律，概括为以下 5 个方面：①祛邪谨防伤津，寓"存"于"防"；②祛邪兼予益阴，邪去津存；③祛邪及时有力，旨在存阴；④养阴兼顾祛邪，阴复阳平；⑤寄存阴于扶阳，阳回阴生。

3. 阐发手足少阳同病说

梅国强认为，《伤寒论》少阳证多为足少阳所病，而温病之少阳病多为手少阳见证。前者乃外邪夹胆火为病，无湿邪可言；后者为湿热为患，必有三焦证候，而非相火独发。至于手足少阳同病，诸家论焉不详，而临床每多见之。梅国强对手足少阳同病阐发详尽，自成一说，认为本证大类有二：其一，《伤寒论》之柴胡桂姜汤证，既有胆经郁火，又见三焦饮阻，其手少阳见证乃水饮为患，而非湿热，治宜和解兼温化；其二，有手足少阳同病，而在三焦为湿热者，四时皆有，夏秋为多，地势卑湿之江南最为常见。有夹湿为患，每每淹缠，致数月不愈者，总宜和解清宣、分消走泄之法。又视病情之轻重缓急，标本主次，而有偏于和解（足少阳见证为主）、偏于分消（手少阳见证为主）之不同，主方小柴胡汤、蒿芩清胆汤合并化裁。

（三）临证经验

梅国强临证喜用经方，重视古方，不弃时方，在长期临床中也积累了一定的经验方、自拟方，善用药组、药对。其临床辨治具有以下特点：立法用药，首重辨证论治；谨守病机，旨在治病求本；熟谙汤头，活用经方时方；用药灵活，善用药组药对。

1. 运用六经理论辨治肺系疾病经验

对于肺系疾病的治疗，梅国强多以《伤寒论》六经病证理论为基础，进行阐明和发挥，重视六经辨证理论的指导作用。

《伤寒论》所论太阳包括经与腑，即与手太阳小肠经、足太阳膀胱经，以及两经相络属的小肠、膀胱两腑相表里的脏相关。在临床上，梅国强常以桂枝汤化裁治疗慢性支气管炎、支气管哮喘缓解期，疗效显著。梅国强还指出，"脏无他病"，但肺气多虚，外邪易于经口鼻而入，出现咳嗽，亦可用桂枝汤加味调理，寓未病先防、已病防变之意。至于《太阳病篇》大小青龙汤、麻杏甘石汤等方主治病证，其临床已表现出肺系症状，小陷胸汤等方治疗肺系疾病则是遵痰热互结之病机。

《伤寒论》所论少阳包括手少阳三焦和足少阳胆。梅国强认为临床上出现咳喘，伴见口苦、咽干咽痛、胁痛等症时，多责之少阳枢机不利，或兼痰热内阻病证，可用小柴胡汤去人参、大枣、生姜，加小陷胸汤，或加鱼腥草、白英、桔梗、贝母、紫菀、款冬花等治疗。咽痛加射干、马勃，胁痛甚加延胡索、郁金等。

阳明包括大肠经、胃经及大肠、胃两腑。临床上，梅国强常借阳明之法，以宣白承气汤治疗，或加用小承气汤、调胃承气汤，或用虎杖以通腑降肺。于年老津伤肠燥者，常以麻子仁丸化裁治疗。

太阴包括肺经、脾经及肺、脾两脏。梅国强治疗慢性支气管炎、支气管哮喘伴便溏纳差、痰多而稀者，常以理中汤加味治疗，并常用参苓白术散、六君子汤加味治疗。

少阴包括手足少阴心、肾两经及心、肾两脏。梅国强对于慢性支气管炎、支气管哮喘伴慢性心力衰竭、肺心病患者，临床表现出咳嗽、喘息、动则喘甚、心慌、气短、夜不得卧、下肢水肿等，辨为阳虚水停犯肺，常以真武汤配合活血利水、宣肺化痰平喘之药物，肺肾心同治。对于年老久病之哮喘患者急性发作，往往上有痰饮化热、阻塞肺气，出现咳喘不已，咯黄痰，舌紫唇绀；下有少阴阳虚寒化证，出现下肢水肿，小便不利，畏寒肢冷。梅国强则常配以麻杏甘石汤化裁治疗，用药之中常去石膏之寒凉质重，加黄芩、鱼腥草、白英以清肺热，加益母草、泽兰、红花等活血利水。

厥阴肝经与肺以经络相连，肝火上炎犯肺，则咳嗽阵作，咯黄痰，甚则咯血。梅国强常以小柴胡汤去人参、大枣、甘草、生姜，加黛蛤散、牡丹皮、栀子、紫菀、款冬花、鱼腥草等药治之。老年人及高血压患者痰热阻肺，久咳不止，又易引动肝风，肝阳上亢，症见头痛目眩、眼红胀痛、口苦易怒，梅国强常在方药中加天麻、钩藤等平肝清肝息风。

2. 辨治心血管疾病经验

冠心病属中医学"胸痹""心痛""真心痛"范畴。梅国强尊崇《内经》《金匮要略》宗旨，从病因病机之多样性、脏腑间相互关系、邪正进退、病机转化诸方面出发，借鉴六经辨证论治精神，化裁经方，治疗冠心病。他认为本病的病机为本虚标实。本虚是指心肾脾肺诸脏虚损，标实是血瘀、痰浊、气滞、寒凝。梅国强提出"痰瘀相关"论，痰是瘀的初期阶段，瘀是痰的进一步发展。他认为湖北地区冠心病患者尤以痰热血瘀型多见，证候规律是以气阴两虚为基础，痰浊（热）和血瘀并存。基本治法为清热化痰、调和气血。常用方剂包括加减柴胡陷胸汤、加减柴胡温胆汤等。

3. 治疗脾胃病经验

梅国强认为，消化系统疾病涉及肝胆、脾胃诸脏腑，有新感与内伤，表现为虚实寒热错杂。其临床辨治脾胃病一般可分为以下 12 种病机和 25 种方证：①湿（痰）热阻滞中焦（小陷胸汤证、旋覆代赭汤证、藿香正气散证）；②湿（痰）热阻滞肠道（葛根芩连汤证、平胃散证、白头翁汤证）；③瘀血阻滞胃络（血府逐瘀汤证、柴胡四物汤证）；④寒热错杂于胃肠（半夏泻心汤证、生姜泻心汤证、甘草泻心汤证、乌梅丸证）；⑤痰（水）饮阻滞胃肠（五苓散证、苓桂术甘汤证、茯苓甘草汤证）；⑥肝气犯胃（四逆散证、痛泻要方证）；⑦太阳少阳同病，胆胃不和（柴胡桂枝汤证）；⑧胃肠气机阻滞（厚朴生姜半夏甘草人参汤证）；⑨脾胃气虚（香砂六君子汤）；⑩脾胃寒证（理中汤证、吴茱萸汤证）；⑪脾肾阳虚（四神丸、赤石脂禹余粮汤证）；⑫脾胃阴虚（沙参麦冬汤证）。

四十一、唐祖宣

唐祖宣（1942—），河南邓州人，主任医师，第二届国医大师，河南中医药大学终身教授，邓州市中医药管理局局长，邓州市中医院院长，中国中医科学院学部委员，享受国务院政府特殊津贴专家，全国老中医药专家学术经验继承工作指导老师，第七、第九、第十、第十一、第十二届全国人大代表，兼任中国中医药研究促进会仲景医学研究分会会长、中国中医药研究促进会唐祖宣医学工委会会长、中国中医药信息研究会薪火传承分会会长、中国民间中医医药研究开发协会仲景国医推拿分会会长、中国民间中医医药研究开发协会国医大师唐祖宣学术研究分会会长。其先后获全国卫生文明先进工作者、全国先进工作者、全国中医药杰出贡献奖等荣誉，2014 年被授予"国医大师"称号。

唐祖宣出生于医圣张仲景故里，师承河南省名老中医周连三，1963 年中医学徒出师。唐祖宣强调学经典、做临床，在临床工作中注重总结学术经验，编撰《唐祖宣医学六书》《唐祖宣医书集成》《国医大师唐祖宣》《唐祖宣伤寒论类方解》《唐祖宣伤寒论解读》《唐祖宣金匮要略解读》《唐祖宣经方发挥》《唐祖宣医学文集》《我为中医五十年》等著作。在全国人大代表履职期间，唐祖宣为弘扬中医药事业奔走疾呼，提出议案、建议 1165 件，在助推国家中医药大政方针制定、建立健全各级中医药管理机构、中医药立法、发展基层中医药事业、发挥中医药防治重大疫病作用等工作中作出了突出贡献。

（一）治学方法

1. 研读经典，启于名师，重视传承

唐祖宣出身寒门，小学毕业即辍学，先后从事工人、印刷厂学徒、药房调剂员等工作，但对学习中医兴趣浓厚，自学了《伤寒论》《金匮要略》等中医典籍。1959年，"邓县中医学徒班"举办，唐祖宣虽不是正式学员，但经常去听课。后来，唐祖宣师承河南省名中医、经方派医家周连三。在1963年河南省卫生厅组织的中医学徒毕业考试中，唐祖宣以优异成绩通过考试，顺利出师，从而实现了从工人到调剂员、从调剂员到学徒出师的跨越，正式开始了他的从医生涯。多年来，他重视中医人才培养和学术经验传承，言传身教、启迪后学，带徒千余名，为中医药的传承和发展贡献力量。

2. 师古不泥，勤于临床，守正创新

唐祖宣在周围血管病领域造诣颇深，疗效显著。他对张仲景典籍极为推崇，在长期临床与科研实践中积累了丰富经验，在总结前人精华的基础上不断创新，对温阳药物的运用有独到见解，提出温阳法治疗血栓闭塞性脉管炎，形成了独特的学术观点，获河南省科学技术进步一等奖，并组建"邓州市周围血管病研究所"，开展周围血管病研究。他研制的治疗血栓病的国家级三类新药"脉络通颗粒"销售国内外，并出版发行了《四肢血管病的研究与治疗》一书。

3. 履职尽责，情系中医，建言献策

从1981年起，唐祖宣先后担任县、市、省级和全国人大代表。在30多年的任期期间，他身在基层，关注民生，情系中医，为中医药事业的发展呕心沥血。他领衔提出的中医药方面的意见建议涵盖中医药机构建设、体制建设、中医药立法、中医药资源保护、中医药人才建设、中医药改革等方面，为党和国家制定中医药政策提供了决策参考。

（二）学术思想与特色

1. 尊崇仲景，善用温阳

唐祖宣从医60余年，治学严谨，辨证精细，博采众长，择善而从，对仲景学说尤为推崇，在临床诊疗过程中强调阳气在维持人体生命活动中的重要性，主张以阳气为主导的"阳主阴从"理论，擅用附子、干姜等温阳药物。临证之时，温阳法常用于治疗心力衰竭、大汗出、四肢厥逆等阳气虚衰之冠心病、心力衰竭等心脑血管疾病，亦可用于治疗外科伤口久治不愈、疔毒、军团病、宫寒不孕、虚寒眼疾、癫狂、脱疽、肠痈、慢性脓胸等。例如，在治疗肾阳虚衰、气血瘀滞的脱疽时，他主张以温经疏肝、通阳复脉立法，常用白芍、白术、茯苓、炮附子、桂枝、潞党参各30g，干姜、甘草各15g，黄芪60g。疼痛甚加麻黄；湿重加苍术、薏苡仁；病在上肢加桂枝；病在下肢加牛膝；气血瘀滞者加桃仁、红花、水蛭、乳香、没药；发热者去干姜，但附子不可去，否则无效。

2. 化裁经方，随证加减

唐祖宣潜心研究仲景学说，对《伤寒杂病论》有独到见解，在经方的运用上积累了丰富的经验。他指出："张仲景学术思想的精华是整体观念和辨证施治，临床中同病异治、异病同治，既严谨又灵活，是我们运用经方的楷模。"唐祖宣认为，经方经过无数次的临床实践，有极高的疗效，经得起历史的检验。因此在临床中，唐祖宣以善用经方而著称，每能得心应手，屡起沉疴。肾气丸、真武汤、抵当汤、葛根芩连汤、大青龙汤、甘草干姜汤等几十个经方，都是他常用的方剂。例如，对西医诊断的细菌性痢疾，辨为下元失固者，多合白头翁汤；痔疮下血者加地榆、槐角；五更泄泻者加白术、茯苓；脱肛者加黄芪、升麻；中焦虚寒吐血者重用干姜；下焦失固，下利不止者重用赤石脂。

（三）临证经验

1. 结合临床，精准施治血栓闭塞性脉管炎

唐祖宣把周围血管病作为治疗与研究的主要方向，1965 年，河南省卫生厅将邓县中医院确定为河南省血栓闭塞性脉管炎研究基地之一。1995 年，占地 2400 平方米的"邓州市周围血管病研究所"正式运行。唐祖宣在临床中总结经验，探索规律，率先将脱疽分为阳虚瘀阻型、热毒型、气虚血瘀型和阴阳俱虚型，并把消渴脱疽纳入热毒型范畴，老年脱疽纳入阳虚瘀阻型范围，中风脱疽纳入气虚血瘀型范围，为血栓闭塞性脉管炎的辨证施治提供了诊断标准，并根据所分四种类型，固定了四类方剂，加减运用，效果良好，对中医临床具有重要指导意义。

（1）阳虚瘀阻型 临床表现为患肢疼痛，步履不便，喜暖恶寒，扪之冰冷，痛时内觉发凉，气候变化和夜晚疼痛加重，患肢苍白麻木，肌肉萎缩，伤口白腐，脓液清稀，舌质胖淡而多津，脉沉细迟。治宜温经散寒，益气通络。选用附子、干姜为代表的温里药等温化寒凝。方用炮附子、白芍、白术、云茯苓、潞党参各 30g，干姜、炙甘草各 15g，黄芪 60g，病在上肢加桂枝 15g，病在下肢加牛膝 30g。

（2）热毒型 临床表现为畏冷怕热，局部红肿，昼夜剧痛，如汤泼火燃，伤口腐烂蔓延，异臭难闻，发热或不发热，烦躁不安，大便干燥，小便短赤，舌质红，苔黄燥或黄腻少津，脉多滑数或细数。治宜清热解毒，化湿行瘀。重用大剂金银花、黄柏等清热解毒。方用当归 30g，金银花、玄参、板蓝根、薏苡仁、蒲公英各 45g，苍术、黄柏、甘草各 15g。

（3）气虚血瘀型 临床表现为患肢萎缩，色呈暗紫，疼痛昼轻夜重，患肢凉、麻、困兼见，趾（指）甲增厚，生长缓慢，汗毛脱落，舌质暗紫或淡白兼见瘀斑，苔淡白，脉沉细涩。治宜益气固正，活血通络。多选用当归、桃仁等活血药，配以黄芪等补气药。方用桃仁、红花、乳香、没药各 10g，当归、丹参、刘寄奴各 30g，苏木、赤芍各 15g，黄芪 60g。

（4）阴阳俱虚型 临床表现为患病日久，气血耗伤，精神困怠，面黄少华，伤口白腐，肉色不鲜，久不能敛，患肢不温，疼痛入夜加重，阳痿早泄，小便清长，舌瘦苔少，脉沉细无力。治宜益气温阳，养阴活络。多选用黄芪、人参等补益药。方用黄芪 60g，当归、炮附子、潞党参各 30g，川牛膝、石斛、川芎、赤芍各 15g。

2. 博采众长，总结验方，指导临床

（1）脑卒中方

组成：水蛭 30g，蜈蚣 1 条，全蝎 5g，黄芪 30g，当归 15g，白芍 15g，川芎 15g，丹参 30g。

功效：养阴清热，益气通络，活血化瘀。

主治：高血压、高脂血症、脑动脉硬化所致之头晕目眩、中风、失眠多梦、记忆力减退等。

（2）延年增寿方

组成：水蛭 30g，蜈蚣 1 条，全蝎 5g，黄芪 30g，当归 15g，白芍 15g，玄参 30g，金银花 45g，甘草 6g，大黄 5g，西洋参 5g，决明子 10g，川芎 10g，丹参 10g。

功效：益气通络，活血化瘀，清热祛湿。

主治：高血压、高脂血症、冠心病、脑动脉硬化、前列腺肥大、骨质增生症、肠燥便秘所致之头晕目眩、记忆力减退等。

（3）大动脉炎方

组成：金银花 10g，桃仁 10g，红花 10g，水蛭 10g，蜈蚣 1 条，全蝎 5g，三七 2g，当归

10g，黄芪 15g，延胡索 10g，西洋参 10g，白芍 15g，蜂王浆 1000g。

功效：益气通络，活血化瘀。

主治：大动脉炎及其他动脉炎症、高血压、冠心病、高脂血症。

（4）冠心病方

组成：水蛭 15g，蜈蚣 1 条，全蝎 5g，黄芪 15g，当归 15g，玄参 15g，金银花 15g，西洋参 5g，甘草 6g，川芎 15g，丹参 15g，红花 10g，延胡索 10g，赤芍 15g。

功效：清热养阴，益气通络。

主治：高脂血症、动脉硬化等所致之胸闷心悸、失眠多梦、头晕目眩、记忆力减退。

（5）胃康宁方

组成：①片剂（一号）：当归 12g，白芍 15g，川芎 12g，白术 12g，西洋参 5g，柴胡 12g，郁金 12g，茯苓 15g，甘草 10g，丹参 10g，枳实 10g，延胡索 10g。②丸剂（二号）：炮附片、干姜、白术各 12g，人参、甘草各 10g。

功效：疏肝和胃，益气健脾。

主治：肝郁气滞、肝脾不和等所致之胃痛、胃酸过多、食欲不振及十二指肠溃疡等。

（6）宣肺利胃方

组成：全瓜蒌 12g，炒枳实 10g，炒黄连 5g，北沙参 15g，丹参 12g，茯苓 15g，陈皮 15g，佛手 10g，炙甘草 10g，杏仁 6g，半夏 10g，厚朴 10g，生姜 5 片。

功效：益气健脾，疏肝和胃，活血化瘀。

主治：浅表性胃炎、萎缩性胃炎、胃及十二指肠溃疡所致之胃脘痞闷疼痛、食欲不振、心烦易怒、失眠健忘等，并有恢复肠胃功能、预防和治疗动脉硬化、预防中风及心肌梗死的作用。

（7）降脂利胆方

组成：水蛭 15g，蜈蚣 1 条，全蝎 5g，黄芪 15g，当归 15g，白芍 30g，金银花 15g，西洋参 5g，甘草 6g，丹参 15g，郁金 10g，延胡索 10g。

功效：清热益气，活血化瘀，疏肝利胆。

主治：胆结石、脂肪肝等所致之失眠多梦、记忆力减退、舌质紫暗、唇口黧黑等。

四十二、熊继柏

熊继柏（1942—），湖南省石门县人，国医大师。熊继柏于 13 岁开始习医，16 岁行医，迄今已从事中医临床工作 60 余年，从事中医高等教育工作 30 余年，培养了一批又一批中医人才。2014 年，熊继柏首创"中医临床现场教学"模式，培养了大批地方名医，极大地提升了中医专业学生、教师及一线临床医生的专业信念与技术水平。熊继柏论著颇丰，公开发表学术论文 100 余篇，个人撰写的主要著作有《内经理论精要》《熊继柏讲〈内经〉》《熊继柏医论集》《从经典到临床——熊继柏〈内经〉与临证治验十三讲》《熊继柏临证医案实录》《疑难病辨治回忆录》《中医真谛访谈录》《熊继柏医案精华》《中医创造奇迹》《国医大师熊继柏临床现场教学录》等。

（一）治学方法

1. 古文为基，经典为本

熊继柏认为要想学好中医，一定要有扎实的古文功底，同时还需要广博的文、史、哲等方面的知识，能够"上极天文，下穷地纪，中悉人事"。

熊继柏常说："中医的生命力在临床，临床之根基在经典。"要想当中医上工，必须对中医经典十分熟稔。现在所说的中医四大经典课程是指《内经》《伤寒论》《金匮要略》和温病学。经典是中医理论知识的源泉，是指导临床治疗的根本法则。不学习经典，就不可能完整掌握中医学的理论体系，不可能有高深的理论水平，更不可能用理论指导临床思维，不可能有辨证施治的高水平。经典怎么学呢？不仅仅是要读懂、读熟，掌握真正的理论法则，更重要的是要融会贯通，才能真正地运用到临床实践中去，指导临床实践。

2. 勤奋聪颖，问道名师

中医的学习离不开师承，熊继柏的中医学习之路亦是如此。熊继柏在 13 岁时即拜师名老中医胡岱峰、陈文和。在胡岱峰的带领下学习了《雷公炮制药性解》《医学三字经》《汤头歌诀》《药性歌括四百味》《时方妙用》《时方歌括》《伤寒论》《金匮要略》及《医宗金鉴》的《伤寒心法要诀》《四诊心法要诀》《杂病心法要诀》《妇科心法要诀》《幼科心法要诀》，再结合胡岱峰的答疑、纠错，练就了扎扎实实的中医童子功。这些中医基础学习成为熊继柏医学生涯牢不可摧的根基、取之不竭的源泉。随后在陈文和的带领下，熊继柏研习了《内经》《温病条辨》《温热经纬》《温热论》等著作。熊继柏对于四大经典的研习，在两位老师的督促提携、严格教导下基本完成了。其后在数年行医经验基础上加之名师点拨，熊继柏的临床水平得到了长足进步，临床治愈率大大提升。熊继柏认为培养中医人才，要具备以下 3 个条件：第一，不蠢；第二，不懒；第三，老师不糊涂。"不蠢"指的是既要思维敏捷，更要有悟性。"不懒"一是要勤奋读书，二是要刻苦实践。"老师不糊涂"指的是必须有名师指点，发蒙解惑。

3. 知行合一，勤于实践

熊继柏认为中医学的理论和实践不能脱节，必须紧密联系。如"浮脉，浮如水上漂舟，浮如空中吹毛"，"涩脉，涩如轻刀刮竹"。如果没有临床亲自体会指下脉象，哪怕脉诀读得再熟，也不会真正理解书中所说脉象特点。书本的知识必须要在临床实践中认真体验，才能领会。

中医的生命力在于临床，这一认识源于熊继柏对于中医药学的深刻体会。中医学本身是一门实践性很强的学科，其经典理论的产生与升华均是建立在临床实践的基础上，若脱离临床实践进行中医理论的阐发与研究，只能沦为空谈而失去实际价值。因此，学习中医经典不能留于书本、止于记诵，也不能只满足于文辞义理的通达了然，最为重要的应是理论与实践的交融渗透、互参互证。这才是中医经典学习的核心目标，也是中医经典传承的真正意义。

（二）学术思想与特色

1. 融贯经典，指导临证实践

经典理论与临证实践的紧密结合，是熊继柏非常鲜明的学术特色。理论是空洞的，只有落实到临床实践中才有生命力。如《素问·生气通天论》"凡阴阳之要，阳密乃固"，是指阴阳要和谐、协调，首先要阳气致密，然后阴气才能固守。后世是怎么发挥的呢？张仲景《伤寒论》曰："太阳病，发汗，遂漏不止，其人恶风，小便难，四肢微急，难以屈伸者，桂枝加附子汤主之。"这是发汗过度，造成人体阳气的衰微，不能固护体表，出现汗漏不止，所以用桂枝加附子汤。再如桂枝加龙骨牡蛎汤是扶阳气、涩阴精的主方，亦即阳密乃固。在临床上碰到经常容易感冒、出汗的患者，熊继柏认为治疗时必须固护体表，病情轻者属于气虚，用玉屏风散，病情重者属阳虚，用桂枝加附子汤。这是"阳密乃固"理论指导下的实际运用。

2. 辨证施治，贯穿理法方药

熊继柏特别强调辨证施治的重要性。辨证就是分析病机，其核心是把握病位和病性。熊继柏强调，准确辨证是精准施治的重要前提。熊继柏很重视中医诊断基本功，其提倡的"中医看病三要素"的第一条就是要"四诊合参察隐微",认为高明的医生辨证候要细察隐微,在望、闻、问、切四诊中,特别重视望诊的重要性,尤其是望舌。辨证时,熊继柏善于根据不同病情,综合运用八纲辨证、脏腑辨证、经络辨证、卫气营血辨证、三焦辨证、六经辨证等不同的辨证方法。在诸多辨证方法中,熊继柏特别强调八纲辨证,并深入浅出地指出不管用何种辨证方法,不管是外感还是内伤病,辨证的关键在于两点:一辨病性,二辨病位。确定病机后可以立法,指明方向,但流于文字形式,没有实际作用。关键还是要因证立法、因法选方、因方遣药。熊继柏的方剂知识特别精熟,用方范围十分广泛,熟练掌握并经常运用的方剂至少在 1000 首以上,主张临证处方必有主方,善于将经方与时方合用,特别反对执一方以应百病。

3. 治急暴病有胆有识,治慢性病有守有方

《温病条辨》曰:"治外感如将,治内伤如相。"强调治外感病要速战速决,否则日久外感传变会引起内伤;治内伤病要从容不迫,全面考虑,有条不紊,制定系统完善的方略,不可追求急功。只有这样,才能在治疗慢病时获取良好的疗效。

熊继柏指出,目前人们对中医存在一些认识误区,其中之一便是"中医只是慢郎中""中医只能治慢性病"。熊继柏认为,自古以来,一个真正的中医,只要真正掌握了辨证论治法则,能在临床上准确、熟练地辨证施治,就能治各种疾病,包括危急病症。吴鞠通对急性病的治疗曾言:"譬如拯溺救焚,岂待整冠束发。"熊继柏认为在治疗危急暴病时,一要有见识,要谨慎辨证,诊断不可有误;二要有胆量,弄清病症后果断用药,大病必须用大药,否则杯水车薪,无济于事。二者缺一不可。

慢性病主要有 3 个特点,一是持久缠绵,反复无常,二是虚实相兼,寒热相混,三是主症顽固,变症复杂。对于慢病久病,熊继柏则认为要在精准辨证的前提下,有自信,能坚守,对于病情发展变化有系统方略,心中有数,如此方能从容不迫,终获疗效。"守"的第一层意思是《内经》所讲的"谨守病机"。熊继柏强调"守"就是把握疾病的主病、主症和主要病机。"守"的第二层含义就是守持,即在把握病机之后,要坚守根据辨证论治所制定的治疗方案。熊继柏强调慢病具有旷日持久的特点,忌讳在治疗过程中朝令夕改,不断地变换治疗方案,如此会使治疗效果降低,故在治疗慢病时要能够守持。谨守病机的关键在于把握主症,把握病机是守持治疗方案的前提条件。熊继柏强调治疗慢性病要有方。"方"即方略,方略要针对慢性病治疗周期较长的特点,经过周详的考虑来制定,如此才能以系统全面的治疗方案指导选方用药,从而取得更好的疗效。其次,制定方略需要根据病情的标本缓急及时做出适当调整。"守"和"方"要紧密结合,即谨守病机,制定方略,守持方略,分清标本缓急,必须结合统一。熊继柏指出临床上青年医生常会因为治疗慢性病没有很快出现好转或痊愈而轻易改弦易辙、变换方药,从而延误病情。熊继柏认为,精准辨证,谨守病机,制定施治方略,将方略和坚守结合在一起是治疗慢性病的关键。

(三)临证经验

1. 四诊合参

熊继柏认为中医看病必须四诊合参,缺一不可。问诊要善于抓主症、抓特点,有目的、有针对性地询问。熊继柏指出中医诊断的原理即《内经》所言:"视其外应,以知其内脏,则知所病矣。"通过四诊收集掌握五脏外应于表的症状、体征,如脉象、舌苔、气味、声音、神色等各种临床资料,然后去粗取精,去伪存真地进行综合分析,来判别内部五脏六腑的病变,即"司外揣内,以表知里"。因此,临证的第一步即是通过四诊收集症状和体征等临床资料,为进一步辨清病位、病性打好基础。

2. 辨证分析

熊继柏认为中医治病必须辨证施治。辨证的前提是抓住主病和主症，这是第一要素。辨证法则很多，有八纲辨证、脏腑辨证、卫气营血辨证、六经辨证等，但关键只有两个，一个是辨别病邪的性质，简称辨病性；一个是辨别病变的部位，简称辨病位。辨病性中，外在的有风、寒、暑、湿、燥、火；内在的有瘀血、痰饮、食积、情志因素等。无论是外感还是内伤，每一个疾病的性质都要搞清楚。辨病位，首先从大体上讲，要辨表证还是里证，是外感还是内伤。外感病要按照六经、卫气营血辨证，内伤病则必须按照脏腑辨证。如熊继柏指出肿瘤四辨：一辨痰与瘀，二辨寒与热，三辨虚与实，四辨部位。如果四辨模棱两可，那么治疗肿瘤就有一定的难度。肿瘤的致病因素不外乎痰和瘀，即使有痰瘀互结的情况，也往往有偏盛，要么以痰为主，要么以瘀为主，这是一辨。辨寒热，询问患者有无小便黄，舌苔黄还是白，舌质红还是淡，脉象及表现有无火热之象，这是二辨。辨虚实，是根据患者的神色形态、症状表现及舌象、脉象综合分析，这是三辨。辨肿瘤的位置在哪个脏腑，在表还是在里，这是四辨。

3. 因证选方

熊继柏认为临床施治的关键是"选方"，在辨清证型后，要因证选方，随方遣药，反对中医开药而无方。他特别注重方剂基本功，对于方剂要背熟、掌握、运用。熊继柏主张临证处方必有汤方，还要能辨证加减、灵活化裁，既要有强烈的原则性，又要有高度的灵活性。熊继柏年幼即熟读中医经典，背诵方剂达数千首，经典医籍皆烂熟于胸，出口成诵。熊继柏诊治疾病，强调处理每个患者的病症必须"有理有据，有方有名"，即临床必须方有"汤头"（前人用过的行之有效的经典名方），不建议随意"拼凑"组方。熊继柏不仅对中医四大经典中的名方运用娴熟，对于历代中医主要学术流派的代表性方剂也是如数家珍。首先熊继柏擅长运用金元四大家创制的方剂，如治疗脱肛、子宫下垂的补中益气汤、调中益气汤，治疗清阳不升导致的头晕耳鸣之益气聪明汤，治疗流行性腮腺炎属于风热夹毒之普济消毒饮等，这些方剂即出自李东垣。治疗阴虚阳亢盗汗、腰痛之大补阴丸，治疗阴虚血崩之固经汤，治疗痿证之虎潜丸等，即出自朱丹溪。治疗"三高症"属于疮疡肿毒之防风通圣散即是出自刘河间。其次，治疗妇科疾病，熊继柏习惯选用傅青主创制的方剂，如治疗带下病用易黄汤、完带汤的频率远高于龙胆泻肝汤，以及治疗痛经之宣郁通经汤、月经先后不定期之定经汤、闭经之益经汤等。熊继柏处理瘀血证常选清代王清任逐瘀汤系列，如治疗痛经属于寒凝血瘀者，常用少腹逐瘀汤主之；处理外科阴疽，常遵王维德之阳和汤法；处理儿科疾病，宋代儿科钱乙之导赤散、泻白散、泻黄散、泻青丸等，熊继柏尤为常用；肝阳上亢动风之头痛头晕，熊继柏常选用中西汇通派代表人物张锡纯之镇肝熄风汤、建瓴汤等。

熊继柏擅长辨证，精于遣方，在长期的临床实践中形成了一套完整全面的用方思路与方法。熊继柏强调临床用方尽量保持"原汁原味"，但辨证准确是前提，在这个前提下建议"原方主之"，有时候加减不当，反而影响原方配伍结构，导致疗效降低。如五苓散治疗水泻，熊继柏明确"小便不利，水走肠中"之病机，抓住五苓散具有"利小便实大便"之功效，原方投之即效，若加减不当，反而影响疗效；葛根芩连汤治疗肠道湿热之下利，单用原方即效，不必过多加减；麻杏甘石汤治疗"肺热喘咳"，方中麻黄与石膏配伍，具有清泻肺热，而麻黄与杏仁为伍，具有止咳平喘之功效，方虽简洁但功效宏大，倘若加入苦寒清热之黄芩、黄连之属，反影响方中宣降配伍之结构，导致疗效降低。熊继柏在处理临床复杂问题时往往"合方"，但强调合方必须讲究原则。首先，合方的前提是病因病机或者主要矛盾有两个或者两个以上，单选某一方则有顾此失彼之弊；其次，合方讲究"合理"，或为增强疗效，或为弥补不足，或相辅相成，不可"随意""强行"合方。熊继柏强调用原方，但是并不反对在辨证准确、方证对应的前提下对于所选之古方进行适当的加减化裁。其实这种加减化裁恰是传承辨证论治之精髓，张仲景在"随证治之"原则下就对小柴胡汤、四逆散、理中汤、真武汤等方做了很好的加减示范。

四十三、王新陆

王新陆（1949—），湖南省湘潭市人，第四届国医大师，全国名中医，中国中医科学院学部委员，中华中医药学会首席健康科普专家，山东中医药大学教授、博士研究生导师。曾任山东中医药大学校长，中华中医药学会第五、第六届理事会副会长，世界中医药学会联合会中医特色诊疗研究会专业委员会第一届及第二届理事会会长，第五、第七批全国老中医药专家学术经验继承工作指导老师，第一批中医药传承博士后合作导师，国家中医药管理局齐鲁内科时病学术流派代表性传承人。第十一、第十二届全国政协常务委员，第十、第十一届山东省政协副主席。

王新陆1978年考取首届伤寒专业研究生，师从徐国仟教授。其从医近50年，勤于临证，精于思辨，临床所治病症涉及内、外、妇、儿多个学科，尤其擅长内科杂病的治疗，在中医防治冠心病、高脂血症和糖尿病等方面，构建了血浊理论体系。在2003年"非典"、2008年甲流、2020年新冠肺炎等抗疫斗争中，王新陆均担任山东省疫情防控指挥部医疗救治中医药专家组组长，与全省中医药工作者共同逆行而上、全程介入、精准研判、科学施治，取得了佳绩，为防治新冠肺炎等疫情开出了"山东处方"，为维护山东人民的生命健康贡献了中医力量。

王新陆先后出版《脑血辨证》《王新陆文集》《王新陆中医内科治疗经纬》《王新陆医论医案集》《血浊论》《临证七讲》等学术著作40余部，发表学术论文200余篇。

（一）治学方法

1. 继承创新，中西并重

王新陆认为中医学是在观察总结宏现变化的基础上发展起来的一门科学，具有自然科学和人文科学的双重属性，是不断向前发展的，可以借助现代的科学技术，从中医的理论创新和标准化、规范化入手，进行中医改革。其运用中医学理论，以现代医学疾病分类学为纲，总结现代医学各种疾病的证候规律和特点，是临床中西医结合的一条值得探索的途径。其著作《王新陆中医内科治疗经纬》按照西医对疾病的分类和命名进行编辑，这种方法既可保持和发扬中医特色，又可促进中医的规范化和中西医结合。

2. 创传统班，培育人才

1998年，王新陆回到母校出任校长。他认为中医药事业能否振兴与发展，能否适应现代社会的需要，关键取决于中医学术的进步与中医人才素质的提高，归根到底就是人才培养。他认为，中医人才的培养模式必须坚持多样化原则，主要培养学术型、临床型、传统型、中西医结合型、外向型、复合型、其他类型7类人才。2006年，他把上述7类人才中紧缺的传统型人才培养方案付诸现实，开设了中医传统本科专业，不把西医内容、英语和计算机作为必修课，并让学生从入学即跟师侍诊。王新陆将其称之为"中医基因班"，着力于培养一批在现代社会中有着深厚的中国传统文化积淀的中医，把中医事业的基因传承下来，更好地服务于人类健康。

王新陆培养学生时常强调："一个中医人成才起码需要四个要素。第一，要有中华传统文化的根基，要有文化自信；第二，要有强大的悟性；第三，要有名师指点；第四，个人要不懈地努力，不停地奋斗。像老子所说，'上善若水''处众人之所恶'，干别人不愿意干的活，吃别人吃不了的苦，才能成为一个好医生。"

3. 躬耕杏林，弘扬中医

王新陆明确提出并界定中医药的学科属性，认为中医药学具有自然科学和人文科学的双重属性。他主持完成的科研课题获省级以上奖励 11 项，获得国家发明专利 1 项，培养博士、硕士研究生 29 名，国家中医药管理局齐鲁内科时病流派主要传承人 8 名，指导全国优秀中医临床人才 58 名，全国老中医药专家学术经验继承人 2 名，全国中医药传承博士后 1 名。王新陆多次应邀到美国、德国、法国、荷兰、新加坡、马来西亚等国家，以及中国台湾、香港、澳门等地区讲学，弘扬中医。王新陆曾接受中央电视台"东方之子"节目专访、凤凰卫视"文化大视野"访谈，并应邀在中央电视台"百家讲坛""读书"等栏目中系统讲解中医。

（二）学术思想与特色

王新陆在长期的临床实践和理论研究中，注重经典，着眼现代，传承守正，与时偕行，提出了对中医药发展具有推动作用的一系列新思想、新观点。他不讳中医之短，不嫉西医之长，提出"继承创新、中西并重"的学术思想。王新陆针对心脑系统疾病构建血浊辨证理论体系，已为全国广大医务工作者所认可，实现由治病向治未病转变，创建"无证可辨，化浊为先"的学术思想。王新陆认为"时病"即"现代疾病"，须古为今用，提出"经方活用，论治时病"的学术思想。

1. 经方活用，论治时病

现代疾病（即"时病"）泛指由环境污染、精神因素、不良生活方式导致的疾病。这些疾病的病位主要在脑和血，病机主要是情志内伤及血浊不清，包括呼吸道感染、高血压、冠心病、糖尿病、肥胖症、高尿酸血症、血液病、各种肿瘤等，以及很多神经精神疾病。对新概念下的"时病"进行研究，厘清其病因、病机，规范其治法和方药，挖掘其疾病发展规律，有助于赋予中医学新的生命力。

王新陆认为《伤寒论》是第一部也是唯一一部将经学与经方有机结合的不朽巨著，应当继承发展、灵活运用，因而提出"经方活用、论治时病"的思想。活用之法归纳有五：①直接使用法：辨方证，方以类从，证随方到，临床按证求方。②原方出入加减法：或因原方不能尽表其意，或是病机虽似，但症多有出入，稍事加减，其效更佳。③经方合用法：古方不能尽治其病，多个经方叠用以取效，如柴胡桂枝各半汤之意可现。④经方与他方合用法：或致病因素复杂多变，或原方力量稍显不足，或病理产物难以消除，或病程缠绵不愈，运用此法，每收良效。⑤经方与西药并用法：着眼中西医合用之现实，趋利避害，各取所长，效若合璧。

2. 无证可辨，化浊为先

无症状性疾病是指化验检查或特异性检查发现异常，能够确诊疾病，但患者无明显自觉症状或体征的一类疾病。近年来，随着社会的发展，医学研究的不断深入，诊疗手段的日臻完善，人们的健康意识也逐渐增强，无症状疾病在临床中呈现一种逐渐增多的趋势，其诊断与治疗标志着在疾病的治疗方面由显性疾病向隐性疾病转变，由疾病成熟期的治疗向疾病早期治疗的转变，具有深远的意义。

通过大量临床实践，王新陆提出了"血浊"理论，认为血浊是指血液受体内外各种致病因素的影响，失却其清纯状态，或丧失其循行规律，影响其生理功能，因而扰乱脏腑气机的病理现象，有着共同病机。王新陆充分借助现代科技手段的早期诊断优势，确立血浊的诊断标准和五大证候类型，并对应研制了清除血浊系列方，使中医治疗疾病的重心大大前移。

血浊理论的提出，为中医现代化提供了方向。理论表述的现代化是中医现代化的重要组成部分，但更重要的是要有临床效果，能治现代病才是中医现代化，从某种意义上讲，运用某种手段能较好干预和治疗现代疾病就是中医现代化。对于血浊理论进行研究有非常好的发展空间，是真正能使中医现代化的重要路径之一。现代科学的研究丰富了中医的诊疗手段，将各种现代检测手段应用于中医临床，延伸了中医传统望闻问切的"触角"，使古代文献中抽象的"浊"有了具体而实在的意义，从而为临床治疗提供了更好的标尺，使现代科学与中医学有了一个切实的结合点，促进了临床疗效的提高，实现了中医现代化。

同时，血浊理论的提出为中西医结合提供了可行路径，把宏观医学与微观医学有机结合，为中医科研提供了更广阔的思路与空间，为中西医理论结合提供了可能。血浊理论的提出符合中医学的固有规律，为中医临床治疗许多现代疾病提供了思路，并且已经成为当代临床医生的共识，极具现实意义，必将提高诸多现代疾病的中医临床疗效。

（三）临证经验

王新陆勤于临证，精于思辨，长期从事中医学的理论研究和临床医疗工作，多次进修西医，医学功底深厚，具有坚实的理论基础、深厚的专业知识和丰富的临床经验。临床所治病症涉及内、外、妇、儿多个学科，尤其擅长内科杂病的治疗，临床效果显著。

1. 滋补肝肾，论治中风

王新陆认为，肝肾阴虚作为中风发生的肇病之基，贯穿了本病的整个病程，并与本病的复发及病后脑髓功能的迁延难复等均有着密切关系。对于缺血性中风的治疗，根据"精不足者，补之以味""损其肝者缓其中，损其肾者益其精"等原则，当以滋补肝肾法为基本治法。选用自拟方"复健片"加减。该方由何首乌、桑寄生、决明子、海马、淫羊藿5味药组成，补肝肾、调气血、和阴阳，寥寥数味，相辅相成，用于中风之治疗，堪保万全无弊，充分凸显本方靶向明确、阴阳并举、肝肾同补、峻缓适宜的配伍特色。

总之，补益肝肾不仅是缺血性中风治本之法，而且有利于各种病理因素的祛除。滋补肝肾可使脑髓得养，肾精充足，则神机得复，智力、言语障碍可减轻；且肝肾精血充足则筋骨得以濡养，可使瘫痪肢体的运动功能改善，并使风、火、痰、气、血等病理产物消除，诸症渐减而患者的生活质量提高。

2. 古药新理，首创援药

近年来，随着中药现代药理研究的深入，大大丰富了我们对中药性能的了解，认识到许多中药有非常确切的药理作用，配伍到处方中，能明显提高疗效，改善实验室检查指标，但又无法用传统的中药理论来解释。为此，王新陆提出援药的概念，以期丰富和规范组方原则。

援药，顾名思义，支援、支持之药也。《说文解字》云："援，引也。"其意更为贴切。援药的定义应该是现代药理研究证实，可直接作用于靶器官，对主病、主因、主症有明确治疗作用的药物。这一类药物与君、臣、佐、使共同成为方剂的重要组成部分，即君、臣、佐、使、援成为新的组方配伍方法。援药理论的提出，丰富了组方理论。恰当使用援药，可直达病所，收到事半功倍的效果。

临床可作为援药使用的药物很多，在《王新陆中医内科治疗经纬》《血浊论》中，王新陆在文献梳理的基础上结合自身的临床应用体会，本着精练、实用的原则，筛选出适用不同疾病的主要援药，以期对提高临床常见疾病的疗效有所裨益。需要指出的是，临证使用援药之时当注意其药理作用的确切性，切不可盲目堆砌。

四十四、王庆国

王庆国（1952—），北京中医药大学终身教授，第四届国医大师，首届全国名中医。王庆国于 1969 年开始从事基层卫生工作，1972 年进入辽宁中医学院（现辽宁中医药大学）学习，毕业后在辽河油田职工医院从事中西结合工作 7 年，1982 年以优异成绩考入北京中医学院（现北京中医药大学）研究生，成为刘渡舟先生开门弟子，是新中国首批硕士、博士学位获得者。1988年，王庆国博士毕业后留校任职于伤寒教研室，并在四川万县支教 1 年，先后担任基础医学院副院长、院长，北京中医药大学校长助理、副校长。王庆国为国家级重点学科"中医临床基础学科"带头人、"燕京刘氏伤寒学术流派"掌门人、国家级精品课程《伤寒论》主讲教师，先后 6次主持编写《伤寒论》教材，兼任世界中医药学会联合会经方专业委员会会长、中华中医药学会仲景学说分会名誉主任委员等多项学术职务。王庆国主持国家级课题 10 余项，获国家科技进步二等奖 4 项、省部级奖励 8 项，发表学术论文 700 余篇，出版学术著作 40 余部。代表性著作有《伤寒论选读》《伤寒论新释》《日本汉医名方选》《伤寒论研究大辞典》《实用中医临床学》《〈本草纲目〉精校注》《中医基础理论研究的现状与未来》《伤寒论集解》等。

（一）治学方法

1. 熟谙经旨，博览群书

王庆国幼时由外祖母抚养。外祖母出身书香门第，不仅教导他背诵三字经、千家诗、唐诗、宋词等，对四书、五经等也多有涉猎。王庆国从小聪敏勤奋，打下了良好的国学基础，也养成了良好的学习习惯，好学不倦。开始中医学习时，王庆国对《濒湖脉学》《药性赋》《汤头歌诀》《医宗金鉴》等多能背诵如流，并可随口吟咏，尤喜钻研《内经》《难经》《伤寒论》《金匮要略》。读书阶段，他几乎都在学校图书馆中度过，熟读经典，勤求古训，博览群书，为其学术发展打下了坚实的基础。

2. 潜心原文，融汇新知

王庆国指出，要达到对中医经典的深入了解，首先要潜心原文，熟读并善思，对方药组成、药味剂量、配伍意义、加减化裁方法、适宜与禁忌证等了然于胸；其次要明了经方主治方证的病机及其所表现出的主要症状与脉象；其三要清楚类似方剂的区别。只有这样，临证时才能做到既精确选方，又能灵活化裁。王庆国认为经典不仅仅意在传承，更重要的在于从经典中发现创新的源泉，使来自经典的启示成为现代医学研究的源头活水。同时，经典研习也离不开新知识的融入，应涵古茹今，兼收并蓄，一切知识都可为我所用，以加深对经典经方、对生命与健康的理解。深入了解药理学等现代研究进展对提高临床疗效有很强的借鉴意义，但又不可一味根据中药药理作用简单加减，各药拼凑之方则毫无中医处方之美感。临床首当以中医思维指导处方用药，其后据药性药理进行加减，如此才能将中医辨治的精髓和现代研究成果完美结合。科学研究中亦应当秉承"古今接轨"的指导思想，充分吸收借鉴现代新技术、新方法的进展，用以诠释经典，解码中医。

（二）学术思想与特色

1. "三步 – 四维 – 六治 – 十六方略"的诊疗范式

"三步 – 四维 – 六治 – 十六方略"是王庆国结合 50 余年的行医经验反复斟酌与实践而来的诊疗范式。"三步"借助《伤寒论》条文精练地概括了中医诊疗活动的具体过程，即"观其脉证，知犯何逆，随证治之"。"四维"体现王庆国从病、证、症、势等不同维度对疾病发生发展的认识，即"辨病论治、辨证论治、辨症论治、辨势论治"。进而围绕四维展开六种治则，即"治略、治则、治法、治方、治药、治量"。最后分设十六种具体的治疗策略。

2. 经方临床拓展应用的"五项原则与十大途径"

"五项原则"为熟谙经旨，打牢基础；病证结合，适应需求；紧扣病机，抓住关键；科学评价，有利交流；掌握规律，有的放矢。"十大途径"为方证相应，吻合因机症治；方症相应，重在有效组合；谨守病机，不拘症状变化；旁参各家，贵在灵活变通；潜心原文，妙在获取新知；合用经方，师从仲景妙法；合用时方，化裁更为广博；总结归纳，明晰化裁诸法；明晰"方元"，变化无穷无尽；但师其法，不拘具体方剂。五项原则和十大途径是对经方应用的拓展，是对"三步－四维－六治－十六方略"诊疗范式的进一步补充，为经方现代应用的传承与创新指出了具体可行的方法。

3. "通平致和"的诊疗观念

"通平致和"是王庆国核心的诊疗观念，临证强调"贵和而非平"。"平"仅指阴阳气血水平相当，"和"则更注重使其达到一种最佳比例、最佳状态，进而使整个机体能够气血阴阳平衡、调畅。当今之病，单纯虚证少见，病者由于饮食厚味、工作疲劳、情绪紧张，更有因医者滥用寒凉误治，致少阳气机不能升降、阴阳不能交通而发生郁滞为患者恒多，此时开达郁滞为祛病之要法，而开郁关键在于调畅机体的枢机。枢机利，恢复自然之性，则得"通"和"平"。王庆国临证尤为强调脾胃作为后天之本、运化之枢的核心地位，用药辛开、苦降、甘补为常用之法，注意药物寒热、升降、攻补的平衡合度，以调整邪正盛衰、阴阳消长。

（三）临证经验

1. 肝胆病辨治

王庆国传承刘渡舟衣钵，临床以善治肝胆病闻名，认为肝胆病的病机总以肝郁为要。"郁"是肝病肇始之端，也是加速发展变化的祸首，肝郁一解，疏泄得利，气分血分皆归于正常，故将解郁一法变通应用于治疗肝病的始终。病在气分时以疏肝解郁理气、清热利湿解毒为主要治疗方法。病入血分，既有瘀血阻滞，又兼有气分湿热毒邪不解，同时血分因血虚肝失柔和，同样有肝郁的特征。重症者又分为阴虚与阳虚两类。阴虚证多见于肝硬化阶段，需用滋阴柔肝，软坚、化瘀、消痞法治疗。阳虚证多为久病脾肾阳虚，治以疏肝健脾、温补脾肾为主。对重症阴虚者、湿毒内陷营血者或阳虚水泛者，常用甘露饮、茵陈五苓散或犀角地黄汤等加减治疗。对肝病轻、中度患者，善用柴胡剂类方，症轻可用小柴胡汤、柴平汤加减，症重则渐次选用柴胡解毒汤、三石柴胡解毒汤、柴胡茵陈蒿汤、柴胡桂枝干姜汤、柴胡活络汤、柴胡鳖甲汤等灵活加减，后期改善患者生存质量可用加味柴胡桂枝汤。

2. 脾胃病辨治

王庆国认为脾胃病的表现虽然复杂多样，关键在于气机失调，最易形成寒热错杂之证，总以虚实夹杂、本虚标实之证为多。因此，王庆国提出"寒热并调、苦辛并用"为治疗脾胃病的关键。半夏泻心汤作为寒热并调、辛开苦降法的代表方，被王庆国推崇为"脾病症通用方"，只要"心下痞满"主症明确，病机恰当，便可放心使用。王庆国认为寒热错杂并非寒与热两种邪气同时存在于脾或胃，而是分别存在于脾和胃不同的脏腑之中，结合临床当是脾寒胃热证，脾寒则清阳不升而腹泻下利，胃热浊阴不降则呕吐，脾胃升降之机失司则气机痞塞于中，心下痞乃成。临床所见单纯胃寒或胃热证均不难治，若遇寒热错杂证则较棘手，但善用诸泻心汤者，则有方可施，效如桴鼓。泻心汤类方一可调气机升降，以辛温药升散清阳、苦寒药清解降浊，使清浊还归本位，升降各复其职。二可制约药之偏性，达到"散寒不助焰，清热不冰伏"的效果。临证中，王庆国除善用张仲景五泻心汤以外，还创制了百合乌药泻心汤等新方，疗效卓著。

3. 风湿免疫性疾病辨治

风湿免疫性疾病的病机复杂，王庆国强调中西互补、病证结合、分型辨治。湿热痹阻型治宜清热利湿、宣通经络，喜用加减木防己汤、白虎加桂枝汤、四妙散等加减；风寒湿痹型治宜散寒除湿、温通经脉，多用乌头汤、小活络丹、麻黄细辛附子汤等化裁；寒热错杂型治宜寒热并用、通络止痛，多用桂芍知母汤加减；痰瘀痹阻型治宜活血化瘀、祛痰通络，多用身痛逐瘀汤、活络效灵丹、上中下通用痛风方等化裁；肝肾亏损，气血不足型治宜补益肝肾、培补气血，兼以驱邪，多用独活寄生汤、黄芪桂枝五物汤等化裁。王庆国用药以寒热并用、随证施治为特色，并擅用藤类药、虫类药，根据疼痛部位辨证用药。如祛风通络用络石藤、丝瓜络；清热通络用忍冬藤、桑枝；补虚和血通络用鸡血藤；用地龙、蜂房、僵蚕、蚕沙清热通络以祛风；用全蝎、蜈蚣、乌梢蛇蠲痹通络以止痛；用土鳖虫、穿山甲等破血化瘀以通络；痛在上肢，加片姜黄、葛根、桑枝；痛在下肢，加牛膝、防己、木瓜、独活等；颈椎关节疼痛，转动不灵时，重用葛根、白芍；腰痛加杜仲、续断、狗脊、菟丝子、山茱萸等，临床验之，屡用屡效。王庆国同时也告诫，因虫类药有耗血动血之弊，体质素弱、妇女月经过多者慎用，须谨防吐血、便血、尿血等。

4. 心脑疾病辨治

冠心病、心绞痛、心律失常、高血压、脑卒中等心脑疾病是临床多发病，也是中医治疗的优势与特色病种。以心悸为例，王庆国临证擅用养心汤，但不会拘泥于补气养血一法，而是师从张仲景圆机活法，应用黄连阿胶汤、桂枝甘草汤、桂枝去芍药汤、桂枝甘草龙骨牡蛎汤、炙甘草汤、苓桂术甘汤等，治悸之法灵活丰富。在运用中医思维处方的基础上，兼顾现代药理学研究成果，是王庆国的用药特点之一。苦参、丹参、生晒参组成的经验方三参饮，具有益气活血、清热祛瘀之功效，心悸患者常配伍麦冬和甘松，冠心病已有下肢水肿者多配以牛膝，冠脉狭窄、心绞痛发作次数较多者多加细辛，都是王庆国深谙药理作用，并结合临床体会总结出的特效用药经验。

王庆国对扩张性心肌病的治疗有独到经验，认为病属本虚标实，以心脾肾阳虚为本、为主，水寒邪气泛滥为标。治疗以温阳扶正为基本大法，兼以利水化饮。方选苓桂术甘汤为主方，再配伍防己、黄芪两药益气行水、利尿消肿，且有强心作用。若阳虚程度加重，可发展至真武汤证，当用炮附子温补肾阳，再配伍仙茅、淫羊藿加强温肾阳、祛寒湿之力，使体内"阳光一照，阴霾四散"。

5. 更年期综合征辨治

王庆国强调更年期综合征病根在肾，重点在阴阳失调，脏腑失衡。临床治疗善于抓住肾水不足，阴阳失和的病机，以调整肾阴肾阳为要。对于烦躁易怒、夜寐难安、腰酸耳鸣、烘热汗出为主症者，王庆国以滋水清肝饮与龙琥甘麦大枣汤合方，创制滋水清肝饮更年汤。王庆国强调浮小麦、炙甘草必须重用至30g以上方能起效，再加琥珀粉冲服，对夜寐难安甚则彻夜难眠者有显效。对于以经水不调为主症者，王庆国辨为阳不守外，阴不守内，阴阳失调，营卫不和之证。治疗不仅需要补肾调肾，也需要调理气血，使其与阴阳相合。王庆国强调药须柔润，不宜刚燥，应顾及脏腑阴阳的协调以求阴阳和谐，以柴胡桂枝汤合龙琥甘麦大枣汤的合方，创制柴桂更年汤加减。心火旺盛者，加蒺藜、珍珠母、白芍、莲子心等平肝清心；如肝火炽盛，头痛眼痛，脉弦数者，可加龙胆、炒栀子，并合以生地黄防止苦燥伤阴；若见咽中如有痰阻，吐之不出、咽之不下的梅核气，可加入半夏厚朴汤。

四十五、黄煌

黄煌（1954—），江苏江阴人，南京中医药大学教授、博士研究生导师，国家中医药管理局龙砂医学流派代表性传承人，全国名中医，江苏省名中医，第三批江苏省老中医药专家学术经验继承指导老师，江苏省西学中高级人才研修项目师承导师。代表作有《黄煌经方使用手册》《张仲景50味药证》《中医十大类方》。

（一）治学方法

1. 关键词法，阐释经典原文

在经方方证的研究中，黄煌经常采用关键词法。关键词是经典方证的重要语词，是出现频率比较高、客观性比较强、表述具有特异性的语词。比如大柴胡汤证关键词"伤寒发热，汗出不解""往来寒热"，说明患者发冷发热持续反复，常规发汗退热药无效，提示患者内有积热；"呕不止""呕吐而下利"提示呕吐比较剧烈，或伴有腹痛，或腹泻；"按之心下满痛者"提示整个上腹部胀满膨隆，有明显压痛及抵抗感；"郁郁微烦"提示精神心理症状，不愉快貌，抑郁烦躁、易怒是其特征。通过运用关键词法诠释大柴胡汤有关经典条文，大柴胡汤的临床目标就更加清晰。大柴胡汤是退热方，可治疗感染性发热性疾病；大柴胡汤是止呕方，可治疗胃、食管反流性疾病；大柴胡汤是泻下方，可治疗便秘类疾病；大柴胡汤是止痛方，可治疗上腹胀痛类疾病；大柴胡汤是解郁方，可治疗失眠抑郁类疾病。黄煌常说："复杂的问题要简单表述，平常的问题要深刻表述。"对关键词的诠释能够帮助我们加深对张仲景用方关键指征的理解，有助于我们在经典与临床之间架起一座桥梁。

2. 以药测证，补充经典原文

经典原文的方证是真实的，但又常常表述不完全，必须补充，才能真正地理解、灵活地运用。黄煌常运用以药测证法补充经典原文，这也是经方方证研究的传统方法之一。有是证，用是药，是中医几千年相传的医学准则，亘古不变。比如黄连阿胶汤（黄连、黄芩、芍药、阿胶、鸡子黄）主治"心中烦，不得卧"，以药测证，黄连主治烦热而悸动，黄芩主治烦热而出血，黄芩配芍药治热利，黄芩、阿胶、鸡子黄均可安胎，故黄连阿胶汤证除了"心中烦，不得卧"的经典表述之外，还应当有烦躁、失眠、心悸、下利、出血、舌红、脉滑数等表现。因此，黄连阿胶汤除可以除烦安神助眠之外，还可以止利、止血、安胎。

又比如桂枝茯苓丸，是一首经典的活血化瘀方，经典原文中提示主治"经断未及三月，而得漏下不止"的"癥痼害"。根据以药测证法，桂枝配茯苓主治气上冲，提示桂枝茯苓丸平冲降逆，可用于面部充血、头痛头晕、胸闷心悸、咳喘类疾病。芍药解挛急、止腹痛、通大便，牡丹皮多用于少腹拘急而出血者，桃仁多用于便秘咳喘消瘦者，因此，芍药、桃仁、牡丹皮配伍，多用于少腹部疼痛拘急、子宫出血、胎死腹中、漏下不止、恶露不尽、癥瘕、闭经、脓肿、便秘、咳喘等。仲景方中使用赤芍、牡丹皮、桃仁、大黄、桂枝者，还有桃核承气汤、大黄䗪虫丸、抵当汤等，这些活血化瘀方的方证中诸如少腹急结、少腹硬、肌肤甲错、两目黯黑、其人如狂、其人善忘等，亦可看作与桂枝茯苓丸方证相近的经典指征。因此，桂枝茯苓丸的临床应用可以拓展到具有上述指征的妇科以外的更多病种当中。

3. 语言形象，活化经典原文

黄煌认为，读经典要善于把条文转化成栩栩如生的症状，即平面文字形象化、立体化，把晦涩难懂的术语和文字转化成平易近人的通俗语言，即经典原文拟人化、场景化。这样就可以让经典、经方变得鲜活，容易读得懂、用的会、有疗效。其实，张仲景的经典原文很多表述都是描述性的，如黄芪桂枝五物汤证的"尊荣人骨弱肌肤盛"，勾画出一位体态肥满、皮肤松弛、腰腹臂膀赘肉，容易出汗、疲劳困重的中老年人形象；黄连阿胶汤证的"心中烦，不得卧"，勾画出一位焦虑不安、辗转反侧、心火旺盛的形象。大黄䗪虫丸证的"羸瘦腹满……肌肤甲错，两目黯黑"，则勾画了一位瘦骨嶙峋、皮肤粗糙、肌肤甲错的瘀血患者形象；柴胡加龙骨牡蛎汤证的"一身尽重，不可转侧"，勾勒出一位行动困难、肌肉僵硬、反应迟钝、身体不灵活、极度疲劳的抑郁状态或大脑功能损害的患者形象。通过现代语言的诠释和形象化、拟人化、场景化的表述，古老的经方医学不再古奥玄妙，不但更容易被大众所接受，而且便于在国际范围内广泛传播，有利于推动经方医学的国际化。

（二）学术思想与特色

1. 方证是经方医学的内核

方证是经方使用的证据，是安全有效使用经方的临床依据。方证客观性强、歧义性小。清代医家柯韵伯说："仲景之方，因证而设……见此证便与此方，是仲景活法。"著名经方家胡希恕说："方证是六经八纲辨证的继续，亦即辨证的尖端。中医治病有无疗效，其主要关键就在于方证是否辨得正确。"刘渡舟也曾说过："要想穿入《伤寒论》这堵墙，必须从方证的大门而入。"方证相应是经方医学的灵魂。

黄煌常用钥匙与锁眼来比喻方、证之间的关系。方是钥匙，证是锁眼。比如"自汗出"是桂枝汤证的锁眼，"吐血衄血"是泻心汤证的锁眼，"心动悸、脉结代"是炙甘草汤证的锁眼，"烦热胸中窒""心中懊憹"是栀子豉汤证的锁眼。方证相应，疗效才显现，而且方证相应以后，方的使用才能既安全又有效。

2. 药证是基本的诊断单元

药证是中医临床用药的指征和证据，也称药物主治。如用麻黄的指征和证据即为麻黄证，桂枝的主治即为桂枝证。黄煌认为，有是证用是方，有是证用是药，是中医几千年相传的医学准则，亘古不变。麻黄主治无汗而肿；黄芪主治汗出而肿；桂枝主治气上冲……这些都是"神农尝百草"所得的药证，是无数的先人用自己的身体尝试药物得出的结论，是中华民族几千年与疾病作斗争的经验结晶。

药证是实证的、客观的，来自几千年的临床实践，具有实证性。它不是哲学的概念，张仲景说"观其脉证"，就是说脉证是客观的。

药证也是严谨的。有是证，则用是药；无是证，则无是药。加药或减药，都以临床见证的变化而变化，决不能想当然地随意加减。以桂枝汤为例，见恶风、汗出、脉浮者用之。如汗出多，恶寒关节痛者，必加附子；如发汗后，身疼痛，脉沉迟者，又必加人参；如气从少腹上冲心者，则又要加桂二两；腹中痛者，则当加芍药；如无汗而小便不利者，则要去桂枝，加白术、茯苓。所加所减，皆有根有据。喻嘉言说："有是病用是药，病千变，药亦千变。"但不管是千变还是万变，药证依然是应变的准绳。严谨性决定了药证必然是临床化裁经方的依据所在。因此，药证识别是检验一个中医临床医生实际工作能力的标志。前人常以"丝丝入扣""辨证精细"等词来形容名医的用药功夫。

3. "方－病－人"思维模式

黄煌认为，经方不仅仅是方，也是经方医学的代词。经方医学，不是有别于当今现存医学体系之外的学问，而是中医学的一种传统的思维方式。

方、病、人三者都是实实在在的，歧义性少，对临床上开展实证研究非常有利。对于推广经方的教学，"方-病-人"思维模式也非常实用，特别适用于初学者。黄煌经方方证的学术研究主要聚焦在方、病、人三者之间的关系上。

具体的"方"要比某"治法"的歧义性小。比如养阴法，养阴法的方就非常多。经方中的百合地黄汤可以养阴，麦门冬汤可以养阴，炙甘草汤也可以养阴，竹叶石膏汤也是养阴的，至于养阴的药就更多了。方药是明确的、唯一的，不容易产生歧义。

病也是实实在在的。古人所讲的病，比如脏躁、虚劳、结胸、血痹、历节等。现代的疾病，比如糖尿病、高血压、类风湿关节炎，也不会有歧义。

人，也就是体质状态，有胖瘦、高矮、黑白，容易出汗还是不容易出汗，怕热还是怕冷，舌头是胖大的还是红瘦的，脉搏是浮的还是沉的，这些都是客观的，都是实实在在的。

其实，方-病-人思维模式还是方证相应。如果把方证的"证"延伸一下，可以看作"病+人"。方、病、人三者之间最重要的是方与病、方与人之间的关系。临床用方抓证据，既要抓疾病，要辨病；同时还要辨人，要抓体质。

（三）临证经验

1. "方人"：一种诊断单元

黄煌把某张方所适用的人群特征，简称为"某方人"。如大柴胡汤人、黄芪桂枝五物汤人、五苓散人、半夏厚朴汤人等。这一命名方式源于张仲景。《伤寒论》《金匮要略》中常以"某某人""某某家"来形容，比如黄芪桂枝五物汤适用于"尊荣人"，桂枝加龙骨牡蛎汤适用于"失精家"，麻黄加术汤适用于"湿家"，小半夏汤适用于"呕家"，理中丸适用于"中寒家"，等等。

方人是由患者的体型体貌（肌肉、皮肤、骨骼、五官、四肢、腹、舌、脉等）、精神状态、行为心理、既往病与家族病、发病趋向等构成。方人具有相对稳定的病理状态或体质特征，具有遗传性或家族聚集现象，更具有可见性。因此，黄煌临证时把"方人"看作一个重要的诊断单元。根据这一思路，临床上运用经方，常常异病同治，效果显著。如黄煌常用大柴胡汤治疗体壮、腹满、易怒且伴有反流症状的慢性咳嗽、肺部感染、支气管哮喘、高血压、心律失常、房颤、男性不育、代谢综合征、糖尿病、肥胖，桂枝茯苓丸治疗面暗红、少腹压痛、下肢肌肤甲错、易头痛头晕、烦躁健忘、舌唇紫暗的慢性老年病、皮肤病、心肺疾病、血栓栓塞性疾病、妇科病；用黄芪桂枝五物汤治疗体胖肉松软、多汗疲劳的糖尿病、糖尿病肾病、高血压、冠心病、脑梗死、心肌梗死术后等。

方人相应，有利于激发人体的自愈能力，调节人体的自稳态机制。正如《伤寒论》所说："凡病若发汗、若吐、若下、若亡津液，阴阳自和者，必自愈。"方人对应，还有利于用药的安全和精准，因为方人对应，强调了用方的个体化，提高了用药的精准性。

2. "方病"：另一种诊断单元

黄煌常说："用经方，要伸出两只手，一只手要抓人，一只手要抓病。"除了方人，方病也很重要。所谓"方病"，就是对病专方，是指对某些病症有特异性的疗效的配方，这些用药经验和配方来源于长期的临床实践，也是经验的总结。如青蒿治疗疟疾、黄连治疗痢疾、苇茎汤治疗肺痈、大黄牡丹皮汤治疗肠痈等。

清代医学家徐灵胎说："一病必有一主方，一方必有一主药。"著名中医学家岳美中先生强调，临床必须辨证论治与专方专药相结合，对于有确实疗效的专方专药必须引起高度的重视，反对漫无边际、抓不住重点的辨证论治。"单方一味，气死名医"，说明对病用药也很重要。方病相应，有利于用药的有效与快捷。

方病相应，还有利于经方与现代临床的衔接。黄煌常用小柴胡汤治疗过敏性疾病、淋巴系统疾病、自身免疫性疾病，用真武汤治疗甲减，用葛根芩连汤治疗 2 型糖尿病，用防风通圣散治疗代谢综合征，用五积散治疗多囊卵巢综合征，用黄芩汤治疗盆腔肿瘤，用乌梅丸治疗克罗恩病，等等。

黄煌的临床经验：患者如果诊断明确，疾病单一，或者来势急骤，一般从病切入；如果疾病丛杂，或诊断不明确，或病程绵绵无期，一般从体切入。从病入手，容易抓住疾病的传变过程，容易见效；从体入手，容易抓住患病个体的差异性，比较安全。

第四章
其他伤寒名家名录

1. 华东地区

（1）山东

谷越涛（1943— ）：聊城市中医医院主任医师，山东中医药大学兼职教授，第三、第四、第六批全国老中医药专家学术经验继承工作指导老师，山东省名老中医药专家，山东省首届名中医（药）专家学术继承工作指导老师。其主编《土单验方汇编》《糖尿病独特秘方绝招》等。

姜建国（1953— ）：齐鲁伤寒流派项目负责人，山东中医药大学教授，博士研究生导师，山东省名老中医药专家，全国名老中医药专家传承工作室指导老师，第五、第六批全国老中医药专家学术经验继承工作指导老师，主编新世纪全国高等中医药院校七年制规划教材《伤寒论》等。

丁元庆（1957— ）：山东中医药大学教授，山东中医药大学附属医院主任医师，首批全国优秀中医临床人才，全国名老中医药专家传承工作室指导老师，第六批全国老中医药专家学术经验继承工作指导老师，全国第四、第五批优才指导老师，山东省名老中医药专家。其主编《神经精神病经方论治》等。

于俊生（1958— ）：二级教授，青岛市中医医院主任中医师，博士研究生导师，第五批全国老中医药专家学术经验继承工作指导老师，享受国务院政府特殊津贴专家。其曾任青岛市中医医院常务副院长，主编《专科专病经方论治丛书·肾脏病经方论治》等。

司国民（1964— ）：主任医师，教授，博士研究生导师，山东第一医科大学附属省立医院（山东省立医院）中医科主任、治未病中心主任，全国第二批优秀中医临床人才，第七批全国老中医药专家学术经验继承工作指导老师，山东省名老中医药专家。其主编《李克绍读伤寒》等。

（2）江苏

顾武军（1942—2024）：曾任南京中医药大学办公室主任、伤寒学科带头人，江苏省名中医。其主编《临床方剂丛书·传染病实用方》《文白对照中医古典名著精品丛书·伤寒论》《伤寒论求是钩玄》《伤寒论白话解读》《六经八纲方证解析伤寒论》《伤寒论临床焦点评述》《顾武军讲药对》等。

周春祥（1964— ）：南京中医药大学中医学院中医系主任，南京明基医院中医部部长。其主编《中医临床经典概要》《伤寒论讲义》，以及"中医经典·跟读名师手记"《伤寒贯珠集》等教材与著作。

（3）上海

何新慧（1952— ）：上海中医药大学教授，曾任伤寒论教研室主任。其主编《伤寒经纬》《伤寒论品鉴》《海派中医妇科流派研究·何氏妇科》等5部著作，副主编著作14部，主要有《伤寒论》教材，以及《中医外感病证临床研究》《历代名医医案精选》等。

（4）浙江

娄绍昆（1944—2023）：温州市卫生干部进修学校高级讲师，自学成才，擅长诊治疑难杂病，在《伤寒论》研究方面用力颇多。其著有《中医人生——一个老中医的经方奇缘》《娄绍昆一方一针解〈伤寒〉》《娄绍昆讲经方》等。

连建伟（1951—）：曾任浙江中医药大学副校长，第二届全国名中医，师承王绵之、徐荣斋等，整理研究《通俗伤寒论》，留下一部更臻完善的版本——《三订通俗伤寒论》。

（5）安徽

储全根（1962—）：安徽中医药大学教授、博士研究生导师，全国首届中医药高等学校教学名师，全国老中医药专家学术经验继承工作指导老师，安徽省名中医，安徽省中医药领军人才，安徽省领军人才教学名师，师从胡煌玙、周夕林、李赛美等，任全国高等中医药院校研究生规划教材《伤寒论理论与实践》《伤寒论研读》副主编。

（6）福建

张喜奎（1963—）：福建中医药大学教授，主任医师，博士研究生导师，全国首届中医药高等学校教学名师，第六、第七批全国老中医药专家学术经验继承工作指导老师，国家中医药管理局伤寒学重点学科带头人。其师承经方大家赵清理、杜雨茂、陈亦人，出版《肾脏病六经辨治》《张喜奎伤寒临证九论》《仲景临证传知录》等专著 13 部。

（7）江西

姚梅龄（1944—2024）：曾任江西中医药大学岐黄国医书院院长，第五批全国名老中医。其撰有《临证脉学十六讲》《中医症状鉴别诊断实用手册（汗症部分）》等学术专著。

蒋小敏（1956—）：曾任江西省中医院国医堂主任，第五批全国名老中医。其主编《伤寒论研读与经义发微》等学术专著。

刘英锋（1960—）：曾任江西中医药大学岐黄国医书院副院长，第二批江西省名中医。其撰有《小柴胡汤类方证治分类研究》《实用辨证论治程式通论》等学术专著，主编《当代名老中医成才之路》。

张光荣（1961—）：曾任江西中医药大学岐黄国医书院副院长，第二批江西省名中医。其主编《陈瑞春学术经验集》等学术专著。

2. 华南地区

（1）广东

王伯章（1944—）：广东医科大学中医教研室主任，广东省名中医，第三批全国老中医药专家学术经验继承工作指导老师，全国名老中医药专家传承工作室指导老师。其主编《六经辨证与方技新析》《中医临证指南——临床思维学导论》等。

黄仕沛（1945—）：广州市名中医，2018 年全国基层名中医工作室专家，广州市越秀区中医院名誉院长。其主编《黄仕沛经方亦步亦趋录》《梦回伤寒四大金刚》等著作。

曾庆明（1958—）：深圳市罗湖区中医院主任中医师，广东省名中医，深圳市首批名中医，广东省第三批老中医药专家学术经验继承工作指导老师，深圳市现代经方"全科"中医的领军人。其师承陈亦人教授，并先后侍诊朱良春、印会河、陈瑞春教授，独著《健康养生你做对了吗》一书。

李赛美（1960—）：广州中医药大学二级教授，广东省名中医，第六、第七批全国老中医药专家学术经验继承工作指导老师，全国名老中医药专家传承工作室指导老师。其主编"十二五""十三五""十四五"普通高等教育本科规划教材《伤寒论讲义》，全国高等中医药院校研究生规划教材《伤寒论理论与实践》等，并主编《李赛美六经辨证医案》等 50 余部学术专著。

（2）广西

黄家诏（1954— ）：广西中医药大学教授，广西名中医，全国名老中医秦家泰学术经验继承人。其从事《伤寒论》教学近 40 年，为广西中医药大学中医临床基础学科学术带头人，主编《桂派名老中医·秦家泰》，并为全国中医药行业高等教育"十二五"规划教材《伤寒论讲义》副主编。

刘力红（1958— ）：现任广西中医药大学经典中医临床研究所首席教授，国家中医药管理局中医扶阳流派传承工作室主任，北京同有三和中医药发展基金会理事长。除院校教育师从陈治恒、陈亦人外，刘力红还先后师承李阳波、邓铁涛等明师，2006 年拜于钦安卢氏门下，师从卢崇汉习医，2014 年师从杨真海先生，修习黄帝内针。刘力红长期以来不遗余力地挖掘民间优秀中医流派，主编著作《思考中医》《中医名家绝学真传》，整理出版《黄帝内针》。

3. 华中地区

（1）河南

梁华龙（1958— ）：河南中医药大学二级教授，博士研究生导师。其师承著名伤寒学家刘渡舟，代表著作有《张仲景学术研究大成丛书》《伤寒论钩沉与正误》《伤寒论评话》《中医临床基础》《中医辨证学》等。

王振亮（1965— ）：河南中医药大学教授，主任医师，博士研究生导师。其师承著名伤寒学家陈亦人、杜雨茂，代表著作有《伤寒论症机辨治》《张仲景理法方药临床应用》《仲景辨治学》《仲景经方案例导读》等。

（2）湖南

彭坚（1948— ）：湖南中医药大学教授，其著作《我是铁杆中医——彭坚学术观点与临床心得集》《彭坚汤方实战录》在国内中医界引起强烈反响和好评。

郁保生（1955— ）：湖南中医药大学教授，博士研究生导师。其曾任湖南中医药大学中医临床基础重点学科学术带头人，湖南省中医经典与临床专业委员会副主任委员，坚守《伤寒论》课程教学一线近 50 年，主编《伤寒论必读基础知识》等。

（3）湖北

成肇仁（1944— ）：湖北中医药大学教授，主任医师，湖北省首届老中医药专家学术经验继承工作指导老师。其师从全国著名伤寒学家李培生，并为全国第一批名老中医田玉美学术经验继承人。代表著作有《伤寒论》（高等中医药院校教学参考丛书）及《成肇仁医话》等。

李家庚（1954— ）：湖北中医药大学教授，硕士研究生导师，第六批全国老中医药专家学术经验继承工作指导老师。其师从全国著名伤寒学家李培生，主编全国中医药院校教材《伤寒论》（科学出版社）及《张仲景医学全集·张仲景症状学》等。

4. 华北地区

（1）北京

傅世垣（1937— ）：中华医药学会副会长，主任医师，研究员，中医伤寒、金匮大师。其著有《伤寒挈要》《伤寒论选读》《中国医学百科全书·中医基础理论》《中国大百科全书·中医》《中国康复学》《中华大典·医药卫生典》等学术著作。

冯世纶（1938— ）：主任医师，第三届首都国医名师。其师从著名经方大师胡希恕，主编《胡希恕医学全集》《冯世纶经方医论》《冯世纶经方医话》《经方医学讲义》《经方的六证是如何变成六经的》等学术专著。

裴永清（1943—）：北京中医药大学教授，主任医师，第三届首都国医名师。其师承著名中医大家刘渡舟，代表作有《伤寒论临床应用五十论》《裴永清临床医案医话》等。

郝万山（1944—）：北京中医药大学教授，主任医师，博士研究生导师，第三届首都国医名师。其主编《伤寒论理论与实践》（全国高等中医药院校研究生规划教材）及《伤寒论选读》等10余部教材，撰写《郝万山伤寒论讲稿》《郝万山伤寒论理论与临证》《郝万山话中医》等学术专著。

（2）山西

门九章（1963—）：山西中医药大学教授，主任医师，山西省名医，国家中医药管理局首批中医学术流派"门氏杂病流派"传承人。其代表著作有《门氏中医临证实录》等。

（3）内蒙古

米子良（1939—）：首届全国名中医，国家中医院药管理局"十二五"伤寒学重点学科学术带头人。其曾师承于伤寒名家张斌，著有《米子良教授临证经验集要》《内蒙古食疗药》《黄帝内经类编》等学术著作。

5. 西北地区

（1）陕西

曾福海（1942—）：陕西丹凤人，曾任陕西中医药大学副院长。其师承杜雨茂，出版专著《伤寒论方证辨析与新用》。

杨培君（1944—）：陕西汉中市南郑县人，教授，主任医师，硕士研究生导师，曾任陕西中医药大学附属医院院长，国家级名老中医，享受国务院政府特殊津贴专家。其师承杜雨茂，出版专著《肾脏病良方1500首》等。

米烈汉（1950—）：陕西泾阳人，教授，博士研究生导师，陕西省中医医院主任医师，国家级名老中医，第三、第四、第五、第六批全国老中医药专家学术经验继承工作指导老师，享受国务院政府特殊津贴专家，全国优秀中医临床研修人才指导老师，"长安米氏内科流派"传承人。其师承米伯让，出版专著《中国百年百名中医临床家丛书·米伯让》。

董正华（1955—）：陕西西乡县人，曾任陕西中医药大学中医系党总支副书记、伤寒教研室主任、附属医院肾病科副主任等职。其师承杜雨茂，主编教材《伤寒论讲义》及学术专著《伤寒论思维与辨析》《伤寒论研究文献摘要》等。

（2）甘肃

贾斌（1936—）：甘肃中医药大学教授，主任医师，曾任甘肃中医药大学副校长，国家级名老中医，甘肃省名中医。其出生于中医世家，师承于任应秋、王绵之、颜正华、刘渡舟等，代表著作有《中医内科学讲义》。

王道坤（1941—）：甘肃中医药大学教授，博士研究生导师，主任医师，国家级名老中医，甘肃省名中医。其被誉为扎根西北的"脾胃大王"，师承于任应秋、王绵之、颜正华、刘渡舟，代表著作有《新脾胃论》《医宗真髓》。

张士卿（1945—）：甘肃中医药大学教授，博士研究生导师，主任医师。首届全国名中医，甘肃省名中医。师承于全国名中医王伯岳、江育仁，甘肃省伤寒名家于己百。代表著作有《中国百年百名中医临床家丛书·于己百》。

周语平（1956—）：甘肃中医药大学教授，博士研究生导师，主任医师，甘肃省名中医。其师承于甘肃省伤寒名家于己百，代表著作有《中医外感热病学》。

李金田（1964—）：甘肃中医药大学教授，博士研究生导师，主任医师，曾任甘肃中医药大学校长。其师承于陕西省伤寒名家杜雨茂、甘肃省伤寒名家于己百，代表著作有《敦煌医学研究大成》。

6. 西南地区

（1）四川

陈治恒（1929—2017）：成都中医药大学教授，首批全国名老中医药专家。其师从陈心良、邓绍先，代表著作有《许叔微伤寒论著三种》《川派中医药名家系列丛书·陈治恒》《岐黄探微·陈治恒伤寒论十讲》《伤寒钩玄·陈治恒医论医话选》。

傅元谋（1943—）：成都中医药大学教授，四川省名中医。其师承于彭履祥、戴佛延，代表著作有《岐黄讲堂系列——听名师讲伤寒论》。

（2）云南

吴生元（1937—2016）：第二批全国老中医药专家学术经验继承工作指导老师，云南省名中医。其著有《扶阳理论与实践》《中医痹病学》《吴佩衡中药十大主帅古为今用》。

吴荣祖（1945—）：全国名中医，云南省名中医，"云南吴氏扶阳学术流派"第二代传人。其对中医经典著作《伤寒论》研究较深，发表相关论文50余篇。

张晓琳（1964—）：云南中医药大学教授，主编《中医经典选读》（云南科技出版社出版）。

7. 东北地区

（1）辽宁

关庆增（1943—）：全国著名《伤寒论》研究专家，曾任中华中医药学会仲景学说分会副主任委员，辽宁省中医药学会仲景学说分会主任委员。其担任全国高等中医药院校"十五""十一五"规划教材《伤寒学》副主编，出版《伤寒论方证证治准绳》《伤寒论古今研究》等专著。

谷松（1964—）：辽宁中医药大学教授，博士研究生导师，主任医师，辽宁省名中医，辽宁省教学名师。其担任全国高等中医药院校"十二五""十三五""十四五"规划教材《伤寒论讲义》副主编，出版《伤寒论证治辑要》等专著。

（2）黑龙江

张友堂（1959—）：黑龙江中医药大学教授，从事《伤寒论》教学、科研、临床工作30余年。其著有《伤寒论精读》《邹德琛学术经验集》等。

柳成刚（1977—）：黑龙江中医药大学教授、伤寒教研室主任，参与编写《仲景辨治学》等著作。

8. 港澳台地区

张步桃（1941—2012）：台湾地区著名中医教育家，经方大家，研究《伤寒论》30多年。其在台湾地区创建了张仲景文教基金会，并出版《张步桃解读伤寒论》等10余部著作。